T0213171

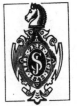

John Nicholls · Richard Glass

Koloproktologie

Diagnose und ambulante Therapie

Übersetzer und Bearbeiter der englischen Ausgabe
„Coloproctology" Heinrich Schmelzer

Mit 52 Abbildungen und 40 Tabellen

Springer-Verlag Berlin Heidelberg New York
London Paris Tokyo

R. John Nicholls, FRCS, M. Chir.
St. Mark's Hospital
City Road
London EC1V 2PS, United Kingdom

Richard E. Glass, MS, FRCS
Princess Margaret Hospital
Okus Road
Swindon SN1 4JU, Wiltshire, United Kingdom

Übersetzer:

Dr. med. Heinrich Schmelzer
Karlsplatz 4
D-8000 München 2, FRG

ISBN-13:978-3-540-16280-3   e-ISBN-13:978-3-642-71030-8
DOI: 10.1007/978-3-642-71030-8

CIP-Kurztitelaufnahme der Deutschen Bibliothek
Nicholls, John: Koloproktologie : Diagnose u. ambulante Therapie / John Nicholls ;
Richard Glass. Übers. u. Bearb. für d. dt. Sprachraum Heinrich Schmelzer. –
Berlin ; Heidelberg ; New York ; London ; Paris ; Tokyo : Springer, 1988
Engl. Ausg. u. d. T.: Nicholls, John: Coloproctology
ISBN-13:978-3-540-16280-3

NE: Glass, Richard:; Schmelzer, Heinrich [Bearb.]

Texterfassung: Mit einem System der Springer Produktions-Gesellschaft, Berlin;
Datenkonvertierung: Daten- und Lichtsatz-Service, Würzburg;

2124/3020-543210

Geleitwort

Auch bei der heute zunehmenden Spezialisierung werden die meisten Patienten mit Erkrankungen des Enddarms und des Afters immer noch von Ärzten oder Chirurgen mit allgemeiner Ausbildung behandelt.

Das Spezialgebiet der Koloproktologie hat sich aus der Kunst der „Anologie" entwickelt, dem Studium von Befunden, die auf den Teil des Afters beschränkt waren, der noch leicht mit einer Petroleumlampe oder mit Kerzenlicht ausgeleuchtet oder unter Zuhilfenahme eines einfachen Spekulums eingesehen werden konnte.

Vor zwei Jahrhunderten wurden viele proktologische Krankheiten oft von umherziehenden Bruch- und Steinschneidern behandelt, da der Arzt es für unter seiner Würde hielt, am After „herumzuhantieren", und der ärztliche Stand i. allg. über diejenigen lächelte, die sich mit dem Studium der Analerkrankungen beschäftigten.

Heute hat sich in einigen Ländern die Koloproktologie in jeder Beziehung zu einem ebenso eigenständigen Fachgebiet entwickelt, wie die Urologie und Orthopädie es getan haben, mit eigenen Ausbildungsprogrammen und Abschlußprüfungen, die gewöhnlich am Ende der allgemeinchirurgischen Ausbildung stehen. Bei dem raschen technischen Fortschritt und den wachsenden therapeutischen Möglichkeiten bringt eine solche Superspezialisierung Vorteile, die nicht abzustreiten sind. Ohne Zweifel ist einem Patienten mit einem tiefsitzenden Rektumkarzinom oder einer entzündlichen Darmerkrankung besser geholfen, wenn er von einem Chirurgen behandelt wird, der im Jahr mit mehreren Fällen dieser Art zu tun hat, als von einem Allgemeinchirurgen, für den diese Fälle relativ selten sind. In großen Ballungsgebieten mit guten Kommunikationsverbindungen scheinen derartig spezialisierte Zentren für kolorektale Chirurgie sowohl medizinisch als auch ökonomisch sehr vernünftig.

Insgesamt jedoch werden in der Welt – selbst in vielen Teilen Europas und Amerikas – die Diagnostik und Behandlung anorektaler Erkrankungen auch weiterhin in den Händen von Ärzten und Chirurgen liegen, deren Ausbildung auf breiter Basis erfolgte. Im Verlauf eines Jahres haben diese Mediziner vielleicht 4- bis 5mal mit prolabierenden Hämorrhoiden zu tun, doppelt so oft vielleicht mit einem Pruritus ani und 1- oder 2mal mit einem Abszeß. In 20 Fällen werden sie eine hellrote transanale Blutung abklären müssen und in 2 oder 3 Fällen eine blutige Diarrhö. Das ist nicht genug, um den Aufbau einer Spezialabteilung zu rechtfertigen, dennoch aber von größter Bedeutung für das Allgemeinwohl einer Gesellschaft, die das beste, was ärztliche Versorgung und Behandlung derzeit leisten, verdient. Mit Recht erwartet diese Gesellschaft von ihren Ärzten den höchsten Standard, doch während der Weiterbildungszeit lassen sich weder auf jedem Gebiet spezielle Kenntnisse erwerben noch jeder Fortbildungskurs besuchen.

All diejenigen, die mit kolorektalen oder proktologischen Krankheiten zu tun haben, auch wenn es nur wenige im Jahr sind, können zu diesem handlichen Lehrbuch der Koloproktologie greifen. Obwohl es im wesentlichen auf die ambulante Diagnostik und Therapie ausgerichtet ist und in erster Linie den in einer proktologischen Ambulanz tätigen Arzt anspricht, enthält es genug an neuesten Informationen über sämtliche Erkrankungen des Dickdarms und der Analregion, um ein sicheres Basiswissen zu vermitteln, auch wenn operative Einzelheiten mit Absicht ausgelassen wurden. Dazu könnte man bemerken, daß ein Allgemeinchirurg nicht unbedingt Operationen wie eine Rektopexie, ein „post-anal repair" oder eine tiefe anteriore Resektion durchführen sollte, oder zumindest keine ileoanale Anastomose oder restaurative Proktokolektomie. Sieht sich jemand dennoch dazu gezwungen, muß er sich mit den neuesten Originalarbeiten befassen oder auf die chirurgischen Lehrbücher und Operationslehren zurückgreifen. Auf jeden Fall gehört das vorliegende Buch in die Hände eines jeden Arztes und Chirurgen, der sich mit der Diagnostik und Erstbehandlung von Krankheiten des Enddarms beschäftigt.

Birmingham 1985

John Alexander-Williams

Vorwort

Die Erkrankungen des Kolons und Anorektums haben in der Allgemeinchirurgie und der Gastroenterologie einen so großen Stellenwert gewonnen, daß bereits viele Krankenhäuser eine eigene Abteilung eingerichtet haben und die kolorektale Chirurgie inzwischen als Spezialgebiet anerkannt wird. Zwar gibt es viele ausführliche Nachschlagewerke, die sich mit den Krankheiten des Anus, des Rektums und des Kolons beschäftigen, eine mehr praktische Einführung in die Diagnostik und ambulante Therapie könnte aber von Nutzen sein.

Das Buch wurde in der Absicht verfaßt, angehende Chirurgen und Internisten in ihrer Ausbildung zu unterstützen. Es wendet sich sowohl an diejenigen, die mit kolorektalen Erkrankungen nur im Rahmen einer allgemeinchirurgischen oder gastroenterologischen Ausbildung konfrontiert werden, als auch an diejenigen, die sich vorwiegend proktologischen Problemen widmen wollen. Betont wurden die wesentlichen Aspekte von Diagnostik, Differentialdiagnose und Therapie im Rahmen der ambulanten Behandlung. Stationäre Behandlungsverfahren werden nur dort angesprochen, wo sie für das ambulante Procedere eine Bedeutung haben, und operative Einzelheiten bleiben unberücksichtigt, sofern es sich nicht um Eingriffe handelt, die innerhalb einer proktologischen Ambulanz durchzuführen sind.

Diagnostik und Therapie kolorektaler Erkrankungen haben in den letzten 10 Jahren beachtliche Fortschritte gemacht; diese Fortschritte wurden übernommen und in den Rahmen einer modernen Praxis gestellt. Aus didaktischen Gründen mußte manches vereinfacht dargestellt werden, es finden sich aber am Schluß des Buches Hinweise auf weiterführende Literatur.

Miss J. Grimsey und Miss D. Tolfree möchten die Autoren für die Mitarbeit bei der Erstellung des Manuskripts danken.

London 1985

John Nicholls
Richard Glass

Inhaltsverzeichnis

1 Die proktologische Ambulanz

Allgemeine Voraussetzungen

Diagnostik und erfolgreiche Behandlung analer und kolorektaler Erkrankungen hängen zum großen Teil von einem gut funktionierenden Ambulatorium ab. Das setzt passende Untersuchungsräume, adäquate Ausrüstung und eingearbeitetes Pflegepersonal voraus.

Die bedeutendste Rolle fällt der leitenden Schwester zu, die für die Koordination der Patiententermine, die Aufgabenaufteilung unter den anderen Pflegekräften und die unmittelbare Verwaltung der Krankenakte, der Untersuchungsanforderungen und der Probebiopsien verantwortlich ist. Selbstverständlich ist es von Vorteil, wenn es sich bei den Schwestern und Pflegern um langjährige Mitarbeiter handelt. In Lehrkrankenhäusern läßt sich dieser Wunsch jedoch nicht immer realisieren, da das Pflegepersonal gewöhnlich von einer Abteilung in die andere rotiert. Auf jeden Fall sollten die eingesetzten Schwestern und Pfleger wissen, worum es sich bei den in Frage kommenden Krankheiten und deren Therapie handelt, und in der Lage sein, die Patienten korrekt zu lagern, das Instrumentarium zu warten und Biopsien sowie Stuhlproben entgegenzunehmen. Wenigstens 2 der Pflegekräfte sollten mit der Reinigung, Pflege und Handhabung des flexiblen Sigmoidoskops vertraut sein. Die Bereitschaft zur Mitarbeit läßt sich dadurch fördern, daß man auffällige Befunde demonstriert und gelegentlich auch einen Blick durch das Endoskop werfen läßt.

Bei der allgemeinen Gestaltung einer proktologischen Ambulanz gilt es, die Intimsphäre des Patienten zu berücksichtigen und für eine adäquate Beheizung der Räume zu sorgen. Elementare Voraussetzungen sind ein Warteraum, mehrere Untersuchungsräume mit jeweils wenigstens einer dazugehörigen Umkleidekabine, eine Naßzone für die Reinigung der Instrumente, eine Schleuse, ein Aufenthaltsraum für die Schwestern und Pfleger und wenigstens 2 Toiletten.

Für die flexible Sigmoidoskopie ist es notwendig, den Darm durch ein Klysma zu reinigen, was gewöhnlich einige Zeit in Anspruch nimmt. Daher ist es günstig, hierfür einen eigenen Endoskopierraum einzuplanen, in dem auch ein Waschbecken installiert ist und der außerdem genügend Platz für die Reinigung und Aufbewahrung der Instrumente bietet. In vielen Krankenhäusern steht innerhalb des Ambulanzbereichs ein solcher Endoskopieraum zur Verfügung.

Ausrüstung

Wesentlicher Bestandteil ist eine harte Untersuchungsliege, die ausreichend hoch sein sollte, um dem Untersucher ein angenehmes Sitzen zu ermöglichen. Verschiedene Ausführungen spezieller proktologischer Untersuchungstische sind im Handel. Die Untersuchungsliege von Ritter (Ritter, USA) besitzt einen elektrisch gesteuerten hydraulischen Hebe- und Kippmechanismus, mit dem sie in 2 Teile zerlegt werden kann, so daß eine modifizierte Knie-Ellenbogen-Lage möglich wird. Außerdem sind Spezialtische mit Fußhaltern zur Steinschnittlagerung im Handel (Wolfe, BRD).

Weiterhin sollten immer 2 Rolltische vorhanden sein, der eine für die digitale Untersuchung und Proktorektoskopie (Abb. 1.1), der andere mit dem Zubehör für die flexible Sigmoidoskopie (Abb. 1.2). Den ersten Rolltisch plaziert man am besten an das Ende der Untersuchungsliege, damit er leicht zu erreichen ist. Der zweite Rolltisch kann an einer Wandseite stehen, von der er bei Bedarf an die Liege herangezogen wird, oder aber er steht im Aufbewahrungsraum.

Ein Sauggerät ist unentbehrlich, da sich nach einem Einlauf häufig noch Flüssigkeitsreste im Enddarm befinden.

Rektoskope

Rektoskope arbeiten entweder mit distaler oder proximaler Beleuchtung. Der Nachteil einer distalen Beleuchtung liegt darin, daß das Lämpchen leicht mit Stuhl verschmutzt. Die verschiedenen Ausführungen der Rektoskope mit proxi-

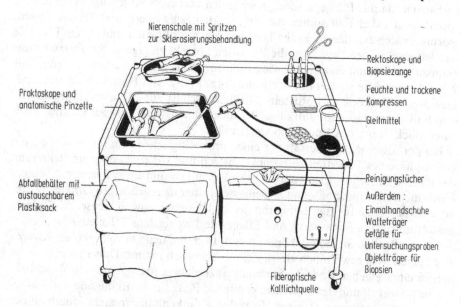

Abb. 1.1. Ausrüstung für die digitale Untersuchung und Proktorektoskopie

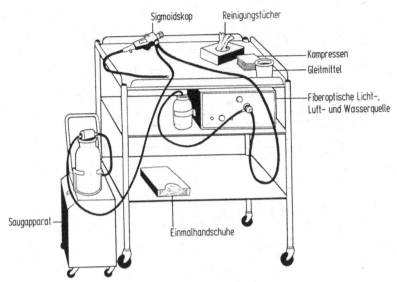

Abb. 1.2. Ausrüstung für die flexible Sigmoidoskopie

maler Lichtquelle unterscheiden sich in den Grundzügen nur wenig. Das Rektoskop nach Lloyd Davies, wie es in Abb. 1.3 gezeigt wird, eignet sich für die tägliche Routine ausgezeichnet. Es steht in verschiedenen Längen und Durchmessergrößen zur Verfügung, i. allg. kommt man jedoch mit dem 25 cm langen Instrument und einer lichten Weite von 15 mm gut zurecht. Ein größeres Lumen (20 mm) erlaubt zwar eine genauere Untersuchung des Rektums, bedeutet aber für den Patienten eine größere Unannehmlichkeit. Bestehen schmerzhafte Analläsionen, kann man auf das schmalere Kinderrektoskop (lichte Weite 9 mm), das sich fast immer ohne Schmerzen einführen läßt, ausweichen.

Ein fiberoptisches Lichtsystem ist einer batteriegespeisten Lichtquelle vorzuziehen, da es zuverlässiger und mit einer stärkeren Lichtintensität arbeitet. Lampen und Kabel müssen evtl. von Zeit zu Zeit ersetzt werden; jedes Drehen und Abknicken des Lichtkabels reduziert seine Lebensdauer, da es zu Brüchen im fiberoptischen Faserbündel kommt. Batteriesysteme fallen bei nicht sachgemäßer Pflege häufig aus, entweder aufgrund von Kurzschlüssen im Bereich der Drahtleitungen oder weil die Birnen bei zu rascher Spannungsänderung durchbrennen. Sie können jedoch dort verwendet werden, wo keine Steckdose zur Verfügung steht.

Zur Entnahme von Biopsien sollten Zangen mit länglichen und runden gezahnten Mäulern vorhanden sein (s. Abb. 1.3). Unter Verwendung kleiner Gazetupfer läßt sich mit ihnen auch das Lumen des Tubus reinigen. Alternativ kommen zur Reinigung auch spezielle Wattetupfer mit langem Stiel in Frage.

Proktoskope (Abb. 1.4)

Je größer das einzuführende Proktoskop, um so besser ist die Sicht. Für den allgemeinen Gebrauch eignet sich ein gerades Proktoskop mit einer Länge von

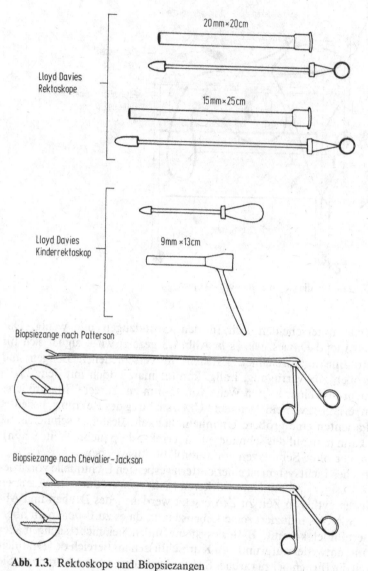

Abb. 1.3. Rektoskope und Biopsiezangen

7 cm und einem Durchmesser von 21 mm. Hiermit lassen sich unteres Rektum und Analkanal in einem gleichmäßigen Querschnitt überschauen. Zusätzlich braucht man ein vorne abgeschrägtes Proktoskop, das eine schräge Einsicht auf die Wände des Analkanals bietet. Auf diese Weise lassen sich innere Fistelöffnungen leichter identifizieren und die Heilung intraanaler Wunden besser beurteilen. Proktoskope mit einem seitlichen Schlitz oder Fenster, durch die sich Schleimhaut und Hämorrhoidalgewebe ins Lumen vorwölben können, lassen sich gut zur Sklerosierungsbehandlung gebrauchen.

Ausrüstung

Naunton-Morgan

Graeme Anderson

Abel

Emmet

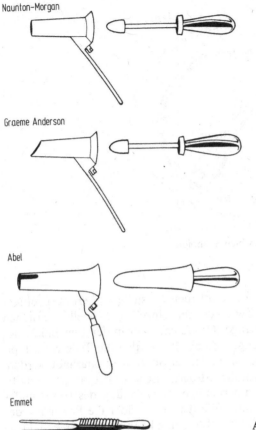

Abb. 1.4. Proktoskope und Pinzette

Die Beleuchtung, die eine fiberoptische Kaltlichtquelle liefert, ist ausgezeichnet, i. allg. ist es aber ausreichend und auch bequemer, eine am Fuß der Untersuchungsliege plazierte einstellbare Schwenklampe zu benutzen. Um das Lumen des Proktoskops zu reinigen, kann man Tupfer benützen, die mit einer langen Pinzette gefaßt werden. Für ein justierbares Analspekulum besteht in einer proktologischen Ambulanz wenig Verwendung.

Flexible Sigmoidoskope

Schon seit vielen Jahren lassen sich das Rektum und häufig auch das untere Sigma mit einem starren Rektoskop einsehen; durch Einführung der flexiblen Sigmoidoskopie ist aber in vielen Fällen auch eine direkte Untersuchung der linken Kolonhälfte möglich geworden. Darin liegt ein beachtlicher Fortschritt, da ja die meisten pathologischen Veränderungen des Kolons in diesem Teil des Darms entstehen.

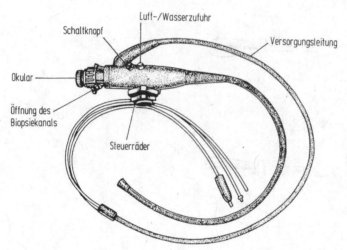

Schaltknopf

Luft-/Wasserzufuhr

Versorgungsleitung

Okular

Öffnung des
Biopsiekanals

Steuerräder

Abb. 1.5. Die wesentlichen Teile eines flexiblen Sigmoidoskops

Flexible Sigmoidoskope werden von sämtlichen Herstellern fiberoptischer medizinischer Instrumente geliefert. Zwischen den einzelnen Modellen bestehen leichte Unterschiede, z.B. in der Länge (60–75 cm) und in der Flexibilität des Schafts sowie der Versorgungsleitung. In Abb. 1.5 werden die Teile eines typischen Instruments gezeigt. Es sollte mit äußerster Sorgfalt gehandhabt werden. Jedes Abknicken bedroht das empfindliche fiberoptische Kabel mit der Gefahr, daß die Fasern brechen, und jede übermäßige Abwinkelung des Geräteendes belastet die Bowdenzüge, über die mit Hilfe der Steuerräder die Bewegung der Spitze kontrolliert wird. Bei mangelhafter Reinigung kann der Biopsiekanal verstopfen. Die meisten, jedoch nicht alle Instrumente sind mit einer automatischen Wasserversorgung ausgestattet. Kaltlichtquelle und Luftversorgungssystem sind in einer Einheit kombiniert. Eine Saugpumpe wird separat geliefert; es kann aber auch jeder übliche Saugapparat verwandt werden. Biopsiezangen, Reinigungsbürsten und Ersatzmembranen für das Fenster des Biopsiekanals gehören ebenfalls mit zur Ausrüstung. Außerdem sind ein Spion und eine passende Kamera erhältlich. Zur Photodokumentation braucht man jedoch eine spezielle Blitzlichtquelle. Nach jeweils 100 Untersuchungen empfiehlt sich eine Inspektion des Gerätes, die mit der nächstgelegenen Niederlassung der Herstellerfirma vereinbart werden kann.

Verschiedenes

Folgende Ausrüstungsgegenstände sollten ebenfalls zur Verfügung stehen.

Zur Hämorrhoidenbehandlung

- Spritzen mit geraden und abgewinkelten Nadeln zur Sklerosierungsbehandlung
- Lösungen zur Sklerosierungsbehandlung (z. B. 5%iges Phenolmandelöl)
- Gerät zur Gummibandligatur
- Kryosonde (fakultativ)
- Infrarotkoagulator (fakultativ).

Für Untersuchungsproben

- Untersuchungsgefäße mit 10%igem Formalin für Biopsien
- Sterile Untersuchungsröhrchen für Eiter, Stuhlproben usw.
- Abstrichträger und Transportmedien.

Für Verbände

- Kompressen und Fingerlinge für die ambulante Wundbehandlung

Reinigung der Instrumente

Sämtliche Instrumente aus Metall einschließlich der starren Endoskope müssen vollkommen in einer antiseptischen Lösung gewaschen, mit Wasser abgespült und 5–10 min lang sterilisiert werden.

Um den Biopsiekanal und das innere Röhrensystem eines flexiblen Sigmoidoskops sauber zu halten und das Bakterienwachstum auf ein Minimum zu reduzieren, ist es wichtig, das gesamte Gerät gründlich zu reinigen, und zwar sowohl vor Beginn der Sprechstunde als auch nach jedem Untersuchungsgang. Als erstes wird der Biopsiekanal nach Durchsaugen von Wasser mit einer Bürste gereinigt. Dann wird der Zugang zum Biopsiekanal abgeschraubt und gesäubert, während der Schaft in einer Seifenlösung gewaschen, danach 2–3 min lang in einer Glutaraldehydlösung eingelegt, mit Wasser abgespült und getrocknet wird. Auf diese Weise muß das Fibroskop nach jedem Untersuchungsgang gereinigt werden; am Ende der Sprechstunde wird der Schaft mindestens 10 min in Glutaraldehyd eingetaucht, gewaschen und getrocknet. Dabei sind Handschuhe zu tragen, da Glutaraldehyd bei Hautkontakt zu Ausschlägen und Schleimhautreizungen führen kann. Der Kopf und die Versorgungsleitung des Instrumentes sollten nicht mit Wasser oder antiseptischen Mitteln in Berührung kommen; sie lassen sich jedoch mit 70%igem Alkohol reinigen.

Kleinere Operationen

Einige Eingriffe lassen sich im Rahmen einer proktologischen Ambulanz durchführen. Dazu gehören die Abtragung von Marisken, die Exzision einer Perianalthrombose und die Eröffnung eines Abszesses. Die Autoren sind der Ansicht, daß eine Sphinkterotomie in Vollnarkose durchgeführt werden sollte, ggf. unter tages-chirurgischen Bedingungen, akzeptieren aber, daß viele Chirurgen eine Lokal-anästhesie für ausreichend halten.

Instrumentarium

Notwendig sind gutes Licht und intakte Instrumente. Der beliebten Praxis, die proktologische Ambulanz mit den abgelegten Instrumenten aus den großen Ope-rationssälen zu versorgen, muß entschieden entgegengetreten werden, da die Um-stände einer ambulanten Chirurgie ohnehin nicht die günstigsten sind und stumpfe oder beschädigte Instrumente die Schwierigkeiten nur noch vergrößern. Vielleicht würde viel mehr ambulant operiert werden, wenn Bedingungen und Ausrüstung adäquat wären.

Das notwendige Instrumentarium wird in Abb. 1.6 gezeigt. Als Analsperrer wird das Spekulum nach Eisenhammer empfohlen. Es ist leicht zu handhaben und bietet einen ausgezeichneten Zugang zum Analkanal.

Erforderlich sind eine chirurgische und anatomische Pinzette, eine spitze Sche-re und eine Auswahl resorbierbaren Fadenmaterials (2/0 Catgut/Dexon). Ein

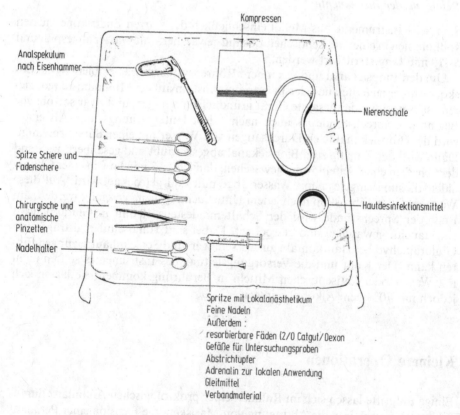

Abb. 1.6. Erforderliches Instrumentarium für kleinere anale Eingriffe

kleiner Nadelhalter, eine Fadenschere und eine feine Sonde komplettieren das Basisinstrumentarium.

Lokalanästhesie

Zur lokalen Schmerzausschaltung reicht gewöhnlich ein 1%iges Lokalanästhetikum. Um gleichzeitig einen hämostatischen Effekt zu erzielen, kann es mit Adrenalin in einer Konzentration von 1:200000 kombiniert werden. Auf diese Weise läßt sich auch die Höchstdosis des verwandten Lokalanästhetikums anheben.

Bei der Versorgung kleiner Läsionen reicht die lokale Infiltration von 5–10 ml. Handelt es sich um einen ausgedehnteren Eingriff, z. B. eine Sphinkterotomie, läßt sich die Schmerzausschaltung durch zusätzliche Injektion von jeweils 10 ml in beide Ischiorektalgruben verstärken. Durch eine Blockade der unteren Hämorrhoidalnerven kommt es dabei gleichzeitig zu einer Relaxation des äußeren Sphinkters.

Operationsvorbereitung

Immer sollte ein schriftliches Operationseinverständnis vorliegen. Um das Rektum zu entleeren, reicht die Verabreichung eines Glyzerinzäpfchens oder eines Einmalklistiers aus. Die Eingriffe lassen sich entweder in Steinschnittlage oder in Linksseitenlage durchführen. Im letzteren Fall braucht man allerdings einen Assistenten, der die rechte Gesäßhälfte nach oben hält. Mit 1%igem Chlorhexidin in wäßriger Lösung läßt sich die Haut ausreichend desinfizieren; unter keinen Umständen sollte man ein Desinfektionsmittel auf alkoholischer Basis verwenden.

2 Proktologische Untersuchung

Fast alle Krankheiten des Anorektums können durch eine körperliche Untersuchung diagnostiziert werden; darüber hinaus lassen sich mit der flexiblen Sigmoidoskopie in vielen Fällen auch Krankheitsherde der linken Kolonhälfte identifizieren. Die einzelnen Untersuchungsschritte sollten in folgender Reihenfolge vorgenommen werden:

- Allgemeine Untersuchung
- Inspektion und Palpation des Perineums
- Anorektale Untersuchung
- Rektal-digitale Untersuchung
- Rektoskopie
- Proktoskopie
- Flexible Sigmoidoskopie.

Mit Rektoskopie und flexibler Sigmoidoskopie läßt sich der Dickdarm nur zum Teil abklären. Besteht Verdacht auf einen höher gelegenen Krankheitsprozeß, so sind weitere Untersuchungsmaßnahmen notwendig.

Sämtliche Untersuchungsergebnisse sollten systematisch festgehalten werden. Dabei hilft ein vorgedruckter Untersuchungsbogen, wie er in Abb. 2.1 gezeigt wird. Zur Dokumentation der erhobenen Befunde sind Schemazeichnungen von Nutzen.

Allgemeine Untersuchung

Eine allgemeine Untersuchung ist deshalb wichtig, weil sich viele Erkrankungen von Dickdarm, Rektum und Anus auch systemisch manifestieren. Eine Lymphadenopathie, Anämie, Hepatomegalie oder Resistenzen und subileus- bis ileusartige Bilder können sowohl bei einer malignen als auch bei einer entzündlichen Darmerkrankung auftreten. Insbesondere die supraklavikulären und inguinalen Lymphknoten müssen untersucht werden; vergrößerte inguinale Lymphknoten können sowohl auf ein Analkarzinom als auch auf einen anorektalen Abszeß zurückzuführen sein. Bei einer entzündlichen Darmerkrankung können sich eine Arthropathie, eine Uveitis, orale Ulzerationen oder Hauterscheinungen, wie ein Erythema nodosum oder ein Pyoderma gangraenosum, entwickeln; in etwa 5 % der Fälle liegt eine Lebererkrankung vor, entweder in Form einer chronischen

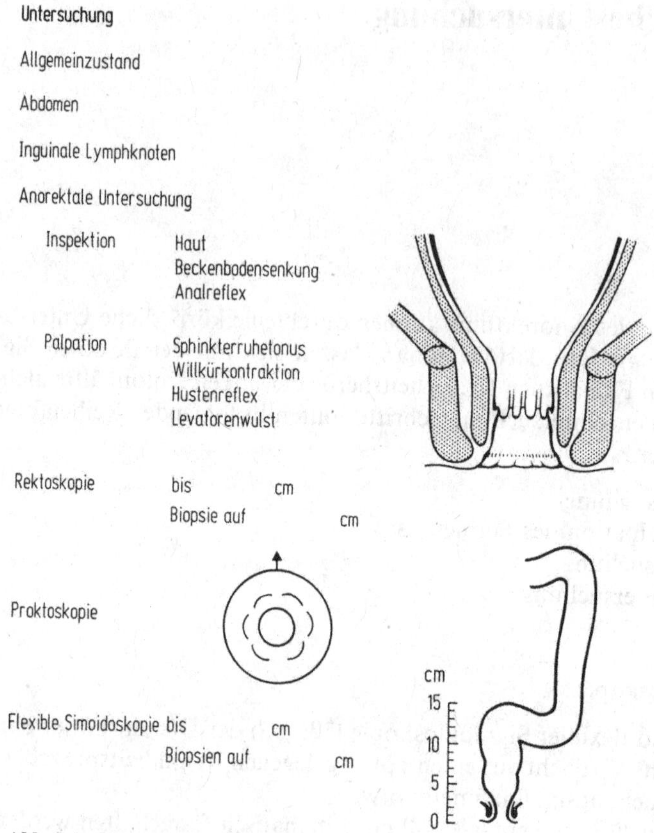

Untersuchung

Allgemeinzustand

Abdomen

Inguinale Lymphknoten

Anorektale Untersuchung

   Inspektion   Haut
                      Beckenbodensenkung
                      Analreflex

   Palpation   Sphinkterruhetonus
                      Willkürkontraktion
                      Hustenreflex
                      Levatorenwulst

Rektoskopie   bis   cm
                 Biopsie auf   cm

Proktoskopie

Flexible Simoidoskopie bis   cm
               Biopsien auf   cm

cm
15
10
5
0

Abb. 2.1. Untersuchungsbogen

Hepatitis, einer Zirrhose oder einer sklerosierenden Cholangitis. Trommelschlegelfinger werden häufig bei einem M. Crohn beobachtet.

Wirken Patienten deutlich geschwächt oder unterernährt, so müssen Kreislauf und Elektrolythaushalt kontrolliert werden. Auch eine allgemeine neurologische Untersuchung kann von Bedeutung sein.

Anorektale Untersuchung

Für den Behandelnden ist die anorektale Untersuchung tägliche Routine, für die Patienten stellt sie jedoch ein ungewöhnliches Ereignis dar. Viele sind verlegen und haben Angst vor Schmerzen. Daher gilt es, zuerst das Vertrauen des Patienten zu gewinnen. Nimmt man sich Zeit, ihm zuzuhören, und erklärt man ihm die einzelnen Untersuchungsschritte und was er dabei spüren kann im voraus, wird ihm das helfen, seine Angst zu verlieren. Außerdem sollten die Räume immer gut beheizt sein. Legt man dem Patienten dazu noch eine kleine Decke über die Schenkel, wird er sich weniger exponiert fühlen.

Lagerung

Es gibt 3 Möglichkeiten, den Patienten zu lagern: die Linksseitenlage, die Knie-Ellenbogen-Lage und die Steinschnittlage. Obwohl die Art der Lagerung zum großen Teil davon abhängt, wie es der Untersucher gelernt hat und gewöhnt ist, so hat doch jede einzelne Methode ihre Vor- und Nachteile.

Die Linksseitenlage macht die Inspektion der Perianalregion, die digitale Untersuchung und die Rektoskopie einfach. Außerdem ist sie für die Patienten sehr bequem; das ist ein Vorteil, insbesondere wenn es sich um alte oder gebrechliche Patienten handelt oder wenn die Untersuchung im Krankenbett vorgenommen werden soll. Vorausgesetzt, der Patient ist korrekt gelagert, lassen sich auch eine Sklerosierungsbehandlung, eine Gummibandligatur oder eine Rektumbiopsie mit Leichtigkeit durchführen. Patienten mit Funktionsstörungen des Beckenbodens einschließlich eines Rektumprolapses untersucht man in dieser Lage am besten, da sie in dieser Position auf Aufforderung hin ohne Schwierigkeiten pressen oder den Sphinkter kontrahieren können.

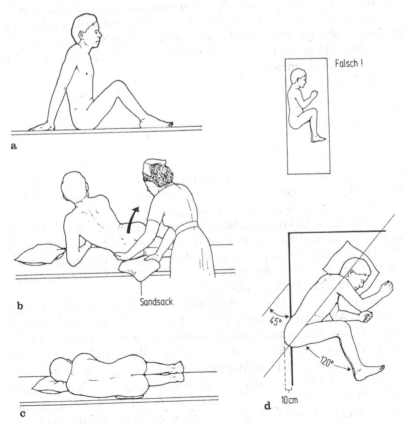

Abb. 2.2. Anorektale Untersuchung: Linksseitenlage

In Knie-Ellenbogen-Lage kann man ausgezeichnet rektoskopieren, wobei die Passage des rektosigmoidalen Übergangs meist leicht gelingt, da in dieser Lage das Sigma nach vorne fällt und dadurch der rektosigmoidale Winkel flacher wird. Die Untersuchungsposition ist jedoch für einige Patienten unbequem, und i. allg. wird sie weniger gut toleriert als die Linksseitenlage.

Die Steinschnittlage bietet einen sehr guten Überblick über die Analregion, insbesondere im Bereich des Dammes, erfordert jedoch eine spezielle Untersuchungsliege; auch läßt sich die Funktion der Beckenbodenmuskulatur nur schwer beurteilen. Für gewisse operative Eingriffe im Bereich des Rektums, des Afters und der Perianalregion stellt sie jedoch eine geeignete Position dar.

Die Linksseitenlage im Detail zeigt Abb. 2.2. Es ist von Vorteil, mit Schwestern oder Pflegern zu arbeiten, die mit ihr vertraut sind und denen die korrekte Lagerung des Patienten leicht von der Hand geht. Zunächst setzt sich der Patient auf die Untersuchungsliege. Dann dreht er sich zur linken Seite und plaziert den linken Ellenbogen auf dem gegenüberliegenden Rand der Liege. Während er jetzt seinen Körper mit dem linken Arm und Bein abstützt, hebt er leicht das Gesäß an, die Schwester greift dann unter die linke Hüfte und zieht das Gesäß zu sich hin, so daß es den Rand der Untersuchungsliege um etwa 10 cm überragt. Mit Hilfe eines kleinen Sandkissens, das unter das Gesäß geschoben wird, kann man das Becken anheben. Der Rumpf des Patienten sollte nun einen Winkel von 45° zur Längsachse des Tisches bilden, wobei der Kopf am gegenüberliegenden Rand auf einem Kissen ruht. Die Oberschenkel werden so stark gebeugt, daß die Füße bei etwa 120° Beugung in den Kniegelenken ebenfalls an den Rand des Untersuchungstisches zu liegen kommen.

Inspektion (Abb. 2.3)

Der normale Anus gleicht einem Oval mit sagittaler Längsachse. Ist die perianale Haut nicht zu schlaff und der Patient schlank, tritt deutlich die zirkuläre Furchung zwischen innerem und äußerem Sphinkter hervor.

Einige Erkrankungen sind typische Blickdiagnosen. Dazu gehören die Dermatosen, einige Abszesse und Fisteln, prolabierende Hämorrhoiden, der Rektumprolaps, die Hidradenitis suppurativa, anale Tumoren, der Pilonidalsinus und sexuell übertragbare Krankheiten wie die Condylomata accuminata, der Herpes und die Syphilis mit ihren kutanen Läsionen.

Zu achten ist auf Nässen und auf Spuren von Eiter, Schleim, Blut oder Stuhl. Danach wird die Analfalte vorsichtig gespreizt (s. Abb. 2.3b). Dabei können Läsionen des unteren Analkanals deutlich werden, wie z. B. eine Fissur, die gewöhnlich ventral oder dorsal in der Mittellinie liegt. Ein schlaffer Afterschluß deutet auf einen geschwächten Sphinkter hin, wobei als zugrundeliegende Faktoren ein Rektum- oder Mukosaprolaps, eine Impaktierung von Stuhl oder eine Beckenbodenschwäche in Frage kommen. Narben, die auf ein vorausgegangenes Trauma (auch iatrogen) hinweisen, sind u. U. ein entscheidender Hinweis für die Diagnose.

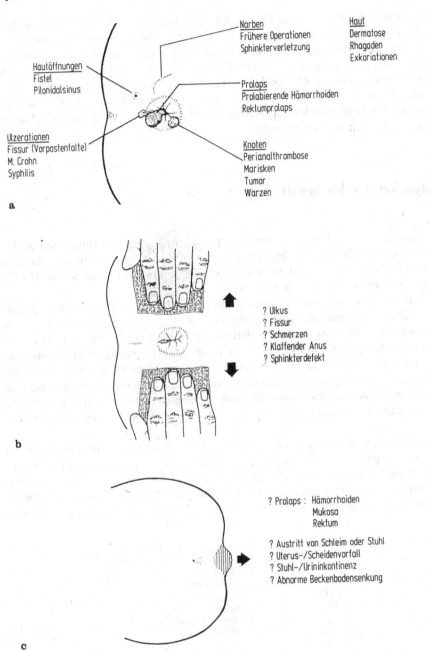

Abb. 2.3a–c. Mögliche pathologische Befunde bei der Inspektion: reine Inspektion (**a**), Spreizen der Analfalte (**b**), Pressen (**c**)

Dann wird der Patient zum Pressen aufgefordert, womit sich etwaige prolabierende Hämorrhoiden, ein Rektumprolaps, ein Durchsickern von Stuhl oder eine abnorme Beckenbodensenkung demonstrieren lassen (s. Abb. 2.3c). Normalerweise liegt der Analring etwa 2–3 cm oberhalb der Ebene der Sitzbeinhöcker. Hat er in Ruheposition die gleiche Höhe wie die Sitzbeinhöcker oder tritt er beim Pressen tiefer als 1 cm unter diese Ebene, so kann man von einer abnormen Senkung des Beckenbodens sprechen. Dieses Phänomen wird noch deutlicher, wenn der Patient im Stehen preßt.

Palpation der Perianalregion (Abb. 2.4)

Perianalregion und Rima ani werden systematisch vom Analring nach außen palpiert. Die Steißbeinspitze liegt etwa 2–3 cm hinter der Afteröffnung, Skrotum oder Vulva liegen davor und die Sitzbeinhöcker genau auf beiden Seiten. Häufig ist die intersphinktäre Furche tastbar.

Fissuren, Abszesse und Perianalthrombosen sind im akuten Stadium druckempfindlich. Während ein Abszeß, wenn er tief gelegen ist, manchmal schwer zu diagnostizieren ist, verursacht die Perianalthrombose immer eine typische, umschriebene Schwellung direkt unter der Haut des Afterrandes. Bei chronischen Abszessen und Fisteln kommt es zu einer entzündlichen Infiltration und damit Induration des umgebenden Gewebes. Im Bereich äußerer Fistelöffnungen ist diese Induration manchmal als subkutaner Strang zu tasten, der die Lage und die Richtung des Fistelganges anzeigt. Ein Karzinom fühlt sich ausgesprochen hart an.

Bei Patienten mit Symptomen einer Stuhlinkontinenz oder eines Prolapses ist eine neurologische Untersuchung der Perianalregion von wesentlicher Bedeutung. Diese besteht in einer Überprüfung des Analreflexes und der perianalen Sensibilität; sie sollte immer vor einer rektal-digitalen Untersuchung oder Endoskopie vorgenommen werden. Auf ein kurzes, kräftiges Zwicken oder Schlagen

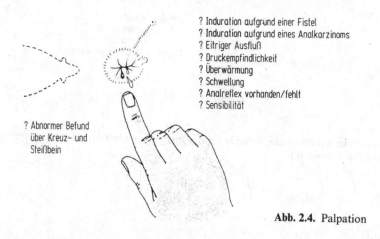

? Induration aufgrund einer Fistel
? Induration aufgrund eines Analkarzinoms
? Eitriger Ausfluß
? Druckempfindlichkeit
? Überwärmung
? Schwellung
? Analreflex vorhanden/fehlt
? Sensibilität

? Abnormer Befund
über Kreuz- und
Steißbein

Abb. 2.4. Palpation

der perianalen Haut erfolgt eine lebhafte, unwillkürliche Kontraktion des äußeren Sphinkters, die an einem Hautzucken auf der Seite des gesetzten Reizes erkennbar wird. Der Reflex sollte auf beiden Seiten des Afters getestet werden. Eine Verminderng oder gar Aufhebung dieses Reflexes weist auf eine Schädigung im Bereich des spinalen Reflexbogens hin, der von den sensorischen Rezeptoren der Analhaut über das 2., 3. oder 4. Segment des Sakralmarks zu den Muskelfasern des äußeren Sphinkters verläuft. Die perianale Haut selbst wird sensorisch aus dem 3., 4. und 5. Sakralsegment versorgt. Eine Hypästhesie in diesem Bereich kann auf einen spinalen Prozeß oder einen Cauda-equina-Schaden hinweisen. Sobald Verdacht auf eine neurologische Erkrankung besteht, muß eine vollständige neurologische Untersuchung veranlaßt werden.

Rektal-digitale Untersuchung (Abb. 2.5)

Bei der rektal-digitalen Untersuchung sollte man methodisch vorgehen, wobei Schleimhaut, Rektumwand und extrarektale Strukturen sorgfältig zu palpieren sind. Es hat sich bewährt, zunächst das Rektum abzutasten, dann die anderen Strukturen des Beckens, schließlich den Beckenboden selbst und als letztes den Analkanal.

Die Kuppe des rechten Zeigefingers wird zunächst sanft gegen den Anus gedrückt. Merkt man, daß der Sphinkter nachgibt, wird der Finger leicht gebeugt und langsam in das Rektum eingeführt. Hier wird er dann so weit wie möglich vorgeschoben.

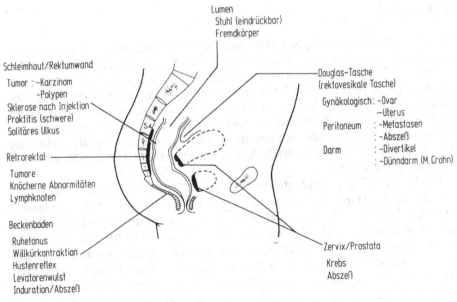

Abb. 2.5. Rektal-digitale Untersuchung

Rektum

Preßt man die Knöchel der Hand fest in die Haut, kann man mit dem Zeigefinger
gewöhnlich 10–12 cm des Rektums vom Analring aus erreichen, es sei denn, es
handelt sich um einen sehr muskulösen Patienten mit tiefer Gesäßfalte. Am besten führt man den Finger zunächst nach hinten in Richtung Steißbeinspitze, um
dann entlang der Konkavität des Sakrums nach oben zu fahren, wobei man auf
die „Houston-Falten" trifft. Im weiteren Verlauf wird der Finger kreisförmig und
systematisch durch das Lumen geführt, um die gesamte Schleimhaut, die sich
normalerweise glatt anfühlt, zu beurteilen.

Extrarektale Strukturen

Bei beiden Geschlechtern lassen sich dorsal das Steiß- und Kreuzbein bis etwa
zum 3. Sakralsegment tasten. Die seitlichen Beckenwände lassen sich in ihren
unteren Anteilen, wo sie in die Levatorenmuskulatur übergehen, ertasten.
   Bei männlichen Patienten liegt vorne die Prostata, die sich etwa 6–8 cm oberhalb des Analrings erstreckt. Die glatten Seitenlappen und der Sulcus sind leicht
zu fühlen. Oberhalb der Prostata kann man im retrovesikalen Raum gelegentlich
eine Darmschlinge palpieren, insbesondere, wenn sie mit Stuhl gefüllt ist. Bei der
Frau imponiert die Zervix als eine feste, mobile Resistenz vor dem Rektum.
Häufig läßt sich der Uterus bimanuell palpieren. In der Douglas-Tasche oberhalb
der Zervix können unter normalen Verhältnissen nur eine retroflektierte Gebärmutter, ein Ovar oder eine Darmschlinge liegen.

Beckenboden

Beim Zurückziehen des Fingers fährt man über die Levatorenmuskulatur hinunter zum anorektalen Ring, der an Hand der Puborektalschlinge zu identifizieren
ist. Bei der Palpation dieser muskulären Strukturen drückt man am besten den
Daumen gegen die perianale Haut, um einen Widerpart für den Zeigefinger zu
haben. Dadurch können Volumen und Tonus der Muskulatur sowohl in Ruhe als
auch bei willkürlicher Kontraktion besser abgeschätzt werden als mit dem Zeigefinger allein. Bei Gesunden werden der ischio- und ileokokzygeale Anteil der
Levatorenplatte als feste, kontraktile Strukturen getastet, die zu den seitlichen
Beckenwänden ziehen.
   Der M. puborectalis tritt hinten und auf beiden Seiten deutlich als Schlinge hervor, die um das Darmrohr herumzieht, vorne aber fehlt. Diese Schlinge markiert
nicht nur den Übergang vom Analkanal zum Rektum, sondern sie hält auch den
anorektalen Winkel aufrecht, der normalerweise etwa 90° beträgt. Die Größe
dieses anorektalen Winkels läßt sich grob einschätzen, indem man den Finger
über die Puborektalschlinge nach hinten krümmt und damit einen ungefähren
Anhalt über die Richtung des Analkanals und des unteren Rektums gewinnt.
Kontrahiert sich der M. puborectalis, bewegt sich die Schlinge nach vorne; eine
unwillkürliche Kontraktion des Beckenbodens kann durch einen Hustenstoß aus-

gelöst werden (Hustenreflex). Damit erhält man einen Hinweis, ob die normalen Dehnungsreflexe intakt sind, und die Möglichkeit, den Tonus des Analkanals in Ruhe und bei willkürlicher Kontraktion abzuschätzen. Ungefähr 60–80 % des Ruhedrucks sind auf die Dauerkontraktion des vegetativen inneren Schließmuskels zurückzuführen, wohingegen der äußere Schließmuskel allein für die Drucksteigerung bei willkürlicher Kontraktion verantwortlich ist.

Analkanal

Der Analkanal reicht vom anorektalen Übergang, der durch die Puborektalschlinge markiert wird, bis zur anokutanen Grenze. Er verläuft von kaudal schräg nach vorne in Richtung Nabel und ist etwa 3–4 cm lang. Die Wand des Analkanals ist normalerweise glatt, ohne tastbare Strukturen. Pathologische Veränderungen des Analkanals sollten zwischen Finger und Daumen palpiert werden, da sich so ihre Größe und Lage genauer bestimmen lassen.

Nach Abschluß der digitalen Untersuchung prüft man den Fingerling auf Spuren von Blut, Schleim oder Eiter und auf die Farbe des Stuhls. Blut und Schleim können auf eine entzündliche Darmerkrankung oder ein Neoplasma hinweisen. Meläna oder entfärbter Stuhl sind u. U. Indizien für eine höher gelegene intestinale Erkrankung.

Gynäkologische Untersuchung

Wann immer Verdacht auf eine Mitbeteiligung des weiblichen Genitales oder des Beckens besteht oder eine gynäkologische Begleiterkrankung auszuschließen ist, sollte ein vaginaler Tastbefund erhoben werden. Vor allem beim Rektumkarzinom oder transrektal tastbaren Resistenzen darf die gynäkologische Untersuchung nicht unterlassen werden, da der Prozeß auch die Vagina, den Uterus oder die Adnexe betreffen kann.

Pathologische Tastbefunde

Rektum

Tastet man einen Tumor im Rektum, kann es sich um Stuhl, um ein Neoplasma oder gelegentlich auch um einen Fremdkörper handeln. Gutartige Neoplasien fühlen sich weich an und sind daher manchmal schwer zu palpieren. Eine Geschwulst, die man für gutartig hält, muß sorgfältig nach harten Bezirken, die auf eine maligne Entartung hinweisen, abgetastet werden. Ein Karzinom fühlt sich immer hart an und ist gewöhnlich ulzeriert.

Abhängig von dem Ausmaß des lokalen Tumorwachstums und von der entzündlichen Reaktion des umgebenden Gewebes kann ein Karzinon mobil oder weniger mobil sein. Die Zahl der betroffenen Quadranten ist ein Anzeichen für den Grad der lokalen Tumorausbreitung; zirkuläres Wachstum kann zur Stenosierung des Lumens führen.

Ein solitäres Rektumulkus kann sich ähnlich hart wie ein Karzinom anfühlen; zur Differenzierung ist eine Biopsie erforderlich. Ein submuköses Lipom oder Fibrom palpiert sich wie ein weicher, mobiler Knoten, der mit einer intakten, verschieblichen Schleimhaut überzogen ist. Nach Sklerosierung von Hämorrhoiden kann eine Induration entstehen, die, falls die Anamnese nicht bekannt ist, u. U. fehlinterpretiert wird.

Bei einem entzündlichen Befall des Rektums fühlt sich die Schleimhaut häufig samtartig an. Ulzerationen selbst, sind nicht palpierbar, jedoch kann man manchmal entzündliche Pseudopolypen tasten. Eine lange bestehende, chronische Entzündung kann infolge der intramuralen Fibrose zu einer Striktur des Rektums führen; beim M. Crohn kommt es eher zu einer solchen Striktur als bei der Colitis ulcerosa. Ähnliche Befunde lassen sich auch bei anderen Proktitisformen erheben, z. B. bei radiogener Proktitis.

Extrarektale Strukturen

Läßt sich eine abnorme Gewebsvermehrung hinter dem Rektum ertasten, so handelt es sich aller Wahrscheinlichkeit nach um eine der folgenden 4 Erkrankungen, die nur selten auftreten: Dermoidzyste, sakrales Chordom, Tumor der Skelettmuskulatur oder Duplikatur der Rektumwand. Bei der Palpation der Rektumvorderwand läßt sich die Prostata, zumindest ihre hintere Oberfläche, beurteilen. Bei einer Hypertrophie erscheint sie vergrößert, fühlt sich aber weich an. Eine harte, höckrige und unregelmäßig begrenzte Prostata mit Aufhebung des medialen Sulcus ist Hinweis auf ein Karzinom. Druckempfindlichkeit spricht für eine Prostatitis.

Häufig läßt sich im Douglas-Raum ein Befund erheben; dabei kann es sich nicht nur um ein Myom oder Karzinom des Uterus, einen zystischen oder soliden Tumor des Ovars oder um einen Endometrioseherd handeln, sondern auch – wie im retrovesikalen Raum beim Mann – um einen Beckenabszeß, intraperitoneale Turmormetastasen oder um eine druckempfindliche Sigmaschlinge im Rahmen einer Divertikulose. Je nach Ursache sind die tastbaren Resistenzen weicher oder härter, druckempfindlich oder nicht.

Bei Patienten mit einem Karzinom des Rektums ist es wichtig, auf evtl. vergrößerte perirektale Lymphknoten zu achten, insbesondere wenn man die Möglichkeit einer lokalen Therapie ins Auge faßt.

Beckenboden und Analkanal

Zu den klinischen Zeichen, die auf eine Schwäche des Beckenbodens und der Sphinktermuskulatur hinweisen, gehören ein Schwund der Levatorenmuskulatur, ein verminderter Ruhedruck im Analkanal, eine mangelhafte Willkürkontraktion der Puborektalschlinge und des äußeren Sphinkters, eine Schwächung oder ein Verlust des Hustenreflexes und eine Abflachung des anorektalen Winkels. Bei einem traumatischen Sphinkterschaden müssen der Narbenbezirk und die kontraktionsfähige Restmuskulatur genau lokalisiert werden, da sie die wichtigsten Kriterien in Hinblick auf eine operative Wiederherstellung sind.

Bei schmerzhaften Erkrankungen des Afters, wie z. B. bei einer Fissur oder einem Abszeß, ist der Sphinktertonus erhöht. Wird dadurch eine digitale Untersuchung unmöglich, muß u. U. in Vollnarkose untersucht werden, um die Ursache herauszufinden. Auch bei einigen Patienten mit M. Hirschsprung ist der Ruhedruck im Analkanal erhöht.

Die innere Öffnung einer Fistel läßt sich als umschriebene Induration tasten, meistens in Höhe der Linea dentata im Bereich der Mittellinie. Ein Analkarzinom fühlt sich hart an, die Ränder sind erhaben, das Zentrum ulzeriert. Fibröse Analpolypen sind gewöhnlich gestielt und aufgrund ihrer Mobilität manchmal schwer zu palpieren. Gutartige Ulzerationen des Analkanals, wie sie bei einem M. Crohn auftreten, sind ebenfalls nur schwer zu ertasten. Eine Fissur kann palpierbar sein; ist sie chronisch, sind die Ränder manchmal induriert, und oft findet sich proximal eine hypertrophische Analpapille und distal eine Mariske (Vorpostenfalte). Ein chronischer Intersphinkterabszeß, der sehr häufig verkannt wird, imponiert durch eine druckdolente, umschriebene, knotige Versteifung der Analkanalwand in halber Höhe, gewöhnlich im Bereich der hinteren Kommissur. Strikturen des Analkanals sind entweder Folge eines vorausgegangenen Eingriffs, oder es liegt ihnen ein M. Crohn oder ein Karzinom zugrunde. Hämorrhoiden sind gewöhnlich nicht zu palpieren, es sei denn, sie sind sehr groß oder thrombosiert.

Endoskopie

Rektosigmoidoskopie mit starrem Instrument

Mit dem starren Rektoskop läßt sich nicht nur das Rektum, sondern auch ein Teil des Sigmas einsehen. Daher wird die Untersuchung auch als Rektosigmoidoskopie bezeichnet. Man muß sich jedoch darüber im klaren sein, daß es bei vielen Patienten unmöglich ist, den rektosigmoidalen Übergang zu passieren. Diese Patienten werden im Rahmen einer Rektoskopie somit keineswegs auch sigmoidoskopiert.

Zu der Frage, ob der Darm vorbereitet werden sollte oder nicht, sind die Ansichten geteilt. Ein sauberer Darm ist sicherlich angenehm, und in vielen Häusern gehört die Applikation eines Einmalklistiers zur Routine. Damit können jedoch wichtige Krankheitszeichen, wie z. B. Blut oder Schleim, die ihre Quelle außerhalb der Reichweite des Instruments haben, verloren gehen. Außerdem fehlt die Möglichkeit, die Konsistenz und Farbe des Stuhls zu beurteilen und eine größere Stuhlmenge für eine mikrobiologische Untersuchung zu entnehmen. Ist das Rektum wirklich so verunreinigt, daß eine adäquate Untersuchung unmöglich ist, was bei 10–20% der Patienten der Fall ist, kann man immer noch ein Klysma verabreichen und die Untersuchung wiederholen.

Untersuchungstechnik (Abb. 2.6)

Zur Rektoskopie eines Patienten in Linksseitenlage stellt sich der Untersucher vor die Liege und hebt mit seiner linken Hand die rechte Gesäßhälfte des Patienten an. Das Ende des Rektoskops hält er in der rechten Hand und führt die mit einem Gleitmittel versehene Spitze in den Anus ein. Dann wird das Instrument gleichmäßig in Richtung Nabel vorgeschoben, bis nach etwa 4–5 cm ein spürbarer Widerstandsverlust anzeigt, daß das Rektum erreicht ist (s. Abb. 2.6a). Nun wird der Obturator zurückgezogen, und die linke Hand übernimmt das Ende des Instruments. Mit der freigewordenen rechten Hand wird erst die Fensterhalterung mit Licht- und Luftanschluß aufgesteckt und dann der Blasebalg bedient (s. Abb. 2.6 b, c).

Danach wird die Spitze des Instruments nach hinten geneigt und entlang der Konkavität des Kreuzbeins, vorbei an den „Houston-Falten", bis zum rektosigmoidalen Übergang vorgeschoben, der beim Erwachsenen etwa in 15 cm Höhe liegt (Abb. 2.7). Jetzt wird es für den Untersucher bequemer, wenn er sich setzt, da das Rektum nach vorne und links zieht. Das Vorschieben des Instruments in das Sigma kann für den Patienten sehr unangenehm sein und sollte daher nur ganz vorsichtig erfolgen und keinesfalls erzwungen werden. Hat man den rektosigmoidalen Übergang einmal überwunden, läßt sich das Rektoskop gewöhnlich ohne Schwierigkeiten bis zum Ende einführen. Manchmal kann man in etwa 18–20 cm Höhe an der medialen Hinterwand die Pulsationen der linken Beckenarterie erkennen.

Die eigentliche Inspektion der Mukosa erfolgt beim Zurückziehen des Instruments, wobei die Spitze des Rektoskops spiralenförmig bewegt wird, um sämtliche Schleimhautwinkel einzusehen, einschließlich der Bezirke direkt oberhalb der „Houston-Falten", wo pathologische Veränderungen (v. a. Adenome) verborgen sein können.

In fast allen Fällen kann das gesamte Rektum erfaßt werden. Das Sigma läßt sich bei etwa 75 % der Patienten erreichen, bei Männern deutlich häufiger (85 %) als bei Frauen (50 %). Die normale Schleimhaut ist glatt und läßt die submukösen Gefäße überall deutlich durchschimmern. Ihre Farbe imponiert als sandiges Pink. Wird sie mit dem Rektoskop berührt, blutet sie normalerweise nicht.

Die Distanz, bis zu der das Instrument vorgeschoben werden kann, wird vom Analring aus gemessen und kann an Hand einer Zentimeterskala auf dem Rektoskop abgelesen werden.

Für die Rektosigmoidoskopie mit dem starren Rektoskop gelten 2 Regeln: Erstens sollte man immer so wenig Luft wie möglich einblasen, und zweitens sollte man das Instrument niemals blind oder gegen einen Widerstand vorschieben. Eine Darmperforation entsteht entweder direkt durch eine Verletzung mit dem Instrument oder bei Entnahme einer Probebiopsie. Klagt der Patient über zunehmende Schmerzen, sollte man das Rektoskop niemals weiter vorschieben. Rektoskopien in Narkose haben ein wesentlich höheres Perforationsrisiko. Traumatisiert man die Schleimhaut im Bereich einer ulzerösen Läsion oder entnimmt man eine Biopsie, kann es zu einer Blutung kommen.

Obwohl das Kinderrektoskop eigentlich für Säuglinge und Kleinkinder vorgesehen ist, kann es bei Erwachsenen mit schmerzhaften analen Läsionen sehr

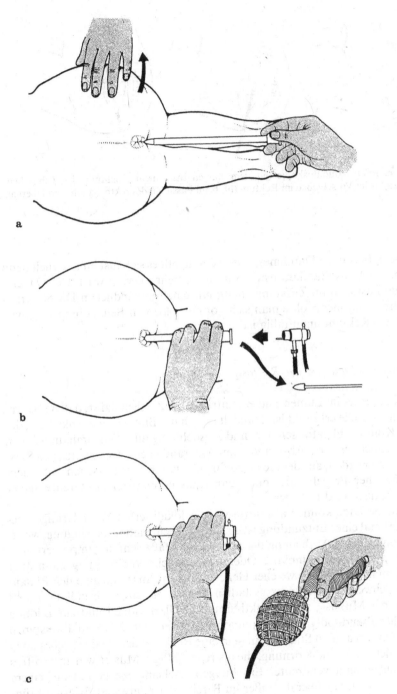

Abb. 2.6a–c. Rektoskopie

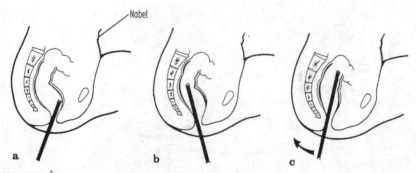

Nabel

a
b
c

Abb. 2.7a–c. Rektosigmoidoskopie mit dem starren Instrument: Richtung des Tubus beim Einführen **(a)**, beim Vorschieben im Rektum **(b)**, beim Passieren des rektosigmoidalen Überganges **(c)**

nützlich sein. Bei einem Durchmesser von 9 mm läßt es sich fast immer auch dann einführen, wenn das Standardinstrument nicht mehr toleriert wird. Da schmerzhafte anale Läsionen im Zusammenhang mit einer entzündlichen Darmerkrankung auftreten können, sollte man sich vor einer lokalen Behandlung vergewissern, daß das Rektum unauffällig ist.

Pathologische Befunde bei der Rektosigmoidoskopie

Blut und/oder Eiter im Lumen sind ein untrügliches Zeichen dafür, daß der Darm an irgendeiner Stelle erkrankt ist. Handelt es sich um Blut, ist eine Abklärung des gesamten Kolons obligatorisch. Ort und Ausdehnung aller Schleimhautläsionen sollten einschließlich ihres Abstandes vom Analrand in einer schematischen Skizze festgehalten werden, aus der die betroffenen Quadranten zu ersehen sind. Liegt ein entzündlicher Prozeß vor, sollte man (falls erkennbar) die Grenze seiner Ausdehnung nach oral festlegen.

Abnorme Befunde können aus diffusen oder lokalisierten Veränderungen bestehen. Merkmal einer Entzündung ist eine diffuse Schleimhautbeteiligung, wobei anfangs lediglich eine Aufhebung der normalen Gefäßzeichnung imponiert, hervorgerufen durch das submuköse Ödem. Eine solche Veränderung kann aber auch bei Durchfällen, gleich welcher Genese, oder im Anschluß an einen Einlauf auftreten. Schwerere Entzündungsstadien führen zu einer Granulation und Hyperämie der Mukosa, zu Kontaktblutungen, Ulzerationen und zur Bildung entzündlicher Pseudopolypen. Morphologisch lassen sich 2 Granulationstypen unterscheiden: Im akuten Stadium, in dem eine Reaktion des Bindegewebes noch fehlt, zeigt sich eine feine Körnung, die als regelmäßiges Muster winziger, diffus über die Schleimhaut verstreuter Erhebungen erscheint. Sie beruht auf einem Ödem der Mukosa, das überall, außer im Bereich der relativ fest fixierten Mündungen der Kryptendrüsen, zu einer Abhebung des Epithels führt. Bei einer chronischen Entzündung tritt eine grobe Granulation auf, die als unregelmäßiges Muster breiter Schleimhauterhebungen unterschiedlicher Größe imponiert und auf eine Kombination epithelialer Regeneration und reparativer Fibrose nach einem schweren Schleimhautschaden zurückzuführen ist.

Die häufigsten lokalisierten Veränderungen bestehen in Polypen. Ihre Größe variiert zwischen wenigen Millimetern und mehreren Zentimetern. Sie sind entweder gestielt oder breitbasig, solitär oder multipel. Breitbasige, sessile Polypen zeigen manchmal ein sehr ausgedehntes Wachstum, z. B. können sie die Zirkumferenz des Lumens über eine Strecke von 10 cm und mehr einnehmen. Bei der Dokumentation müssen sowohl die Größe und Anzahl der Polypen als auch ihr Abstand vom Analrand und ihr morphologisches Erscheinungsbild berücksichtigt werden.

Distale, gestielte Polypen können über das Rektoskop mit der Diathermieschlinge entfernt werden. Vorher sollte man jedoch den übrigen Darm durch einen Doppelkontrasteinlauf abklären. Zeigen sich dabei Polypen, die außerhalb der Reichweite des Rektoskops liegen, muß, um alle abzutragen, koloskopiert werden. Treten Polypen haufenweise auf, muß man immer daran denken, daß eine Adenomatosis coli vorliegen kann.

Ein Karzinom beschränkt sich entweder auf einen Teil der Rektumwand oder es wächst zirkulär und stenosiert das Lumen. Falls das Lumen noch nicht zu eng geworden ist, kann man rektoskopisch die typischen aufgeworfenen Ränder und die schüsselförmige Ulzeration erkennen. Durch leichtes Anstoßen mit dem Instrument bekommt man ein Gefühl für die Härte der tumorösen Veränderung. Da sich oft ein solitäres Ulkus rein makroskopisch nicht von einem Karzinom unterscheiden läßt, ist eine Biopsie unbedingt notwendig.

Zu den übrigen lokalen Befunden, die man bei einer Rektoskopie beobachten kann, zählen ein fokaler Befall von M. Crohn, die Ostien von Divertikeln und Fisteln sowie traumatische Läsionen und Anastomosen nach einer Resektion. Strikturen sind entweder Folge eines M. Crohn, eines Traumas, einer ischämischen Kolitis oder einer Strahlentherapie, selten auch einmal einer Tuberkulose oder eines Lymphogranuloma venerum.

Proktoskopie

Die Inspektion des Analkanals erfolgt am besten proktoskopisch. Es empfiehlt sich, die Proktoskopie nach einer Rektoskopie durchzuführen, da eine Behandlung eventueller Hämorrhoiden mittels Sklerosierung, Gummibandligatur, Infrarotkoagulation oder Kryotherapie am zweckmäßigsten nach einer kompletten anorektalen Untersuchung vorgenommen wird. Aus dem gleichen Grunde sollte auch die flexible Sigmoidoskopie, falls erforderlich, vorgezogen werden. Das gerade Standardproktoskop bietet einen guten, allseitigen Überblick über den Analkanal, geht es jedoch um einen Ausschnitt, z. B. bei der Suche nach einer inneren Fistelöffnung, so ist ein vorne abgeschrägtes Proktoskop besser geeignet.

Technik (Abb. 2.8)

Mit einem dünnen Gleitmittel bestrichen, wird das Instrument in Linksseitenlage in Richtung Nabel eingeführt. Sobald das Rektum erreicht ist, wird der Obturator

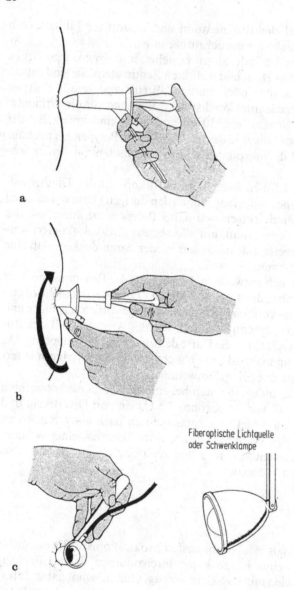

Fiberoptische Lichtquelle
oder Schwenklampe

Abb. 2.8 a–c. Proktoskopie

zurückgezogen. Die Inspektion des Analkanals erfolgt beim Zurückziehen des Proktoskops. In Höhe der Anorektallinie schließt die Rektumschleimhaut langsam das Lumen. Unterhalb dieser Ebene wölbt sich das physiologische hämorrhoidale Gefäßpolster an 3 Stellen auf 3, 7 und 11 Uhr in das Lumen vor. Distal schließt es mit der Linea dentata ab, der „gezähnelten" Grenzlinie zwischen Schleimhaut und trockenem, nicht verhornendem Plattenepithel des unteren Analkanals (Anoderm), die ihre Gestalt durch die alternierenden Krypten und Papillen erhält. Jede proktoskopische Untersuchung sollte wiederholt werden, während man den Patienten zum Pressen anhält.

Proktoskopische Befunde

Zu den möglichen Befunden zählen Schwellungen, Tumoren, Ulzerationen, Fissuren, innere Fistelöffnungen und Plattenepithelmetaplasien der Schleimhaut. Hämorrhoiden imponieren als knotige Schwellungen des normalen hämorrhoidalen Gefäßkissens, die oft in das Lumen des Proktoskops prolabieren, insbesondere wenn der Patient preßt. Meistens liegen sie in typischer Stellung auf 3, 7 und 11 Uhr (im Bereich des arteriellen Zuflusses), sie können sich aber auch dazwischen ausbilden. Plattenepithelmetaplasie ist ein histologischer Begriff, der klinisch der weißlichen Verdickung eines Schleimhautbezirks entspricht (Leukoplakie). Sie entsteht infolge einer abnormen mechanischen Beanspruchung des Zylinderepithels und findet sich am häufigsten auf der Oberfläche prolabierender Hämorrhoidalknoten.

Ein proktoskopisch ebenfalls oft zu beobachtender Befund ist der Prolaps der unteren Rektumschleimhaut. Dabei fällt während des Pressens eine oberhalb der Anorektallinie gelegene Schleimhautfalte in das Lumen des Instruments vor. Diese Phänomen tritt meistens vorne auf, kann aber auch die gesamte Zirkumferenz erfassen.

Ulzera finden sich sowohl beim M. Crohn als auch beim Analkarzinom. Bei einer chronischen Fissur hypertrophiert manchmal die nächstgelegene Papille der Linea dentata. Eine solche hypertrophische Analpapille kann aber auch unabhängig von einer anderen Erkrankung des Analkanals entstehen und wird auch als Analfibrom bezeichnet.

Flexible Sigmoidoskopie

Da das flexible Sigmoidoskop 60 cm lang ist, reicht es theoretisch bis zur linken Flexur. Der große Vorteil der flexiblen Sigmoidoskopie besteht darin, daß man schon während der ersten Untersuchung Erkrankungsherde aufdecken kann, die außerhalb der Reichweite des Rektoskops liegen, ohne das Ergebnis eines Kolonkontrasteinlaufs abwarten zu müssen. Dabei darf man jedoch nie vergessen, daß auch mit der Sigmoidoskopie nicht der gesamte Dickdarm erfaßt wird und daß bei Verdacht auf einen höher gelegenen Krankheitsherd immer weitere Untersuchungen folgen müssen.

Es hat sich gezeigt, daß die diagnostische Ausbeute an benignen und malignen Neoplasien bei der flexiblen Sigmoidoskopie 4mal größer ist als bei einer Rektoskopie. Diese Tatsache hat einen besonderen Wert für die Diagnostik distaler Sigmakarzinome, die einer Rektoskopie und einem Kolonkontrasteinlauf gelegentlich entgehen können.

Indikationen

Ein geübter Untersucher braucht für die flexible Sigmoidoskopie etwa 5–10 min. Mag es auch in der Praxis unmöglich sein, alle neuen Patienten einer flexiblen Sigmoidoskopie zu unterziehen, so gibt es doch 2 feste Indikationen: zum einen, wenn Symptome auf ein Neoplasma hinweisen, die Rektoskopie aber negativ ausfällt, zum anderen, wenn sich bei einer Proktitis die proximale Grenze der entzündlichen Veränderungen rektoskopisch nicht festlegen läßt. Darüber hinaus sollte die Untersuchung bei allen Risikopatienten vorgenommen werden; dazu gehören diejenigen, bei denen bereits ein Adenom oder Karzinom bestanden hat, und diejenigen, bei denen eine positive Familienanamnese in Bezug auf eine Krebserkrankung des Dickdarms vorliegt. Nützlich ist die flexible Sigmoidoskopie auch in Fällen, in denen sich das Sigma bei einer Kontrastmitteluntersuchung nur unzureichend darstellt, insbesondere wenn gleichzeitig Symptome für eine Erkrankung des Kolons sprechen. Manche – dazu gehören auch die Autoren – sind der Ansicht, daß eine flexible Sigmoidoskopie bei allen neuen Patienten, die älter als 40 Jahre sind, indiziert ist.

Technik (Abb. 2.9)

Die Untersuchung wird ohne Sedierung vorgenommen. Mit Hilfe von 2 Phosphatklysmen gelingt es in 80 % der Fälle, den Darm bis zu linken Flexur zu reinigen.

Der Patient liegt in Linksseitenlage, wobei die Oberschenkel nur wenig gebeugt sind und das Gesäß nicht wie bei einer Rektoskopie über den Rand des Tisches hinausragt. Das Instrument wird mit einem Gleitmittel bestrichen und mit der linken Hand vor den Anus gehalten. Nach Einführen des rechten Zeigefingers in den After wird die Spitze des Gerätes mit der linken Hand langsam in das Rektum vorgeschoben, wobei der eingeführte Finger wieder zurückgezogen wird (Abb. 2.9).

Das Vorschieben des Instruments vollzieht sich ähnlich wie bei der Koloskopie; die technischen Schwierigkeiten bei der Passage des Sigmas und der Überwindung der Flexuren sind die gleichen. Detaillierte Beschreibungen des Verfahrens liefern die einschlägigen Lehrbücher der Endoskopie. Dem Anfänger muß dringend ans Herz gelegt werden, sich in der Praxis von einem geübten Endoskopiker unterrichten zu lassen. Saugung, Luftzufuhr und die Steuerung der Instrumentenspitze werden mit der linken Hand bedient. Die rechte Hand hält, dreht und bewegt den Schaft vorwärts und rückwärts (s. Abb. 2.9b). Das Lumen sollte jederzeit klar zu erkennen sein, was durch Drehung des Schaftes und Abwinkelung der Spitze erreicht wird. Gerät das Lumen aus dem Blickfeld, sollte man das Instrument so weit zurückziehen, bis es wieder sichtbar wird; erst dann darf man mit der Untersuchung fortfahren. Auch sollte man immer nur so viel Luft einblasen, daß sich der Darm gerade ausreichend entfaltet. Zuviel Luft führt zu einer Überblähung des Kolons, die dem Patienten noch für mehrere Stunden nach der Untersuchung Beschwerden bereiten kann. Läßt sich das Sigmoidoskop vorschieben, ohne daß sich das Blickfeld ändert, bedeutet dies, daß lediglich der Darm gestreckt wird, gewöhnlich mit einer Schlingenbildung des Sigmas. Auch hierdurch werden häufig Schmerzen verursacht; deshalb sollte man unter diesen Umständen jede brüske Bewegung des Instruments vermeiden. Beim Durchfahren einer scharfen Biegung kann das Lumen außer Sicht geraten; vorausgesetzt jedoch, man sieht die Mukosa im Blickfeld vorbeigleiten, besteht keine Gefahr, den Darm zu verletzen.

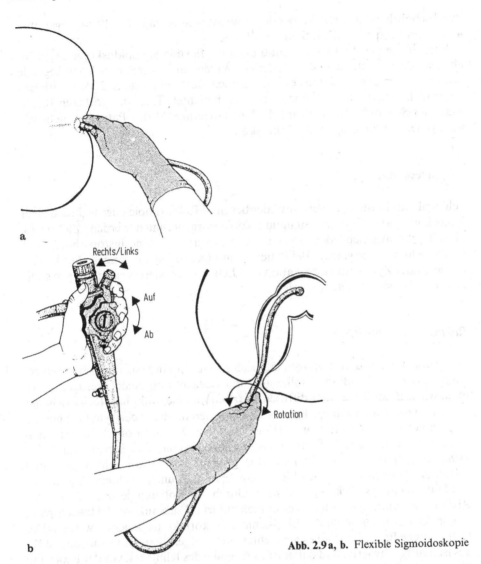

Rechts/Links

Auf

Ab

Rotation

a

b

Abb. 2.9 a, b. Flexible Sigmoidoskopie

Das Gerät wird so weit wie möglich eingeführt und dann langsam zurückgezogen. Dabei erfolgt die eigentliche Begutachtung der Schleimhaut. Besonders aufmerksam müssen die Winkel hinter den Schleimhautfalten inspiziert werden. Daher ist darauf zu achten, daß sich das Lumen proximal nicht zu rasch wieder schließt.

Ohne Durchleuchtung läßt sich die anatomische Länge der untersuchten Darmstrecke nur unzuverlässig abschätzen. Allerdings kann allein anhand visueller Zeichen der rektosigmoidale Übergang identifiziert werden und häufig auch der Übergang vom Sigma zum Colon descendens, der in etwa 30–35 cm Höhe eine Knickbildung verursacht. Einen groben Anhaltspunkt für die untersuchte Darmstrecke liefert die Zentimetereinteilung auf dem Schaft des Instruments. Die durchschnittliche Reichweite bei der Rektoskopie beträgt 15–20 cm gegenüber 45–55 cm bei der flexiblen Sigmoidoskopie.

Ebenso wie die Rektoskopie muß auch die flexible Sigmoidoskopie abgebrochen werden, sobald Schmerzen oder ein Widerstand auftreten. Schwerwiegende Komplikationen sind selten, es wird jedoch über mindestens 2 Perforationen unter mehreren Tausend Sigmoidoskopien berichtet. Trotz der größeren Reichweite des Sigmoidoskops scheint die Untersuchung für den Patienten nicht viel unangenehmer zu sein als die Rektoskopie.

Biopsietechniken

Schleimhautbiopsien können entweder bei einer Rektoskopie oder während einer Koloskopie oder flexiblen Sigmoidoskopie vorgenommen werden. Ziel ist es, ohne Risiko ausreichendes Untersuchungsmaterial für eine histopathologische Untersuchung zu gewinnen. Bei Patienten mit Gerinnungsstörungen, Antikoagulanzien- oder Zytostatikamedikation und Leber- oder Nierenerkrankungen sollte auf eine Biopsie verzichtet werden.

Rektoskopie (Abb. 2.10)

Mit großmauligen Biopsiezangen läßt sich genügend Untersuchungsmaterial gewinnen; der Ort der Biopsie sollte aber mit Bedacht ausgesucht werden, sofern man, wie z. B. im Falle einer diffusen Entzündung, die Wahl hat. Es ist sicherer, im extraperitonealen Teil des Rektums zu biopsieren, was in bezug auf die hintere und seitliche Rektumwand einer Höhe von bis zu 8–10 cm oberhalb des Analrings entspricht. Nach Entfernung des Fensters wird die Biopsiezange durch den Tubus eingeführt. Dann faßt man eine größere Portion an Schleimhaut und rotiert das Instrument mit geschlossenem Maul und unter leichtem Zug, womit das Untersuchungsstück abgelöst wird. Durch das Rotieren der Zange wird das Risiko einer Blutung geringer, vermutlich aufgrund submuköser Gefäßspasmen.

Vor der Fixierung sollte das Biopsiematerial korrekt ausgerichtet werden. Die histologische Beurteilung eines verdrehten oder aufgerollten Untersuchungsstückes ist häufig schwierig, und daher ist es Aufgabe des Klinikers, vor der Fixierung für eine glatte Form zu sorgen. Dazu wird das Material mit einer feinen Nadel dem Maul der Zange entnommen und mit oben liegender Mukosa auf einem schmalen Objektträger ausgestreift. Dieser wird dann vorsichtig in ein Gefäß mit Quecksilberformalin gegeben (Quecksilberchlorid 70 g, Formalin 350 ml, Wasser 2000 ml). Geht man dabei sorgfältig vor, bleibt das Untersuchungsstück auf dem Objektträger haften. Quecksilberformalin erzeugt eine raschere Fixation als Formalin allein.

Als Alternative kommt eine Saugbiopsie in Frage. Dabei wird durch die seitliche Öffnung des Instruments eine Schleimhautzunge angesaugt, die dann guillotineartig mit einem Messer abgeschnitten wird. Diese Methode hat den Vorteil, daß sich größere Untersuchungsproben gewinnen lassen, das Ausrichten leichter fällt und Quetschartefakte vermieden werden. Stauungsartefakte sind jedoch

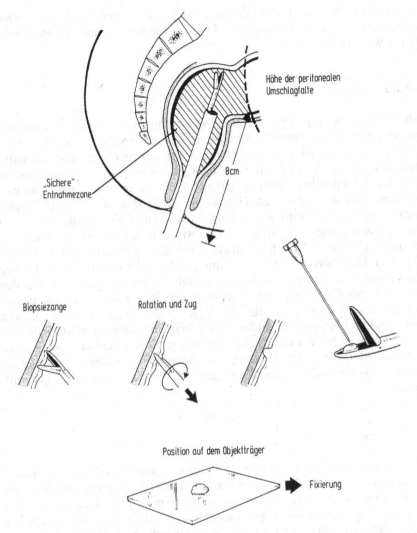

Abb. 2.10. Rektumbiopsie via Rektoskop

möglich, und es kommt auch eher zu einer Nachblutung. Die Methode ist nur anwendbar, wenn es sich um diffuse Veränderungen handelt.

Als Komplikationen einer Biopsie sind eine Perforation und Nachblutung möglich. Daher darf man niemals vergessen, nach einer Biopsie die Entnahmestelle zu kontrollieren. Eine leichte Sickerblutung ist normal, gelegentlich aber sieht man einen kleinen Gefäßstumpf heftig bluten. Eine solche Blutung ist fast immer durch lokalen Druck mit einem Tupfer zu stillen, v. a. wenn dieser vorher in Adrenalinlösung (1 : 1000) getränkt wird. Nach etwa 15 min sollte der Patient nochmals untersucht werden, um sicherzugehen, daß die Blutung nicht wieder eingesetzt hat. Da ein Bariumkontrasteinlauf bei brüchiger Biopsiestelle eine

Perforation auslösen kann oder bei bereits eingetretener Perforation die Folgen verschlimmert, sollte er nicht vor Ablauf von 10 Tagen nach einer Biopsie vorgenommen werden.

Flexible Endoskopie

Da die Untersuchungsproben, die unter Verwendung eines flexiblen Sigmoidoskops oder Koloskops gewonnen werden, viel kleiner sind, lassen sie sich vor der Fixierung nicht so herrichten, wie es mit rektoskopisch gewonnenen Schleimhautproben möglich ist. Andererseits kann man jedoch entlang des Dickdarms an verschiedenen Stellen biopsieren, womit sich Umfang und Verteilung einer entzündlichen Erkrankung bestimmen lassen und die Chance, eine schwere Dysplasie aufzudecken, größer wird. Kleine Polypen bis 5 mm Größe werden am besten mit der „heißen Zange" abgetragen. Dabei wird ein Teil des Polypen biopsiert, während der Polypenrest durch Koagulation vollständig zerstört wird (Hot-biopsy-Technik). Der Polyp wird mit der Zange gefaßt und von der Darmwand weg in das Lumen hineingezogen, wodurch ein schmaler Stiel entsteht. Der über den Polypen laufende Diathermiestrom koaguliert den Stiel, während der Polypenteil in der Zange unbeschädigt für die Histologie erhalten bleibt. Größere gestielte Polypen und breitbasige Polypen bis etwa 2,5 cm Durchmesser können als Probeexzisionsbiopsie mit der elektrischen Schlinge geborgen werden; beide Techniken stellen jedoch spezielle Verfahren dar, die nur von geübten Untersuchern angewendet werden sollten. Nachblutungen und Perforationen treten gelegentlich auf.

Dokumentation

Es ist äußerst wichtig, die Entnahmestellen einer Biopsie festzuhalten. Bei rektoskopisch gewonnenen Proben sollten sowohl die Entfernung zum Analrand als auch der jeweilige Quadrant angegeben werden. Bei flexibler Endoskopie ist es schwieriger, die Entnahmestelle präzise zu lokalisieren, mittels Durchleuchtung läßt sich aber die Position des Instruments mit vertretbarer Genauigkeit abschätzen. Wenn, wie es bei der flexiblen Sigmoidoskopie normalerweise der Fall ist, keine Möglichkeit zur Durchleuchtung besteht, kann man an Hand von Orientierungspunkten, wie rektosigmoidaler Übergang und Sigma-descendens-Knick, die Lage des Entnahmeortes grob bestimmen.

Handelt es sich um mehrere Untersuchungsproben, müssen sie individuell gekennzeichnet und getrennt verschickt werden. Dabei benützt man am besten einen alphabetischen Kode, mit dem auch in der Krankenakte die entsprechenden Entnahmestellen auf einer schematischen Zeichnung verschlüsselt werden.

3 Spezielle Untersuchungsmaßnahmen

Spezielle diagnostische Maßnahmen müssen gerechtfertigt sein und sollten daher erst nach einer vollständigen anorektalen Untersuchung einschließlich Rekto-sigmoidoskopie veranlaßt werden. Um Verwirrung, Angstgefühle und Mißtrauen zu vermeiden, ist es wichtig, den Patienten zu erklären, was auf sie zukommt und warum. Sämtliche Untersuchungsergebnisse sollten immer im Zusammenhang mit den klinischen Befunden gewertet werden. Ein zweideutiger Befund kann u. U. durch Wiederholung einer Untersuchung geklärt werden.

Die Anforderungsformulare sollten ausführliche Informationen für den jeweiligen Untersucher enthalten. Darunter fallen eine Zusammenfassung der Symptome, frühere Erkrankungen und Operationen, jede relevante Medikation (z. B. Antibiotika oder Vitamin B_{12}) und die klinische Diagnose. Schwierig zu interpretierende röntgenologische oder histologische Befunde werden am besten direkt mit dem Radiologen oder Pathologen diskutiert.

Radiologie

Nativaufnahmen

Vor jeder Kolonkontrastdarstellung wird routinemäßig eine Leeraufnahme des Abdomens angefertigt. Diese ist jedoch auch vor jeder weiteren Diagnostik indiziert, falls Verdacht auf einen akuten abdominalen Prozeß besteht oder das Abdomen gebläht erscheint.

Akute Fälle einer Peritonitis, einer Perforation oder eines Strangulationsileus werden wohl kaum in einer proktologischen Ambulanz vorkommen, gelegentlich wird man aber mit dem Bild eines Subileus konfrontiert. Eine Überblähung von Darmschlingen kann auf ein Karzinom oder einen Dickdarmvolvulus, auf Verwachsungen, auf einen M. Crohn oder auf eine akute toxische Kolondilatation zurückzuführen sein. In Fällen einer Kolitis gilt ein Darmgasschatten, der breiter ist als 6 cm, als toxisches Megakolon. Besteht klinisch Verdacht auf ein toxisches Megakolon, sollte man so lange von einer Rektoskopie Abstand nehmen, bis eine Abdomenleeraufnahme angefertigt ist, da vorher insufflierte Luft zu einer falschen Interpretation verleiten kann.

Eine Überladung des Darms mit Kotmassen kann sowohl bei Patienten mit einer Stenose als auch in Fällen von Obstipation mit oder ohne Megakolon aussagekräftig sein. Mit Übersichtsaufnahmen der Wirbelsäule und des Beckens lassen sich ossäre Metastasen ausschließen. Eine Beckenaufnahme ist auch dann indiziert, wenn ein präsakraler Tumor vorhanden ist.

Darmpassagezeit

Bei der Abklärung einer chronischen Obstipation ist eine Bestimmung der Darmpassagezeit von Nutzen. Dazu verabreicht man dem Patienten oral eine bestimmte Anzahl röntgendichter Polyäthylenstückchen und fertigt 5 Tage später eine Übersichtsaufnahme des Abdomens an. Sind zu diesem Zeitpunkt 80 % oder mehr der Marker verschwunden, gilt die Darmpassage als normal; sind noch mehr als 20 % vorhanden, so ist sie verzögert.

Bariumkontrasteinlauf

Die Hauptindikation zu einem Bariumkontrasteinlauf stellt sich bei Verdacht auf eine Erkrankung des Kolons. Um synchrone Polypen oder Tumoren auszuschließen, sollte er jedoch auch bei Patienten mit einem bereits rektoskopisch gesicherten Neoplasma durchgeführt werden. Läßt sich bei einer Proktitis die proximale Grenze der Erkrankung rektoskopisch nicht sichern, ist ebenfalls ein Kontrastmitteleinlauf indiziert. In der Nachsorge von Tumorpatienten und von Patienten mit Colitis ulcerosa dient er zur Verlaufskontrolle.

Während der Schwangerschaft und immer dann, wenn die Gefahr einer Perforation besteht, wie z.B. bei einer schweren entzündlichen Darmerkrankung mit Kolondilatation, bei akuter Divertikulitis mit möglicher perikolischer Abszedierung oder innerhalb von 10 Tagen nach der Entnahme einer Biopsie, ist eine Kontrastmitteluntersuchung des Kolons mit Barium kontraindiziert. Was die Restriktion nach einer Probebiopsie betrifft, so gilt sie für die tiefen Gewebeentnahmen mit der großmauligen Rektumbiopsiezange; Probeentnahmen bei der flexiblen Endoskopie überschreiten nicht die Submukosa und unterliegen daher nicht diesem Risiko.

Allen Patienten muß die Bedeutung einer guten Darmvorbereitung vor Augen gehalten werden. Zwei Tage vor der Untersuchung sollten sie auf eine ballastarme Kost umgestellt werden, einen Tag vorher ist nur noch flüssige Nahrung erlaubt. Am Nachmittag vor der Untersuchung wird Rizinusöl (30 ml) oder ein Sennapräparat wie X-Prep als Abführmittel verabreicht, und etwa 1 h vor der Untersuchung wird der Darm mit Hilfe von 2 Wassereinläufen (insgesamt 2 l) gereinigt. Statt X-Prep wird in letzter Zeit auch Natriumpicosulfat (Picolax) verwandt. Hierbei handelt es sich um ein stark stimulierendes Laxans, das, wenn es in 2 Dosen innerhalb von 24 h vor der Untersuchung verabreicht wird, in den meisten Fällen zu einer ausgezeichneten Darmreinigung führt.

Techniken

Allgemein werden 2 radiologische Techniken angewandt: die Prallfüllung und die Doppelkontrastmethode. Aufgrund der empfindlicheren Wiedergabe der

Tabelle 3.1. Bariumkontrasteinlauf: Vorteile der Doppelkontrasttechnik gegenüber der einfachen Kontrastdarstellung

Größere diagnostische Genauigkeit (Karzinome, Polypen, entzündliche Darmerkrankung)
Bessere Sichtverhältnisse durch weniger Barium
Gute Darstellung des Rektums
Keine Durchleuchtung, dadurch weniger Strahlenbelastung und weniger Zeitaufwand

Schleimhautverhältnisse ist das Doppelkontrastverfahren derart überlegen, daß es heute als Methode der Wahl gelten sollte.

Bei der einfachen Kontrastmitteldarstellung wird das gesamte Kolon mit einem Bariumbrei niedriger Viskosität und Dichte gefüllt. Dadurch entsteht eine Kontrastmittelsäule, an der sich während der Durchleuchtung etwaige Füllungsdefekte und andere Konturunregelmäßigkeiten erkennen lassen. Nach Anfertigung von Zielaufnahmen entleert sich der Patient; danach werden weitere Bilder geschossen. Schleimhautdetails zeigen sich auf diesen letzten Bildern am deutlichsten.

Beim Doppelkontrastverfahren wird Barium mit höherer Viskosität und Dichte verwandt, da es mehr um den Beschlag der Schleimhaut als um die Füllung des Lumens geht. Nachdem das Kolon bis zur linken Fissur mit 500 ml Kontrastmittel aufgefüllt worden ist und der Patient davon den größten Teil wieder entleert hat, wird über das Rektum etwa 1 l Luft insuffliert, wodurch sich der Bariumbrei weiter nach proximal bis zum Zökum auf die Schleimhaut niederschlägt. Um während der Füllung des Zökums einen Reflux von Bariumbrei in das terminale Ileum zu vermeiden, liegt der Patient auf dem Bauch, da in dieser Position die Ileozökalklappe oberhalb des Bariumspiegels im Zökalpol zu liegen kommt. Ohne Durchleuchtung wird dann eine standardisierte Serie von Aufnahmen in verschiedenen Positionen geschossen, in Bauchlage, linker Seitenlage, rechter und linker Schräglage, Kopftieflage und im Stehen.

Die Stärken des Doppelkontrastverfahrens liegen in der feinen Detailzeichnung der Schleimhaut und in der ausgezeichneten Darstellung des Rektums und des rektosigmoidalen Übergangs. Auf den seitlichen Aufnahmen lassen sich sowohl der retrorektale Raum als auch die Schleimhaut beurteilen (Tabelle 3.1).

Trotz des radiologischen Befundberichts muß der Kliniker alle Bilder selbst in die Hand nehmen, um sich zu vergewissern, daß das gesamte Kolon erfaßt wurde und nicht einzelne Partien des Darms durch überlappende Schlingen, insbesondere im Sigmabereich, verdeckt worden sind.

Bariumkontrasteinlauf ohne Vorbereitung

Ein Bariumkontrasteinlauf ohne vorhergehende Darmvorbereitung stellt eine Modifikation der Doppelkontrasttechnik dar und dient dazu, bei Patienten mit einer entzündlichen Darmerkrankung die proximale Grenze des Schleimhautbefalls festzulegen. Da der Darm dort, wo die Schleimhaut entzündet ist, keinen geformten Stuhl enthält, ist eine Vorbereitung nicht notwendig. Die Untersu-

chung dauert nur wenige Minuten und kann deshalb während der ersten ambulanten Vorstellung des Patienten erfolgen.

Die Indikation zu einem Bariumkontrasteinlauf ohne Vorbereitung ergibt sich
in Fällen, in denen rektosigmoidoskopisch eine diffuse Schleimhautentzündung
gefunden wird, die sich weiter nach proximal, über die Reichweite des Instruments hinaus, ausdehnt. Er eignet sich deshalb hauptsächlich für Fälle von Colitis
ulcerosa und nicht für Patienten mit M. Crohn, da hier zwischen entzündlich
veränderten Bezirken Stuhlreste in nicht befallenen Segmenten vorhanden sein
können. Bei einem toxischen Megakolon ist die Untersuchung kontraindiziert,
ebenso nach einer rektoskopischen Biopsie. Sind aber die Radiologen bereit,
einen solchen Kontrasteinlauf ohne vorherige Anmeldung durchzuführen, kann
man die Patienten sofort aus der proktologischen Ambulanz in die Röntgenabtei-
lung schicken und die Biopsie nach der Rückkehr des Patienten vornehmen.

Defäkographie

Die Defäkographie ist eine relativ junge radiologische Untersuchungsmethode,
die zur Abklärung von Funktionsstörungen des Beckenbodens dient. Nach Füllung des Rektums mit angedicktem Bariumbrei entleert sich der Patient unter
forciertem Pressen auf einem strahlendurchlässigen Toilettensitz. Der Defäka-
tionsakt wird mit einer 100-mm-Kamera und einer schnellen Bildsequenz im
seitlichen Strahlengang festgehalten. Zu den physiologischen Parametern zählen
die Aufrichtung des anorektalen Winkels, eine definierte Senkung des Beckenbodens, die trichterförmige Öffnung des Analkanals, die Aufhebung der Puborekta-
lisimpression in Höhe des anorektalen Übergangs und die Streckung der kurven-
förmigen Begrenzungslinien des Rektums.

Bisher wird die Untersuchungsmethode hauptsächlich zu Studienzwecken eingesetzt. Die klinische Bedeutung läßt sich noch nicht genau definieren. Als Indikation zu einem Defäkogramm kommen Entleerungsschwierigkeiten, ein suspekter innerer Rektumprolaps, das solitäre Ulkussyndrom und die chronische
Obstipation mit normaler Darmpassagezeit in Frage. An pathologischen Befunden können eine Intussuszeption des Rektums, eine Rektozelenbildung, eine abnorme Senkung des Beckenbodens oder eine mangelhafte Erschlaffung der Puborektalschlinge deutlich werden.

Perorale Kontrastmitteluntersuchungen

Magenbreipassage

Eine Magenbreipassage dient zur Darstellung des Magens, des Duodenums und
des gastroösophagealen Übergangs. Verabreicht man zusammen mit dem Barium
eine Brausetablette und Wasser, entsteht ein Doppelkontrast, der die Schleimhaut
klarer hervortreten läßt.

Aufnahmen des Dünndarms im Zusammenhang mit einer Magenbreipassage
sind unbefriedigend, da das verwandte Barium aufgrund seiner Viskosität und

Dichte zu rasch weitertransportiert wird und sich nur schlecht auf die Schleimhaut niederschlägt. Daher sollte man zwischen einer Magenbreipassage und einer antegraden Kontrastmitteldarstellung des Dünndarms einen klaren Unterschied treffen und jede dieser Untersuchungen getrennt anfordern.

Bariumbreipassage des Dünndarms

Der Dünndarm läßt sich am besten mit verdünntem Bariumbrei von niedriger Viskosität darstellen. Da Barium aus dem Dickdarm rascher verschwindet als aus dem Dünndarm, sollte eine Kontrastmitteldarstellung des Dünndarms immer erst nach einem Kolonkontrasteinlauf erfolgen, es sei denn, das klinische Bild spräche ausdrücklich für eine Erkrankung des Dünndarms.

Nach Verabreichung des verdünnten Bariums werden Magen und Duodenum durchleuchtet. Durch Gabe von Metoclopramid (Maxalon) läßt sich die Entleerung beschleunigen. Aufnahmen des Abdomens werden erst alle 10, später alle 30 min angefertigt, bis das Zökum erreicht ist. Dann werden das terminale Ileum durchleuchtet und Zielaufnahmen geschossen. Durch direkten abdominalen Druck lassen sich die Dünndarmschlingen voneinander trennen; dazu benützt man entweder einen Bleihandschuh oder man lagert den Patienten auf einen Ballon. Eine Kontrastierung des terminalen Ileums gegen Luft erreicht man durch Insufflation von Luft ins Rektum, bis ein Reflux über die Bauhin-Klappe auftritt. Mit einer Bariumpassage des Dünndarms lassen sich Strikturen, Schleimhautanomalien, Füllungsdefekte und Divertikel aufzeigen.

Antegrader Kontrastmitteleinlauf

Da eventuelle Strikturen schärfer hervortreten, wenn das Darmlumen aufgeweitet wird, wird in einigen Zentren die Kontrastmitteldarstellung des Dünndarms in Form eines Einlaufs durchgeführt. Dabei wird verdünntes Barium über eine orale Sonde, die unter Durchleuchtungskontrolle in das untere Viertel des Duodenums plaziert wird, direkt in den proximalen Teil des Dünndarms eingefüllt. Über einen Zeitraum von 30 min werden 2 l dünnen Bariumbreis infundiert, gefolgt von 600 ml Wasser, um einen Doppelkontrasteffekt zu erhalten.

Intravenöses Ausscheidungsurogramm

Die Indikation zu einem intravenösen Ausscheidungsurogramm stellt sich entweder bei Patienten mit Harnwegssymptomen oder bei Darmerkrankungen (z. B. Divertikulitis, M. Crohn oder Karzinome), die mit einer Beteiligung von Ureteren oder Blase einhergehen können.

Sonographie

Das Auflösungsvermögen des Ultraschallverfahrens hat in den letzten Jahren beträchtlich zugenommen. Mit modernen Apparaten lassen sich heute bereits umschriebene Läsionen von 1 cm Durchmesser identifizieren. Sowohl beim Gallensteinleiden als auch bei der Suche nach Metastasen und intraabdominalen Abszessen hat sich die Sonographie bewährt. Beckenabszesse sind wegen der Schallreflexionen durch die umgebenden Knochenstrukturen weniger gut abgrenzbar. Die sonographisch kontrollierte Feinnadelbiopsie und Abszeßpunktion haben sich zu sicheren und brauchbaren Techniken entwickelt. Die Genauigkeit des Ultraschallverfahrens beruht in hohem Maße auf der technischen Fertigkeit des Untersuchers.

Computertomographie (CT)

Die Computertomographie liefert eine gute Bildqualität und ist nicht im selben Maße vom jeweiligen Untersucher abhängig wie die Sonographie; allerdings ist sie kostenintensiver. Mit ihr lassen sich Tumoren aufspüren und ihre Lagebeziehung zu benachbarten Organen bestimmen. Daher wird sie v. a. bei Krebserkrankungen eingesetzt. Ist z. B. ein Beckentumor in andere Strukturen eingebrochen, lassen sich an Hand eines CT die Operabilität beurteilen oder das Ausmaß der notwendigen Resektion planen. Eine weitere Rolle spielt die Identifikation von Lebermetastasen und Lokalisation von Rezidivtumoren.

Koloskopie

Mit einer Koloskopie läßt sich die Schleimhaut des Dickdarms am genauesten beurteilen. Gegenüber einem Bariumkontrasteinlauf hat die Koloskopie außerdem den Vorteil, daß gleichzeitig histologische Gewebeproben entnommen werden können. Allerdings braucht sie mehr Zeit und wird bei etwa 20 % der Patienten unvollständig bleiben müssen, weil Schleifenbildungen, Flexuren oder Strikturen eine Untersuchung des gesamten Darms technisch unmöglich machen. Es besteht kein Anlaß zu einer diagnostischen Koloskopie, wenn eine einwandfreie Kontrastmitteldarstellung, die eine klinische Entscheidung zuläßt, vorliegt.

Indikationen

Eine Koloskopie ist immer dann indiziert, wenn das Ergebnis einer Kolonkontrastdarstellung nicht eindeutig ist oder wenn nach negativem röntgenologischem Befund die Symptomatik ungeklärt bleibt. Auf der rechten Seite des Kolons haben Endoskopie und Kontrastmitteleinlauf etwa den gleichen Genauigkeitswert, auf der linken Seite ist die Koloskopie jedoch überlegen, insbesondere im Bereich des Sigmas. Aufgrund von Divertikeln oder überlappenden, kontrastmittelgefüllten Darmschlingen werden hier Polypen und Karzinome röntgenologisch leicht übersehen. Jeder Kolonkontrasteinlauf sollte als unzureichend erachtet werden, wenn sich das Zökum nicht adäquat entfaltet oder wo polypenverdächtige, ringförmige Schattenfiguren nicht von Stuhlresten oder Luftblasen zu unterscheiden sind. Gefäßmißbildungen, die immer häufiger als Ursache intestinaler

Blutungen erkannt werden, lassen sich koloskopisch, nicht aber röntgenologisch verifizieren. Im Rahmen der Erstdiagnostik wird demnach die Koloskopie mit dem größten Nutzen dort eingesetzt, wo es gilt, einer ungeklärten Blutung aus dem Kolon nachzugehen oder einen zweifelhaften röntgenologischen Befund zu klären.

Ferner dient die Koloskopie zur Verlaufskontrolle und zur Überwachung von Risikopatienten, bei denen es darum geht, entweder den Ausbruch oder das Rezidiv eines Karzinoms zu erfassen. Sie erlaubt es, Biopsien und Polypenabtragungen im Bereich des gesamten Kolons vorzunehmen. Die endoskopische Polypektomie mit der elektrischen Schlinge stellt für die Mehrzahl der Kolonpolypen die Therapie der Wahl dar, wobei sich auf diese Weise etwa 95% aller Polypen entfernen lassen. Eine endoskopische Polypektomie ist kontraindiziert, wenn die Basis eines Polyps größer als 2,5 cm im Durchmesser ist oder wenn an Hand röntgenologischer Kriterien starker Verdacht auf eine maligne Entartung besteht. Kleinere Angiodysplasiebezirke lassen sich koloskopisch verschorfen.

Technik

Ganz wesentlich für die Durchführung einer Koloskopie ist die vollständige Reinigung des Darms. Benützt man zur Vorbereitung Mannitol, geht man bei Anwendung von Diathermiestrom das Risiko einer Gasexplosion ein, da Gärungsprozesse durch Darmbakterien zur Bildung von Wasserstoff führen können. Eine Vorbereitung mit Nahrungsrestriktion, Rizinusöl, Sennapräparaten (X-Prep) oder Natriumpicosulfat (Picolax) und Reinungseinläufen ist in den meisten Fällen ausreichend. (Um das Risiko einer Explosion zu vermindern, sollte man während einer Polypektomie CO_2 insufflieren.)

Gewöhnlich ist eine Sedierung notwendig, wobei eine Kombination von Diazepam (Valium; 5–20 mg intravenös) und Pethidin (25–50 mg intravenös) i. allg. ausreicht. Daher sollte man den Patienten immer in Begleitung eines Freundes oder eines Angehörigen entlassen und ihm dringend ans Herz legen, während der nächsten 24 h kein Auto zu fahren und keine Maschine zu bedienen.

Die Technik der Koloskopie, die eine Erweiterung des Vorgehens bei der flexiblen Sigmoidoskopie darstellt, wird in den Standardwerken der Endoskopie beschrieben.

Laboruntersuchungen

Stuhluntersuchungen

Mikrobiologische Stuhluntersuchung

Um das Untersuchungsmaterial direkt zu sichern und einer Kontamination mit Urin vorzubeugen, sollten Stuhlproben am besten rektoskopisch entnommen werden. Eine mikrobiologische Stuhluntersuchung ist angezeigt, wenn es sich um Diarrhöen, eine entzündliche Darmerkrankung oder einen Pruritus ani handelt. Auch vor Einleitung einer spezifischen Therapie sollte, wenn möglich, immer eine Stuhlprobe eingeschickt werden.

Bei Verdacht auf Amöbiasis müssen die Stuhlproben nach vorheriger Anmeldung innerhalb von 3–4 h untersucht werden. In allen anderen Fällen ist eine Verarbeitung des Materials auch noch nach 24 h möglich. Ein spezielles Transportmedium oder andere Lösungen sind nicht notwendig. Sofern die Untersuchung nicht dringend erforderlich ist, läßt sich das Untersuchungsmaterial, steril und dicht verpackt, bequem über Nacht in einem Eisschrank bei 4 °C aufbewahren.

Die Untersuchungsanforderung sollte über Symptomatik und Verdachtsdiagnose Auskunft geben. Auch eine eventuelle Antibiotikamedikation ist wichtig, da hierdurch sowohl Morphologie wie Wachstum der Bakterien beeinflußt werden können. Besteht Verdacht auf eine Infektion mit Campylobacter oder Clostridium difficile, muß gesondert darauf hingewiesen werden, da diese Organismen nur schwer und unter besonderen Bedingungen anzuzüchten sind. Stuhlproben werden zunächst mikroskopisch untersucht, dann werden unter aeroben und anaeroben Bedingungen Kulturen angelegt. Die meisten Parasiten lassen sich rein

Tabelle 3.2. Einige parasitäre und pathogene Organismen des Darms

1. Parasitäre Bakterien	Metazoen
Enterobacter	Nematoden (Rundwürmer)
Bacteroides	Ascaris lumbricoides
Clostridium	Ankylostoma duodenale (Hakenwurm)
Lactobacillus	Necator americanus (Hakenwurm)
Streptococcus faecalis	Enterobius vermicularis (Madenwurm)
	Trichuris trichuria (Peitschenwurm)
2. Pathogene Organismen	Strongyloides stercorales
Viren	Zestoden (Bandwürmer)
Rotavirus	Taenia solium
Enterovirus	Taenia saginata
Coxsackie A, B	Diphilobothrium latum
Polio	Echinokokkus
Echovirus	Trematoden (Saugwürmer)
Adenovirus	Schistosoma mansoni
Nichtklassifizierte kleine Rundviren	Schistosoma japonicum
	Schistosoma intercalatum
Bakterien	**Pilze**
Enterobacter (bestimmte E.-coli-Serotypen)	Candida albicans
Salmonella	
Shigella	
Vibrio cholera	
Staphylococcus aureus	
Yersinia	
Protozoen	
Entamoeba histolytica	
Giardia lamblia	
Trypanosoma cruzi	

mikroskopisch identifizieren, Bakterien hingegen lassen sich erst nach Anzüchtung und an Hand bestimmter Eigenschaften wie Gärungsreaktionen spezifizieren. Die Identifikation von Viren erfordert andere spezielle Techniken. Die meisten Erreger lassen sich innerhalb von 48 h bestimmen.

Eine kurze Auflistung der normalen Stuhlflora und einiger wichtiger pathogener Organismen bietet Tabelle 3.2.

Stuhluntersuchung auf Blut

Bei Patienten, die ambulant oder stationär in der Klinik behandelt werden, besteht wenig Anlaß zu einer Stuhluntersuchung auf Blut, da Blutungsursachen mit Hilfe anderer Untersuchungsmethoden abgeklärt werden sollten. Schnelltests zum Nachweis von okkultem Blut haben jedoch u. U. einen Platz in der Nachsorge von Patienten, die bereits wegen eines Neoplasmas behandelt wurden, da in manchen Fällen eine metachrone Läsion entdeckt werden kann. Die größte Rolle jedoch spielen solche Tests in der freien Praxis im Rahmen der Vorsorgeuntersuchungen zur Früherkennung des Dickdarmkrebses.

Der am häufigsten verwandte Test basiert auf einer Reaktion des pflanzlichen Kautschuk-Gujaks, der sich, wenn er oxydiert, blau färbt. Dabei wird Wasserstoffperoxyd als Substrat durch Fermente des Hämatins gespalten, und es entsteht molekularer Sauerstoff, der mit dem Gujak reagiert (Pseudoperoxydasereaktion). Versandfertige Ausführungen dieser Gujakprobe sind im Handel erhältlich (Haemoccult-Test).

Um die Anzahl falsch-positiver Resultate zu verringern, wurde die Sensitivität des Tests herabgesetzt, indem man das Gujak auf Filterpapier imprägnierte. Dennoch treten falsch-positive Resultate auf, entweder nahrungsbedingt, durch Aufnahme von Peroxydase (in gewissen Gemüsen) und Blut (rohes Fleisch), oder aufgrund einer Medikation von Aspirin und Vitamin C oder durch Blutungen, die nicht auf einem Neoplasma beruhen (z. B. Hämorrhoiden). Falsch-negative Resultate entstehen entweder bei einer zu geringen Konzentration des Blutes im Stuhl, bei intermittierenden Blutungen oder durch Verwechselung von Stuhlproben. Trotz dieser Nachteile stellt der Haemoccult-Test z. Z. noch das geeignetste Massen-Screening-Verfahren zur Erfassung des Dickdarmkrebses dar: Bei 1000 getesteten Personen und 30–40 % positiven Resultaten kann man damit rechnen, etwa 1 Karzinom und 5 Adenome zu entdecken. In jüngster Zeit wurde ein Screening-Test entwickelt, der auf einer Antikörperreaktion gegenüber menschlichem Hämoglobin basiert. Er sollte spezifischer sein; seine Sensitivität kann durch Verdünnung reguliert werden.

Untersuchung von Eiter und Exsudaten

Wenn möglich, sollte Eiter immer aufgefangen und in ein steriles Gefäß gefüllt werden; ist nicht genügend vorhanden, reicht ein Abstrich. Rascher Transport ist wünschenswert, da viele Organismen bei Austrocknung oder längerem Milieuwechsel zugrundegehen.

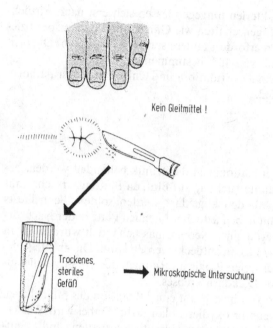

Kein Gleitmittel !

Trockenes,
steriles
Gefäß   ⟶ Mikroskopische Untersuchung

Abb. 3.1. Hautabradat zur Diagnostik von Pilzinfektionen

Zum kulturellen Gonorrhönachweis sollte man Material aus dem Rektum, dem Scheidengewölbe und der Urethraöffnung entnehmen (Platinöse oder Watteträger) und sofort in ein geeignetes Transportmedium überführen. Auch sollten die Proben direkt ins Labor gebracht werden, damit sie sobald als möglich inkubiert werden. Das Exsudat aus einer syphilisverdächtigen Hautveränderung wird am besten direkt mit einem sterilen Kapillarröhrchen oder einer Pasteur-Pipette aufgefangen (Handschuhe!). Spirochäten lassen sich im Dunkelfeld oder unter dem Phasenkontrastmikroskop nachweisen.

Eine perianale Pilzinfektion (Trichophyten, Epidermophyten) ist eine seltene, aber therapierbare Ursache von Pruritus ani. Die Diagnose wird durch den mikroskopischen Nachweis von Hyphen und Sporen in einem Hautabradat gestellt. Das Abradat gewinnt man am besten, bevor man den Anus mit einem Gleitmittel bestreicht, und zwar indem man mit der Klinge eines Skalpells mehrere Male leicht über die Haut kratzt und das abgeschabte Material dann in ein steriles Gefäß gibt (Abb. 3.1).

Eier von Fadenwürmern lassen sich mikroskopisch identifizieren. Man drückt ein transparentes Klebepflaster auf die perianale Haut und klebt es dann auf einen Objektträger (Abklatschpräparat).

Blutuntersuchungen

Eine Bestimmung von Hämoglobingehalt, Leukozytenzahl, BKS, Elektrolyten und CEA-Wert kann ebenso angezeigt sein wie eine Durchführung von Leberfunktionstests.

Der Nachweis von Serumantikörpern kann für gewisse Infektionskrankheiten diagnostisch sein, insbesondere wenn sich ein Ansteigen des Titers zeigt. In frühen Stadien muß der Antikörpertiter nicht erhöht sein; Anstieg und Abnahme korrespondieren i. allg. mit dem Verlauf der Erkrankung.

Histologie

Bei vielen Krankheiten ist die histologische Diagnose für das therapeutische Vorgehen ausschlaggebend. Rektoskopisch oder mittels flexibler Sigmoidoskopie gewonnene Biopsien bestehen aus einem kleinen Stückchen Schleimhaut mit etwas Submukosa, was in den meisten Fällen genügt. Für die Diagnose eines M. Hirschsprung und einer Amyloidose ist jedoch eine Rektumbiopsie in voller Wandstärke erforderlich; eine solche Biopsie sollte man unter stationären Bedingungen vornehmen. Nimmt der Patient Antikoagulanzien oder andere gerinnungshemmende Substanzen ein, ist eine Biopsie kontraindiziert.

Sofern keine Kontraindikation besteht, sollte man bei jedem Schleimhautbefund biopsieren, ganz gleich, ob es sich um umschriebene Veränderungen wie ein Karzinom, ein Polyp oder ein solitäres Ulkus handelt oder um diffuse Veränderungen wie bei einer entzündlichen Darmerkrankung. Polypen sollten prinzipiell in toto exzidiert werden, und zwar aus 2 Gründen: zum einen, weil sonst das Material vielleicht nicht ausreicht, um – falls es sich um ein Adenom handelt –, eine maligne Entartung sicher auszuschließen, zum anderen, weil es im Nachhinein oft unmöglich ist, das verbliebene Restgewebe zu finden und komplett zu entfernen.

An Hand von Serienbiopsien läßt sich beurteilen, ob und wie eine entzündliche Darmerkrankung auf eine medikamentöse Therapie anspricht. Patienten mit Colitis ulcerosa und in geringerem Ausmaß auch Patienten mit M. Crohn unterliegen einem erhöhten Krebsrisiko. Der histologische Nachweis schwerer Schleimhautdysplasien kann hier darauf hindeuten, daß sich in irgendeinem Abschnitt des Dickdarms ein Karzinom zu entwickeln droht oder bereits manifestiert hat. Falls man solch schwere Schleimhautdysplasien als Indikation zu einem chirurgischen Eingriff benützt, stellen regelmäßige endoskopische Biopsien bei nichtoperierten Patienten mit schwerer Kolitis oder nach Kolektomie mit ileorektaler Anastomose eine effektive Maßnahme zur Krebsprophylaxe dar.

Neuromuskuläre Funktion des Anorektums

Neuromuskuläre Funktionsuntersuchungen des Beckenbodens und der analen Sphinkteren dienen der diagnostischen Beurteilung von Patienten mit Inkontinenz, Megarektum, Megakolon, Prolaps und anderen Funktionsstörungen des Beckenbodens. Mit Hilfe von Nadelelektroden lassen sich die Aktionspotentiale

der Muskulatur ableiten (Elektromyographie), und im Rektum und Analkanal
kann man den intraluminalen Druck bestimmen (Manometrie).

Manometrie

Als Meßfühler dient ein kleiner Ballonkatheter (5–10 mm Durchmesser), der
über einen Dreiwegehahn mit einem luftfreien, wassergefüllten Druckwandlerele-
ment verbunden ist. Die Druckänderungen werden in elektrische Impulse umge-
wandelt, verstärkt und als Ausschläge auf einem laufenden Papierstreifen mit
regulierbarer Geschwindigkeit aufgezeichnet. Das wassergefüllte System muß zunächst gegen Luft geeicht werden; dann wird der Spannungsregler des Verstärkers
auf den Umfang der zu erwartenden Druckschwankungen eingestellt. Als Druck-
abnehmer kann auch ein vorne offener, mit Wasser perfundierter Katheter verwandt werden; die Ergebnisse sind jedoch weniger befriedigend, da dieser leicht
durch Stuhlpartikelchen verstopft.

Analkanaldruck (Abb. 3.2)

Mit Hilfe dieser Methode lassen sich nicht nur der anale Ruhedruck und der
Druckanstieg bei willkürlicher Kontraktion messen, sondern man kann auch,

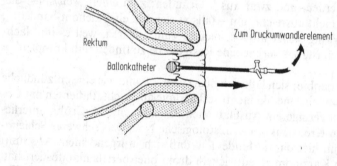

Rektum

Ballonkatheter

Zum Druckumwandlerelement

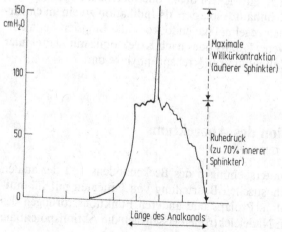

150
cmH$_2$O

100

50

0

Maximale
Willkürkontraktion
(äußerer Sphinkter)

Ruhedruck
(zu 70% innerer
Sphinkter)

Länge des Analkanals

Abb. 3.2. Druckmessung im
Analkanal mit Hilfe eines
Ballonkatheters

indem man den Katheter schrittweise aus dem Rektum nach außen zurückzieht, ein Ruhedruckprofil des Analkanals erstellen und damit seine funktionelle Länge bestimmen.

Am besten wird die Manometrie in Linksseitenlage durchgeführt. Als erstes schiebt man den Katheter durch den Analkanal ins Rektum vor, um hier den Druck zu messen. Dann zieht man ihn zentimeterweise zurück und registriert an jeder Stelle sowohl den Ruhedruck als auch den Druckanstieg bei maximaler willkürlicher Kontraktion des Beckenbodens. Es haben sich folgende Normalwerte ergeben:

Ruhedruck im Analkanal	50–100 cm H_2O (4 900–9 800 Pa)
Willkürlicher Kontraktionsdruck	60–120 cm H_2O (5 880–11 760 Pa)
Länge des Analkanals	3–4 cm.

Der Ruhedruck im Analkanal wird von beiden Sphinkteren aufrecht erhalten, wobei 60–80 % allein vom inneren Sphinkter getragen werden, der sich ständig in einem Zustand maximaler Kontraktion befindet. Der willkürliche Kontraktionsdruck beruht auf einer Kontraktion des äußeren Sphinkters und des Puborektalis.

Rektosphinktärer Reflex (Abb. 3.3)

Eine Dehnung des Rektums führt bei gesunden Menschen zu einer reflektorischen Erschlaffung des inneren Sphinkters und damit zu einem Druckabfall im Analka-

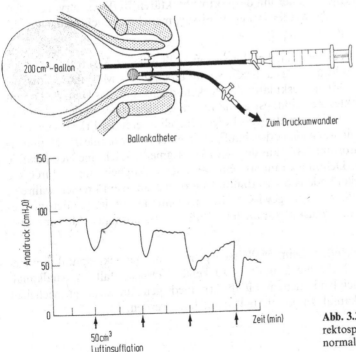

Abb. 3.3. Prüfung des rektosphinktären Reflexes: normale Antwort

nal. Um diesen Reflex auszulösen, führt man in das Rektum einen großen Ballonkatheter ein (100–200 mm Durchmesser) und plaziert in den Analkanal die gleiche Ballonsonde, wie sie für die anale Manometrie verwandt wird. Beide Katheter werden am Oberschenkel des Patienten mit einem Klebepflaster befestigt. Sobald aus der kontinuierlichen Aufzeichnung der Ruhedruckschwankungen eine Grundlinie ersichtlich wird, werden in den Rektumballon 50 ml Luft injiziert. Daraufhin fällt der Ruhedruck im Analkanal abrupt ab, um nach einigen Sekunden spontan wieder auf das Ausgangsniveau zurückzukehren. Bei schrittweiser Steigerung des Ballonvolumens fällt dieser Wiederanstieg immer geringer aus, bis er schließlich ganz ausbleibt.

Pathologische Manometriebefunde

Ruhedruck. Im Anschluß an eine Proktoskopie fällt der Ruhedruck im Analkanal immer etwas ab; konstant niedrige Werte beruhen entweder auf einem Trauma der Schließmuskeln, auf einer diffusen Schwäche der Beckenbodenmuskulatur oder auf einer Reflexaktivierung infolge rektaler Dehnung. Ein Trauma kann aus einer Zerreißverletzung resultieren oder aus einer übermäßigen Dehnung, z. B. im Zusammenhang mit einer therapeutischen Dilatation oder bei einem Rektumprolaps, wo der Prolaps selbst als Dilator wirkt. Eine Beckenbodenschwäche tritt im Rahmen von Erkrankungen auf, die eine Denervierung der Levatorenmuskulatur und des äußeren Sphinkters verursachen. Die reflektorische Erschlaffung der Schließmuskulatur, die bei einer Anhäufung von Stuhlmassen im Rektum auftritt, wird durch eine Aktivierung des rektosphinktären Reflexes hervorgerufen.

Erhöhte Ruhedrücke werden bei einer Fissur, manchmal auch bei einem Hämorrhoidalleiden gemessen.

Willkürliche Kontraktion. Ein herabgesetzter willkürlicher Kontraktionsdruck beruht auf einer Schwäche des äußeren Sphinkters und des M. puborectalis, die Teile der quergestreiften Muskulatur des Beckenbodens sind. Als Ursache kommt ebenfalls ein direktes Zerreißungstrauma in Frage, meistens liegt der Grund jedoch in einer diffusen Denervation als Folge demyelinisierender Erkrankungen in einem Cauda-equina-Schaden oder, häufiger, in einer Neuropathie des N. pudendus und des Levator-ani-Astes aus dem 4. Sakralsegment. Solch eine Neuropathie kann Folge eines Dehnungstraumas sein, verursacht möglicherweise durch die Senkung des Beckenbodens bei Entbindungen oder ständigem Pressen während der Defäkation. Bis zu einem gewissen Grad tritt eine Denervierung der quergestreiften Beckenbodenmuskulatur auch im Rahmen des normalen Alterungsprozesses auf.

Rektosphinktärer Reflex. Beim M. Hirschsprung fehlt der rektosphinktäre Reflex; bei rektaler Dehnung kommt es zu keinem Druckabfall im Analkanal. Häufig fehlt er auch bei Patienten mit abnorm niedrigen Ruhedrücken; vielleicht ist hier der Druckabfall zu gering, um deutlich zu werden.

Elektromyographie

Mit Hilfe eines EMGs lassen sich normal funktionierende Muskelstrukturen des Beckenbodens orten, z. B. nach einem Zerreißungstrauma oder bei kongenitalen Anomalien. Ein spezielles Verfahren stellt das Einzelfaser-EMG dar, mit dem sich der Grad einer Beckenbodendenervierung beurteilen läßt. Im übrigen läßt sich die Elektromyographie im klinischen Bereich nur begrenzt nutzen, als Forschungsinstrument ist sie jedoch für die Untersuchung der Pathopysiologie, der Inkontinenz und anderer Funktionsstörungen des Beckenbodens von großem Wert.

4 Klinische Symptomatik

Die Zahl der Symptome, mit denen man es in der Praxis zu tun hat, ist begrenzt. In jedem einzelnen Fall werden der Diagnose eine Analyse der Symptomatik, differentialdiagnostische Überlegungen, eine körperliche Untersuchung und spezielle Untersuchungsmaßnahmen vorausgehen.

Aktuelle Beschwerden

Wesentlich ist, den Beginn einer Symptomatik und ihre Entwicklung bis zum gegenwärtigen Zeitpunkt herauszuarbeiten. Oft muß man die Patienten zu den wichtigen Punkten hinführen, um zu sehen, wann und wie oft ihre Symptome auftreten, wodurch sie sich verschlimmern oder leichter werden, ob sie mit anderen Symptomen gekoppelt sind und worauf sie möglicherweise beruhen. Einige Symptome, insbesondere Störungen der Stuhlfunktion, reichen bis in die frühe Kindheit zurück.

Auch das Symptom selbst gehört definiert. Was ein Patient unter Durchfall, Ausfluß, Inkontinenz oder selbst Schmerzen versteht, braucht sich nicht mit den Begriffen des Behandelnden zu decken. Ein Fragebogen spart Zeit und gewährleistet, daß Symptome, die evtl. wichtig sind, wie z.B. Menstruationsbeschwerden oder urologische Störungen (Tabelle 4.1), nicht unter den Tisch fallen.

Vorerkrankungen

Frühere Erkrankungen des Anorektums, ein Karzinom oder Polypen, abdominale Eingriffe oder eine Strahlenbehandlung, alles kann von Bedeutung sein. Häufig sind Patienten mit einer proktologischen Erkrankung in der Vergangenheit schon einmal behandelt worden. Kolorektale Symptome können auch im Rahmen eines internistischen Krankheitsbildes auftreten. Steht eine Operation zur Diskussion, ist jede kardiale oder pulmonale Erkrankung von Wichtigkeit.

Medikamentenanamnese

Verschiedene Medikamente können die Darmfunktion beeinträchtigen (Tabelle 4.2). Gewisse Abführmittel führen möglicherweise zu Schäden des Kolons;

Tabelle 4.1. Anamnesebogen

Name _____   Alter _____

Nr. _____   Beruf _____

            Datum _____

Symptome

Beginn _____

Blutung   Seit wann _____   Farbe _____

            Vermischt mit Stuhl   Ja/Nein   Häufigkeit _____

Stuhlverhalten   Entleerungen/24 h _____   Konsistenz _____

Entleerungsschwierigkeiten   Ja/Nein   Pressen   Ja/Nein

Anale Schmerzen   Bei der Defäkation   Ja/Nein

Anale Schwellungen

Ausfluß   Wäßrig   Prolaps   Reponibel

            Schleimig   Irreponibel

            Eitrig

            Fäkulent

Pruritus   Ja/Nein

Inkontinenz   Seit wann _____   Stärke _____

                                      Häufigkeit _____

Abdominale Schmerzen   Ja/Nein

Gewichtsverlust   Frühere Erkrankungen und
Appetit   Operationen
Harnwegsymptome   Familienanamnese
Menstruation   Soziale Anamnese
Medikamentenanamnese
Gynäkologische Anamnese

langjähriger Laxanzienabusus kann daher ein entscheidender anamnestischer Hinweis sein. Steht eine Biopsie oder ein operativer Eingriff bevor, ist es wichtig zu wissen, ob Antikoagulanzien eingenommen werden. Auch auf eine eventuelle Einnahme oraler Kontrazeptiva sollte man achten.

Tabelle 4.2. Häufig verordnete Medikamente mit intestinalen Nebenwirkungen

Diarrhö	Obstipation	Blutung
Abführmittel	Opiate	Antikoagulanzien
Antibiotika	Anticholinergika	Medikamente, die eine
Magnesiumhaltige	Ganglienblocker	Knochenmarkdepression
Antacida	Antidepressiva	hervorrufen; Zytostatika;
Digitalis	(MAO-Hemmer;	Immunosuppressiva
	einige trizyklische)	
	Eisen	
	Kalzium, aluminiumhaltige	
	Antacida	

Familienanamnese

Die Krebshäufigkeit ist unter Verwandten 1. Grades eines Patienten mit Dickdarmkrebs 3- bis 4mal höher als in Familien ohne Krebsanamnese, und auch Adenome können familiär gehäuft auftreten. Daher sollten alle Patienten mit einer diesbezüglichen Familienanamnese als Risikogruppe in Hinblick auf die Entwicklung von Neoplasmen aufgefaßt werden.

Sowohl die Inzidenz des M. Crohn als auch der Colitis ulcerosa ist unter nahen Verwandten erkrankter Personen größer. Da für die Polyposesyndrome der dominante Vererbungsmodus erwiesen ist, muß man bei den Familienangehörigen Chromosomenanalysen veranlassen, um die gefährdeten Mitglieder der Familie aufzuspüren. Jede frühere abdominale Operation innerhalb einer Familie, insbesondere wenn ein Anus praeter angelegt wurde, kann Hinweis darauf sein, daß eine familiäre Belastung in bezug auf eine Dickdarmerkrankung vorliegt.

Gynäkologische Anamnese

Bei Patienten mit Stuhlinkontinenz oder einer anderen Funktionsstörung des Beckenbodens kann die gynäkologische Anamnese von Bedeutung sein. Hierbei muß u. a. eruiert werden, wieviel Schwangerschaften – mit oder ohne Zangenextraktion – ausgetragen wurden, wie lang die Wehen dauerten und ob es zu einem Dammriß gekommen ist.

Blutung

Fast alle Erkrankungen des Dickdarms und des Analkanals können eine Blutung verursachen. Dabei handelt es sich entweder um eine symptomatische Blutung oder um eine okkulte Blutung, die klinisch nur als Anämie oder im Rahmen einer Vorsorgeuntersuchung zur Früherkennung des Dickdarmkrebses auffällt. Sym-

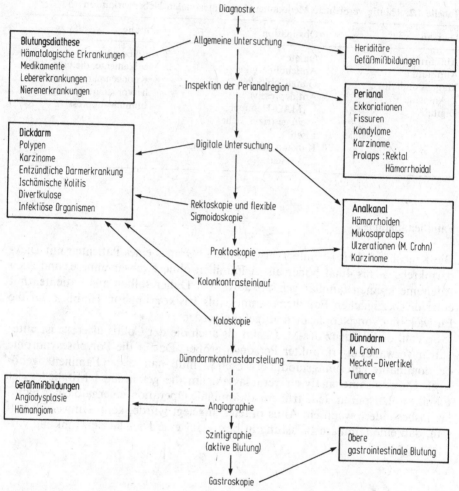

Abb. 4.1. Die verschiedenen Ursachen einer Blutung und ihre Diagnostik

ptomatische Blutungen können leichteren oder stärkeren Grades sein, wobei die Definition davon abhängt, ob klinische Zeichen einer Hypovolämie vorhanden sind oder nicht.

Differentialdiagnose

Die Liste der Blutungsursachen, die in Abb. 4.1 zusammengestellt sind, ist lang; sie bietet außerdem eine Übersicht über die Reihenfolge der einzelnen Untersuchungsschritte und die erforderlichen diagnostischen Maßnahmen.

Leichtere Blutungen

Geringfügige symptomatische Blutungen kommen häufig vor und treten bei etwa 10 % aller Männer und Frauen im Alter zwischen 25 und 65 Jahren auf. Nur wenige der Betroffenen begeben sich in ärztliche Behandlung, vermutlich, weil die Blutung von selbst steht und nicht wieder auftritt. Die meisten leiden an Hämorrhoiden (80 %) oder an einer Fissur (15 %), einige aber (etwa 5 %) haben einen pathologischen Dickdarmbefund.

Die Gründe für eine Krankenhauseinweisung scheinen ähnlich zu sein; Blutungen waren das führende Symptom bei 70 % (308) aller Patienten (440), die in einem bestimmten Zeitraum die proktologische Ambulanz des St. Mark's Hospital in London aufsuchten. In 79 % der Fälle fand sich eine anale oder perianale Ursache, in 18 % eine kolorektale Erkrankung. Bei den restlichen 3 % der Patienten ließ sich keine Diagnose stellen (Abb. 4.2). Diese Verteilung spiegelt sich in der Tatsache wider, daß 85 % aller Blutungsursachen allein klinisch und proktorektoskopisch abgeklärt werden konnten, 10 % durch einen Kolonkontrasteinlauf und/oder eine Sigmoidoskopie und 2 % durch eine Koloskopie (Abb. 4.3). Damit wird deutlich, daß die meisten Blutungsquellen mit relativ einfachen Methoden entdeckt werden können.

Diagnostik

Anamnese. Die Farbe des Blutes, ihre Menge und Häufigkeit sowie der zeitliche Bezug zur Defäkation müssen eruiert werden. Die Dauer der Symptomatik wird vom Patienten selbst meistens unterschätzt; bei eingehender Befragung verdoppelt sie sich in 50 % der Fälle.

Lokalisation der Blutungsquelle. Dunkles Blut (rotwein- oder pflaumenfarben), insbesondere wenn es mit Stuhl vermischt ist, deutet auf eine Quelle im Kolon oder oberen Rektum hin. Blut aus dem Analkanal ist hell (wie eine Blutung aus

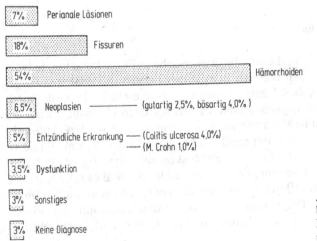

7% Perianale Läsionen

18% Fissuren

54% Hämorrhoiden

6,5% Neoplasien ——— (gutartig 2,5%, bösartig 4,0%)

5% Entzündliche Erkrankung —— (Colitis ulcerosa 4,0%)
—— (M. Crohn 1,0%)

3,5% Dysfunktion

3% Sonstiges

3% Keine Diagnose

Abb. 4.2. Abschlußdiagnose bei 308 konsekutiv erfaßten Patienten mit Blutungssymptomatik

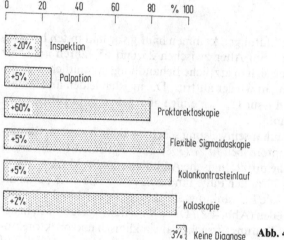

Abb. 4.3. Effizienz der diagnostischen Methoden bei transanaler Blutung

einer Fingerschnittwunde), liegt dem Stuhl auf oder zeigt sich in der Toiletten-schüssel. Blutspuren am Toilettenpapier oder in der Unterwäsche weisen eher auf eine Läsion des Afterrandes oder der Perianalregion hin. Diese Unterscheidungsmerkmale müssen jedoch nicht immer zutreffen. Eine frische Blutung aus dem Kolon oder selbst aus dem Dünndarm kann hellrot sein und nicht mit dem Stuhl vermischt. Und umgekehrt, wenn Blut aus dem Hämorrhoidalplexus längere Zeit im unteren Rektum verweilt, kann es als dunkle Blutung imponieren.

Begleitsymptome. Stuhlunregelmäßigkeiten, Bauchschmerzen und Allgemeinsymptome wie Appetitlosigkeit und Gewichtsabnahme sind eher Hinweise auf eine höher gelegene Blutungsquelle. Schleimabsonderungen können sowohl bei einem analen als auch bei einem weiter proximal gelegenen Erkrankungsherd vorkommen.

Proktologische Untersuchung

Internistische Erkrankungen, die als Blutungsursache in Frage kommen, müssen im Rahmen einer allgemeinen Untersuchung mit geeigneten Maßnahmen ausgeschlossen werden. Wie Abb. 4.1 zeigt, lassen sich viele einfache Befunde durch Inspektion des Perineums diagnostizieren. Bei der digitalen Untersuchung sollte man sich bemühen, soviel Rektum wie möglich auszutasten. Besondere Aufmerksamkeit ist dabei der Rektumhinterwand direkt oberhalb der Anorektallinie zu schenken, da hier die Einsicht mit dem Rektoskop oft schwierig ist. Polypen, insbesondere breitbasige Adenome, können so weich sein, daß es schwer ist, sie von normaler Mukosa zu differenzieren. Aus diesem Grund sind auch Hämorrhoiden kein Tastbefund! Polypen und Karzinome lassen sich mit dem Finger nicht nur diagnostizieren, sondern auch in ihrer Größe und ihrem Wachstumsverhalten beurteilen.

Alle Patienten müssen rektoskopiert werden. In 95 % der Fälle kann das gesamte Rektum eingesehen werden, wobei von jeder Läsion eine Biopsie oder ein Abstrich entnommen werden kann. Liegt von der Anamnese her eine höher gelegene Blutungsquelle nahe, oder gehört der Patient einer Risikogruppe an, sollte man möglichst eine flexible Sigmoidoskopie durchführen. Dabei eröffnet sich das gleiche Spektrum möglicher Blutungsursachen wie bei der Rektoskopie, die diagnostische Ausbeute an neoplastischen Veränderungen ist jedoch etwa 4mal größer. Auch Divertikel, die man rektoskopisch nur gelegentlich sieht, werden bei einer endoskopischen Darstellung des Sigmas häufig angetroffen.

Hämorrhoiden diagnostiziert man proktoskopisch. Auch andere mögliche Blutungsquellen des Analkanals, z.B. eine Ulzeration oder ein Schleimhautvorfall der unteren Rektumwand lassen sich proktoskopisch identifizieren.

Weiterführende Untersuchungsmaßnahmen

Führen Rektoskopie oder Sigmoidoskopie nicht zur Diagnose, muß ein Kolonkontrasteinlauf angeordnet werden. Erforderlich wird dieser aber auch, wenn eine entzündliche Darmerkrankung oder ein Neoplasma gefunden wurden, im ersten Fall, um die proximale Grenze der entzündlichen Veränderungen zu bestimmen, im zweiten Fall, um einen Zweittumor auszuschließen. Bestehen Zweifel an der Diagnose, ist es immer sicherer, einen Kolonkontrasteinlauf zu veranlassen. Eine Kontrastmitteldarstellung des Dünndarms ist angezeigt, wenn die Untersuchung des Dickdarms negativ verläuft, wenn Verdacht auf M. Crohn besteht, oder wenn bereits ein Crohn-Befall des Dickdarms diagnostiziert wurde.

Fällt der Kolonkontrasteinlauf normal aus, ist eine Koloskopie indiziert. Hiermit lassen sich auch leichtere entzündliche Veränderungen oder eine Angiodysplasie identifizieren. Man kann davon ausgehen, daß die Koloskopie bei etwa 50–60 % der Patienten mit Blutungen und einem unauffälligen Kolonkontrasteinlauf zur Diagnose führt, wobei man in 10–20 % der Fälle als Ursache ein Karzinom finden wird. Vergleicht man beide Untersuchungsmethoden, so ist die Kontrastmitteldarstellung das weniger empfindliche Verfahren; zeigt sich röntgenologisch z.B. eine schwere Divertikulose, kann im gleichen Darmabschnitt ein Karzinom nicht mit Sicherheit ausgeschlossen werden. Trotz dieser Nachteile steht die Kontrastmitteluntersuchung an erster Stelle, wenn es gilt, den gesamten Dickdarm abzuklären. In den Händen eines erfahrenen Radiologen ist sie schnell und leicht durchzuführen, und darüber hinaus liefert sie ein bleibendes Dokument. Allerdings muß auf eine einwandfreie Technik geachtet werden, um die Rate an falsch-negativen Befunden so niedrig wie möglich zu halten.

Auch die Koloskopie hat ihre Fehlerquote: z.B. zeigen so gut wie die Hälfte aller Patienten, die wegen eines Adenoms polypektomiert wurden, nach 1 Jahr weitere Polypen, was dafür spricht – insbesondere wenn die Polypen größer als 1 cm sind –, daß sie bei der Erstuntersuchung übersehen wurden.

Bei bis zu 50 % aller Patienten mit transanaler Blutung und unauffälligem Kolonkontrasteinlauf läßt sich die Blutungsquelle auch koloskopisch nicht bestimmen. In diesen wenigen Fällen, die etwa 2 % aller Blutungsfälle ausmachen, kann eine Angiographie diagnostisch weiterführen. Als häufigste Ursache werden

Angiodysplasieherde und andere Gefäßmißbildungen gefunden, doch in ungefähr 1/4 der Fälle wird sich letztendlich herausstellen, daß die Blutungsquelle im oberen Gastrointestinaltrakt lokalisiert ist. Daher sollte einer ergebnislosen Koloskopie eine Gastroskopie folgen. Trotzdem bleibt immer noch eine kleine Gruppe von Patienten, bei denen die Blutungsursache unklar bleibt.

Stärkere Blutungen

Stärkere Blutungen aus dem unteren Gastrointestinaltrakt treten weit weniger häufig auf, und oft kommen die Patienten notfallmäßig zur Aufnahme. Das Spektrum möglicher Blutungsursachen zeigt eine andere Verteilung der relativen Häufigkeiten als bei der leichten Blutung. In über der Hälfte der Fälle beruhen stärkere Blutungen auf einer Divertikulose oder Angiodysplasie. Tumoren, Colitis ulcerosa, M. Crohn und die ischämische Kolitis machen etwa 10–15% der Ursachen aus. Als seltene Quelle einer stärkeren Blutung kommen das Meckel-Divertikel, eine Strahlenkolitis, das solitäre Ulkus oder Hämorrhoiden in Frage.

In den 60er Jahren begann sich die Erkenntnis durchzusetzen, daß eine Divertikelblutung eher der rechten als der linken Kolonhälfte entspringt. Mit Einführung der Angiographie ließ sich nachweisen, daß in einigen dieser Fälle die Blutung auf einer Angiodysplasie beruht. Allerdings schwanken in der Literatur die Angaben über die Häufigkeit von angiodysplastischen Veränderungen.

Um bei einer aktiven okkulten Blutung die Quelle zu lokalisieren, wird heute die Szintigraphie mit radioaktiv markierten Erythrozyten einer Angiographie vorgezogen.

Ausfluß

Patienten klagen oft über Ausfluß oder Nässen in der Perianalregion. Mangelt es auch meistens lediglich an adäquater Analhygiene, so liegen doch in einigen Fällen pathologische Veränderungen zugrunde. Viele treibt allein der üble Geruch zum Arzt.

Differentialdiagnose (Tabelle 4.3)

Art und Ursprung des Ausflusses müssen geklärt werden; außerdem ist festzustellen, ob noch andere Symptome vorhanden sind.

Diagnostik

Anamnese

Ausfluß kann wäßrig, schleimig, eitrig oder fäkulent sein. Eine fäkulente Absonderung muß nicht bedeuten, daß der Patient inkontinent ist; wenn es schwierig ist,

Tabelle 4.3. Analer Ausfluß und seine Ursachen

Art des Ausflusses	Ursprung		
	Perianal	Anal	Kolorektal
Wäßrig/Schleimig	Schweiß/mangelhafte Analhygiene Exkoriationen Fissur Kondylome Karzinom	Kondylome	–
		Hämorrhoiden Mukosaprolaps	Rektumprolaps Entzündliche Darmerkrankung Solitäres Ulkus Adenom Irritables Darmsyndrom
Eitrig	Fissur	Fistel	Entzündliche Darmerkrankung
	Abszeß Fistel Hidradenitis Furunkel	Abszeß	
Fäkulent	Mangelhafte Analhygiene	Jede Ursache einer Inkontinenz	

Tabelle 4.4. Analer Ausfluß in Verbindung mit anderen Symptomen

Art des Ausflusses	Schmerzen	Pruritus	Blutung	Prolaps
Wäßrig/Schleimig	Fissur	Fissur Andere perianale Läsionen Mangelhafte Analhygiene	Fissur Hämorrhoiden Kolorektale Läsion	Hämorrhoiden Rektumprolaps Mukosaprolaps
Eitrig	Fistel/Abszeß	Fistel/Abszeß		
Fäkulent		Mangelhafte Analhygiene Inkontinenz		

eine ordentliche Analhygiene aufrecht zu erhalten, können bei wäßrigem oder schleimigem Ausfluß durchaus Stuhlpartikel dabei sein. Eitriger Ausfluß ist immer Hinweis auf einen umschriebenen Eiterherd; bei einer entzündlichen Darmerkrankung kommt es nur selten zur Bildung von Eiter.

Aus der Verbindung von transanalem Ausfluß mit anderen Symptomen wie Juckreiz, Blutung, Schmerzen oder Prolaps lassen sich diagnostische Schlüsse ziehen (Tabelle 4.4). Juckreiz ist manchmal einfach Folge von Ausfluß, durch den die perianale Haut angegriffen und irritiert wird.

Untersuchungen

Ein Prolaps und perianale Läsionen lassen sich mit dem bloßen Auge identifizieren; alle anderen Ursachen, die in Frage kommen, bedürfen einer kompletten proktologischen Untersuchung, ggf. mit Abklärung des gesamten Kolons. Die digitale Untersuchung ist besonders bei der Diagnose einer Fistel wichtig. Besteht Verdacht auf eine sexuell übertragbare Krankheit oder eine Pilzinfektion, müssen serologische und mikrobiologische Untersuchungen veranlaßt werden.

Inkontinenz

Die Stuhlinkontinenz stellt eine schwere körperliche Behinderung dar. Aus Scham und Verlegenheit wird sie von den Patienten häufig verheimlicht. Oft führen die Betroffenen ein sehr eingeschränktes Leben, verlassen kaum das Haus und verlieren schließlich Freunde und Familie.

Mechanismus der Kontinenz

Die Kontinenz hängt von 2 Faktoren ab; zum einen von der Konsistenz des Stuhls, zum anderen von der Leistungsfähigkeit des analen Sphinktermechanismus.

Schließmuskeln, die bei geformtem Stuhl suffizient erscheinen, können versagen – insbesondere wenn sie bereits geschwächt sind –, sobald der Stuhl flüssig ist oder wenn es infolge eines irritierten Rektums zu imperativem Stuhldrang kommt. Die Leistungsfähigkeit des analen Sphinktermechanismus beruht seinerseits auf 2 Faktoren, dem anorektalen Winkel und dem Verschluß des Analkanals. Beide werden durch die Muskulatur des Beckenbodens aufrecht erhalten (Abb. 4.4). Diese Muskulatur setzt sich aus einem quergestreiften und einem vegetativen Teil zusammen. Der quergestreifte Teil, zu dem der Levator ani, der Puborektalis und der äußere Sphinkter gehören, stellt anatomisch einen zusamenhängenden Muskelmantel dar, von dem der anorektale Darmschlauch umgeben ist. Diese quergestreiften Muskeln befinden sich in einem ständigen Zustand tonischer Aktivität, selbst im Schlaf. Hierfür sind Muskelspindeldehnungsreflexe verantwortlich, die über das extrapyramidale Nervensystem geschaltet werden. Jede Dehnung, die durch Erhöhung des intraabdominalen Drucks verursacht wird, z.B. beim Husten, wird daher mit einer Tonuszunahme beantwortet. Der vegetative Muskelanteil besteht aus dem glattmuskulären inneren Sphinkter, der in Ruhe maximal kontrahiert ist.

Anorektaler Winkel

Der M. levator ani setzt sich aus dem M. ileococcygeus und dem M. ischiococcygeus zusammen, die sich über den Beckenausgang spannen und den Beckeneinge-

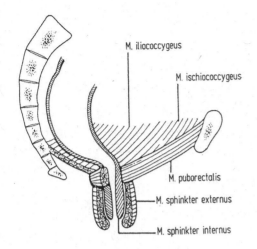

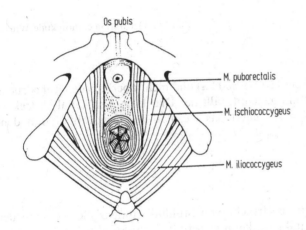

Abb. 4.4. Anatomie des Beckenbodens

weiden Halt geben. Dem M. puborectalis als Teil des Levators fällt eine besondere Rolle zu: Er umschlingt das Darmrohr dort, wo es aus dem Becken austritt, und hält den Anorektalwinkel aufrecht. Dieser Winkel beträgt normalerweise 90°. An Hand der dorsal tastbaren Puborektalschlinge definiert sich die Ebene des anorektalen Übergangs (Abb. 4.5).

Verschluß des Analkanals

Der Verschluß des Analkanals ist der gemeinsamen Leistung des inneren und äußeren Sphinkters zuzuschreiben. Der normale Analkanalruhedruck liegt zwischen 60 und 100 cm H_2O (5880 und 9800 Pa), wobei 60–80% des Drucks zu Lasten des inneren Sphinkters gehen. Der äußere Sphinkter beteiligt sich am Ruhedruck lediglich mit 20–40%, ist jedoch ganz allein für die Drucksteigerung bei willkürlicher Kontraktion verantwortlich. Diese Drucksteigerung kann bei

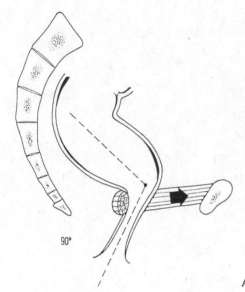

90°

Abb. 4.5. Der normale anorektale Winkel

Gesunden Werte von 100 cm H_2O (9 800 Pa) und mehr oberhalb des Ruhedrucks erreichen. Wird das Rektum gedehnt, fällt der Druck im Analkanal ab (rektosphinktärer Reflex). Dabei korreliert das Ausmaß des Druckabfalls mit dem Grad der Dehnung.

Differentialdiagnose

Diarrhöen sind die häufigste Ursache von Stuhlinkontinenz. Selbst wenn der Sphinktermechanismus intakt ist, kann es bei flüssigem Stuhl und imperativem Stuhldrang zu einer Abschlußschwäche kommen. Daher kann jedes Krankheitsbild, das mit Diarrhöen einhergeht, durch eine Inkontinenz gekennzeichnet sein.
Der anale Sphinktermechanismus kann seine Leistung aufgrund einer muskulären Schwäche einbüßen. Im Zusammenhang mit einer neurologischen Systemerkrankung wie der multiplen Sklerose oder als Folge eines spinalen Traumas mit Schädigung der Cauda equina kann es zu einer Denervierung kommen. Eine fleckförmige diffuse Denervierung der Levatoren ist ein normaler Alterungsprozeß, der jenseits des 7. Lebensjahrzehnts rasch fortschreitet. Eine ähnliche Art diffuser Denervierung kann aber auch jüngere Patienten treffen, wobei histochemische und physiologische Studien ergeben haben, daß es sich hierbei um eine Neuropathie distaler Motorneurone handelt, die sich auf die Beckenbodenmuskulatur auswirkt. Der komplette Rektumprolaps und eine Neuropathie des Beckenbodens sind häufig miteinander assoziiert.
Manchmal tritt Inkontinenz in Fällen auf, in denen eine Impaktierung von Stuhlmassen im Rektum besteht. Durch die ständige Dehnung des Rektums kommt es zu einer anhaltenden reflektorischen Erschlaffung des inneren Sphink-

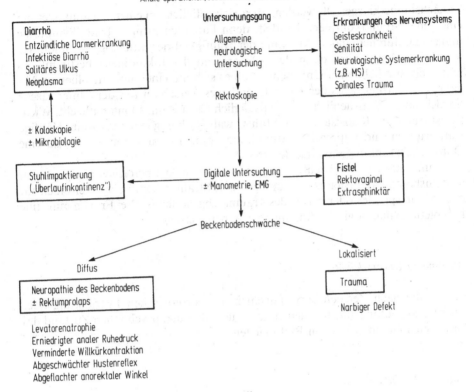

Anamnese

Schwere der Abschlußschwäche, Stuhlkonsistenz
Andere Symptome, z.B. Durchfälle
Anale Operationen,Geburtsschäden, Pressen, Medikamente

Untersuchungsgang

Diarrhö
Entzündliche Darmerkrankung
Infektiöse Diarrhö
Solitäres Ulkus
Neoplasma

Allgemeine
neurologische
Untersuchung

Erkrankungen des Nervensystems
Geisteskrankheit
Senilität
Neurologische Systemerkrankung
(z.B. MS)
Spinales Trauma

± Koloskopie
± Mikrobiologie

Rektoskopie

Stuhlimpaktierung
(„Überlaufinkontinenz")

Digitale Untersuchung
± Manometrie, EMG

Fistel
Rektovaginal
Extrasphinktär

Beckenbodenschwäche

Lokalisiert

Diffus

Trauma

Neuropathie des Beckenbodens
± Rektumprolaps

Narbiger Defekt

Levatorenatrophie
Erniedrigter analer Ruhedruck
Verminderte Willkürkontraktion
Abgeschwächter Hustenreflex
Abgeflachter anorektaler Winkel

Abb. 4.6. Inkontinenz: Ursachen und Diagnostik

ters, so daß aufgeweichter, flüssiger Stuhl nach außen treten kann („Überlaufinkontinenz").

Durch ein Trauma kann der Sphinkterapparat lokal geschädigt werden; neben Zerreißungstraumen kommen dabei auch operative Eingriffe in Frage. In der Tat liegt in der Fistelchirurgie die häufigste Ursache für eine traumatische Inkontinenz.

Inkontinenz wird auch bei Fisteln auftreten, die das Sphinktersystem umlaufen und vom Rektum aus oberhalb der Puborektalschlinge nach außen ziehen. Rektovaginale oder extrarektale Fisteln zum Perineum können angeboren sein oder erworben, als Folge eines Traumas, eines M. Crohn, eines Karzinoms oder einer Radiotherapie (Zervixkarzinom).

Die Ursachen für Inkontinenz und ihre Diagnostik sind in Abb. 4.6 wiedergegeben.

Diagnostik

Anamnese

Zunächst muß klargestellt werden, ob es sich lediglich um einen Ausfluß oder um eine echte Stuhlinkontinenz handelt, denn Patienten bringen beide Symptome manchmal durcheinander. An Hand der Häufigkeit der Stuhlabgänge und ihrer jeweiligen Menge wird dann der Schweregrad der Inkontinenz bestimmt. Es macht einen erheblichen Unterschied, ob es sich um einen unkontrollierten Abgang von Darmgasen oder ein gelegentliches Verschmutzen der Unterwäsche handelt oder ob tatsächlich mehrmals täglich fester Stuhl spontan abgeht. Wichtig ist auch die Konsistenz des Stuhls: wäßrig, breiig oder geformt. Häufige Entleerungen und imperativer Stuhldrang können darauf hinweisen, daß eine Durchfallerkrankung die Ursache ist.

Anamnestisch ist v.a. wichtig, ob Operationen im Analbereich vorausgegangen sind (insbesondere Fisteloperationen), ob eine Strahlentherapie stattgefunden hat oder ob ein spinales oder perineales Trauma abgelaufen ist. Bei Frauen muß eine komplette gynäkologische Anamnese erhoben werden.

Allgemeine Untersuchung

Man sollte nach Zeichen einer allgemeinen neurologischen Erkrankung oder einer Cauda-equina-Läsion suchen, und auch über den psychischen Zustand des Patienten sollte man sich ein Bild machen.

Anorektale Untersuchung

Inspektion. Es muß darauf geachtet werden, ob der Anus stuhlverschmiert ist, ein allseits fester Afterschluß besteht, rektale oder anale Mukosa prolabiert oder perianale Narben zu sehen sind. Bei willkürlicher Kontraktion des Beckenbodens kann man sich ein gutes Bild von der Kraft der quergestreiften Muskulatur machen; nach einem Zerreißungstrauma lassen sich so die erhaltenen Muskelpartien am besten lokalisieren. Fordert man die Patienten zum Pressen auf, können eine abnorme Senkung des Beckenbodens oder ein Mukosa- oder Rektumprolaps deutlich werden. Eine Impaktierung von Stuhl läßt sich durch Inspektion und digitale Untersuchung ausschließen.

Digitale Untersuchung. Es ist möglich, die gesamte Beckenbodenmuskulatur abzutasten. In Ruhe macht man sich zunächst ein Bild über den anorektalen Winkel, den Tonus des Analkanals und über die Stärke des Levatorenwulstes. Bei willkürlicher Kontraktion gewinnt man einen Eindruck von der Kraft des Puborektalis und des äußeren Sphinkters. Zum Schluß wird der Hustenreflex geprüft.

Mit einer digitalen Untersuchung kann zwischen einer diffusen, generalisierten Beckenbodenschwäche (d.h. neuropathisch) und einem lokalen Sphinkterdefekt (d.h. traumatisch) unterschieden werden. Im ersten Falle sind analer Ruhedruck und Willkürkontraktion vermindert oder gar nicht vorhanden, der anorektale Winkel ist flach, der Levator ani auf beiden Seiten schlaff und der Hustenreflex entweder abgeschwächt oder nicht vorhanden. Im zweiten Fall sind Muskeltonus und Kontraktionsfähigkeit nahezu normal, aufgrund des Sphinkterdefektes bleibt der Afterschluß jedoch unvollständig. Nach jeder Sphinkterverletzung ist es ganz wesentlich, die Stelle der narbigen Lücke genau zu lokalisieren.

Anorektale Physiologie. Manometrie und Elektromyographie haben zum Verständnis der pathophysiologischen Mechanismen der Inkontinenz einen großen Beitrag geleistet. In der Praxis jedoch orientiert sich die Therapie eher an der Klinik als an den physiologischen Parametern. Beide korrelieren aber i. allg. gut miteinander, und es ist immer von Vorteil, eine objektive und dauerhafte Dokumentation zur Hand zu haben, v.a. in Hinblick auf die Beurteilung eines Operationsergebnisses. Bei den meisten inkontinenten Patienten liegen die Drücke in Ruhe und bei willkürlicher Kontraktion unterhalb der normalen Grenzwerte von 50 bzw. 60 cm H_2O (4 900 bzw. 5 880 Pa). Der maximale Druckanstieg bei willkürlicher Kontraktion, der ein gutes Maß für die Kraft des äußeren Sphinkters bietet, fällt oft sehr niedrig aus oder fehlt sogar ganz, wie bei Patienten mit einer Neuropathie des Beckenbodens.

Für die Wahl des Operationsverfahrens hat die Elektromyographie keinen großen praktischen Wert, nach Traumen aber oder bei kongenitalen Anomalien, wo die normalen anatomischen Verhältnisse aufgehoben sind, ermöglicht sie es, die quergestreiften Muskelanteile zu identifizieren. Das Einzelfaser-EMG erlaubt die Identifikation einer Denervierung und eine quantitative Schätzung ihres Schweregrades.

Pruritus ani

Pruritus ani ist keine Krankheit, sondern ein Symptom, das unter vielen Umständen auftreten kann. Dabei sollte man die Mißempfindung einer Reizung oder eines Wundseins von dem Gefühl von Schmerzen unterscheiden. Seine Stärke kann man daran messen, wie intensiv und wie häufig er auftritt und inwieweit der normale Lebensrhythmus, z. B. der Schlaf, beeinträchtigt wird.

Pathogenese

Pruritus wird entweder unmittelbar durch einen Schaden der perianalen Haut verursacht – sei es im Rahmen eines dermatologischen Krankheitsbildes, sei es aufgrund eines lokalen perianalen Krankheitsherdes – oder entsteht sekundär als Folge ständigen Nässens oder Stuhlschmierens. In bakteriologischen Abstrichen der Perianalregion finden sich gewöhnlich nur die üblichen Hautkeime, bei Patienten mit Pruritus lassen sich jedoch in einem hohen Prozentsatz Darmbakterien anzüchten. Diese Darmbakterien produzieren Metaboliten, von denen einige, z. B. die Neuramidase, zu den aggressivsten Reizstoffen der Haut zählen.

Nässen infolge von Schweiß oder Schleim führt zur Mazeration der Haut und zu Exkoriationen. Dadurch kommt es zu einer ständigen Reizung, die einen Circulus vitiosus in Gang setzt: Um sich Erleichterung zu verschaffen, kratzen sich die Patienten, reißen damit aber die Haut immer weiter auf.

Jeder Krankheitsherd, der Ausfluß verursacht, kann daher einen Pruritus hervorrufen.

Differentialdiagnose (Tabelle 4.5)

Generalisierte Dermatosen sind an den Fällen, die in einer proktologischen Ambulanz vorkommen, mit etwa 5% beteiligt, lokale perianale Krankheitsbilder

Tabelle 4.5. Pruritus ani: Ursachen

Primär	
Generalisierte Dermatosen	Ekzem
	Psoriasis
	Lichen ruber planus
	Allergische Eruptionen
Perianale Erkrankungen	
Lokale Krankheitsbilder	Fissur
	Karzinom
	M. Crohn
Infektionskrankheiten	Pilzbefall
	Hefebefall
	Würmer
	Sexuell übertragbare Krankheiten
	(Condylomata acuminata,
	luetischer Primäreffekt, Herpes)
Kontaktdermatitis	Lokale Anästhetika
	Antibiotische Salben
Sekundär	
Hautreaktionen auf Nässen und Reizstoffe	
Schweiß	
Schleim	Mangelhafte Analhygiene
	Prolaps (rektal, hämorrhoidal)
	Überproduktion von Schleim
	(Adenom, Karzinom, solitäres Ulkus)
Eiter	Analfistel
Stuhlschmieren	Diarrhö
	Inkontinenz
	Mangelhafte Analhygiene
Internistische Krankheitsbilder	Diabetes mellitus
	Myeloproliferative Erkrankungen
	Verschlußikterus
	Lymphom
Idiopathisch	

machen weitere 30–40% aus. Bei 5% der Patienten liegt eine Kontaktdermatitis vor, die häufig der Applikation eines Lokalanästhetikums anzulasten ist. Systemerkrankungen verursachen nur selten Pruritus ani. Somit beruht der Juckreiz in der Mehrzahl der Fälle auf einer sekundären Schädigung der Haut. Erst kürzlich erkannte man, daß es in dieser letzten Kategorie eine Untergruppe von Patienten gibt, bei denen als einziges pathologisches Kriterium ein gesteigerter und verlängerter rektosphinktärer Reflex nachzuweisen ist, worin die Ursache für ein leichtes Stuhlschmieren liegen könnte. Häufiger jedoch ist eine unsaubere Afterregion auf mangelhafte Reinigung nach der Defäkation zurückzuführen. Bei Patienten mit starker Behaarung oder Schweißproduktion und mit Marisken oder prolabierenden Hämorrhoiden kann die Reinigung Schwierigkeiten machen. Patienten mit Diarrhö werden in der Analregion oft wund. Wie bei jedem anderen Symptom gibt es auch hier Patienten, bei denen sich keine Ursache finden läßt.

Diagnostik

Anamnese

Folgende Symptome sollten verifiziert bzw. ausgeschlossen werden: Reizerscheinungen oder Effloreszenzen an der übrigen Haut des Körpers, schleimiger oder eitriger Ausfluß, Stuhlschmieren, Durchfälle, ein Prolaps oder Schmerzen, die auf eine Fissur oder Fistel hinweisen. Wichtig sind nähere Angaben in bezug auf bereits bekannte Allergien oder eine eventuelle Behandlung mit Suppositorien oder lokalen Präparaten. Von einer Wurmerkrankung werden oft auch andere Familienmitglieder betroffen. Ein anogenitaler Sexualkontakt kann ebenfalls von Bedeutung sein.

Untersuchungen (Abb. 4.7)

Dermatosen und internistische Krankheitsbilder lassen sich im Rahmen einer allgemeinen Untersuchung einschließlich gezielter Laboruntersuchungen ausschließen. Bei der Inspektion des Anus muß nach folgenden Zeichen Ausschau gehalten werden: Nässen und Stuhlschmieren, mazerierte Haut, Exkoriationen, Hauteffloreszenzen, perianale Läsionen, prolabierende Schleimhaut. Stuhlschmieren läßt sich an Hand der braunen Flecken erkennen, die nach Abwischen des Afters auf einer Kompresse verbleiben.

Ein schlaffer Afterschluß ist sowohl Hinweis auf eine Sphinkterschwäche als auch auf die Möglichkeit eines Prolaps. Mit einer digitalen Untersuchung und Proktorektoskopie lassen sich die Fälle diagnostizieren, die auf eine mangelhafte Sphinkterleistung, eine Fistel, Hämorrhoiden oder schleimproduzierende Läsionen des Rektums zurückzuführen sind.

Es empfiehlt sich, immer ein Hautabradat für eine mikrobiologische Untersuchung zu gewinnen, um einen Pilzbefall auszuschließen. Besteht Verdacht auf eine sexuell übertragbare Krankheit, sollten die entsprechenden serologischen Unter-

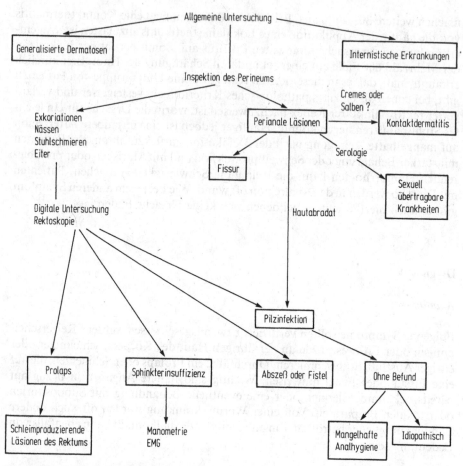

Abb. 4.7. Pruritus ani: Diagnostik

suchungen veranlaßt werden. In Fällen, in denen eine Diarrhö besteht, muß Stuhl für eine bakteriologische Untersuchung entnommen werden. Rektale Läsionen werden biopsiert. Eine eingeschränkte Sphinkterfunktion wird man mit Hilfe von Manometrie und EMG abklären. Wurmerkrankungen lassen sich durch den mikroskopischen Nachweis von Eiern in einem Abklatschpräparat diagnostizieren.

Behandlung

Die Behandlung besteht aus allgemeinen Maßnahmen und einer spezifischen Therapie irgendeiner zugrundeliegenden Ursache. Unter die allgemeinen Maßnahmen fallen alle Bestrebungen, den Analbereich sauber und trocken zu halten und einer Traumatisierng vorzubeugen. Lokale Anästhetika und andere allergisierende Substanzen, z. B. Seifen, sind strikt zu meiden. Der Patient muß unbedingt davon abgehalten werden, sich weiter zu kratzen.

Nach jeder Defäkation sollte er sich mit einem feuchten, weichen Baumwolltuch reinigen und danach den After sorgfältig abtrocknen. Lokale Präparate wie Zinkstärkepuder, Talkumpuder oder einfache handelsübliche Babycreme tragen dazu bei, die Analregion trocken zu halten. Von manchen werden auch steroidhaltige Präparate empfohlen.

Perineale Schmerzen

Differentialdiagnose (Tabelle 4.6)

Perineale Schmerzen sind häufig vorgebrachte Beschwerden. Ihre Ursachen können in Erkrankungen des Afters, Rektums oder anderer Beckenorgane liegen. Mißlingt ihre genaue Lokalisation, wird leicht eine falsche Diagnose gestellt.

Diagnostik

Anamnese

Oft ist es für den Patienten selbst schwierig, die exakte Lage des Schmerzes zu bestimmen. Nur eine sorgfältige Untersuchung schafft hier Klarheit. Patienten

Tabelle 4.6. Schmerzen im Bereich des Perineums: Ursachen

Perianal	Perianalthrombose
	Fissur
	Condylomata acuminata
	Karzinom
	Herpes simplex
	Luetischer Primäreffekt
Anal	Akuter Abszeß ($\pm$ Fistel)
	Chronischer Intersphinktärabszeß
	Thrombosierter Hämorrhoidalknotenprolaps
	Ulzeration, z. B. beim M. Crohn
	Karzinom
Rektal	Karzinom
	Solitäres Ulkus
Beckenboden	Proctalgia fugax
	Idiopathisch
Extranorektal	Gynäkologisch
	Urologisch
	Neurologisch
	Muskulär, ossär

tendieren dazu, Schmerzen im Bereich des Perineums in den Anus zu projizieren. Nach gündlichem Befragen stellt sich jedoch häufig heraus, daß sie woanders lokalisiert sind, z. B. tief im Becken oder über dem Steißbein.

Da das Wort „Schmerz" für jeden Patienten eine andere Bedeutung haben kann, ist es wichtig, zwischen einem bloßen Unbehagen und echten Schmerzen einen Unterschied zu treffen und zu versuchen, den Schmerz als stark oder leicht einzustufen. Zeitpunkt und Dauer spielen ebenfalls eine Rolle, d. h. es muß geklärt werden, wie lange die Schmerzen schon bestehen, wie häufig sie auftreten, ob sie intermittierend auftreten und ob sie in Beziehung zur Defäkation stehen.

Starke Schmerzen werden am häufigsten durch eine akute Fissur, einen anorektalen Abszeß, eine Perianalthrombose oder einen thrombosierten Hämorrhoidalknotenprolaps hervorgerufen; bei einer Defäkation verstärken sie sich. Die Perianalthrombose verursacht einen konstanten Schmerz, dessen Beginn der Patient meist genau angeben kann. Nicht selten entsteht er im Verlauf einer angestrengten Defäkation, wobei am Afterrand plötzlich ein druckdolenter Knoten auftritt. Im allgemeinen halten die Beschwerden einige Tage an, bevor sie sich von selbst wieder geben. Ein Abszeß verursacht pochende Schmerzen. Manchmal dauern sie nur wenige Tage, treten aber alle paar Wochen oder Monate wieder auf; dabei handelt es sich entweder um einen intersphinktären Abszeß oder – wenn es mit Nachlassen der Schmerzen zu einem eitrigen Ausfluß kommt – bereits um eine organisierte Analfistel.

Auch fissurbedingte Schmerzen können periodischen Charakter haben; gewöhnlich treten sie während einer Defäkation auf und halten danach oft noch für einige Stunden an. Eine leichte Blutung ist dabei normal. Unkomplizierte Hämorrhoiden verursachen selten Schmerzen; werden dennoch welche angegeben, beruhen sie eher auf einer anderen Läsion, z. B. einer Fissur. Bei selteneren analen Ursachen wie einem Karzinom, einem Herpes simplex, Condylomata accuminata und Ulzera eines M. Crohn können die Schmerzen auf eine Ulzeration, Entzündung, Superinfektion oder auf die Neueinsprossung von Nervengewebe zurückzuführen sein. Das solitäre Ulkus der Rektumvorderwand verursacht manchmal ein dumpfes, anhaltendes Schmerzgefühl im Damm, gelegentlich auch starke Schmerzen. Daneben stehen andere Symptome, wie angestrengtes Pressen bei der Defäkation und transanaler Blut- und Schleimabgang. Eine Proctalgia fugax, die einer Spastik der Beckenbodenmuskulatur angelastet wird, ist eine Seltenheit, läßt sich aber an Hand des typischen Schmerzcharakters erkennen. Die Schmerzen treten intermittierend auf, alle paar Wochen vielleicht einmal, meistens nachts. Dabei halten sie nur wenige Sekunden bis zu einigen Minuten an. Sie werden als krampfartige, tief im Perineum lokalisierte Spasmen beschrieben; sie verschwinden von selbst, können aber extrem stark sein, solange sie anhalten. Eine kleine Gruppe von Patienten leidet an ständigen Schmerzen im Bereich des Afters oder tief im Becken, ohne daß irgendeine Ursache offensichtlich wäre. Manchmal wird der Beginn der Beschwerden mit einem Trauma, einem proktologischen Eingriff oder mit einer Operation im Bereich des Beckens, z. B. einer Hysterektomie, in Verbindung gebracht. Die Schmerzen können über einige Stunden anhalten und bei einer Defäkation exazerbieren; manchmal bestehen sie schon seit Jahren und verursachen eine völlige Invalidisierung. Psychisch sind diese Patienten meist deutlich alteriert. Viele zeigen die typischen Symptome eines irritablen Darmsyndroms. Auch über Entleerungsschwierigkeiten wird geklagt, gelegentlich besteht eine abnorme Senkung des Beckenbodens. Die eigentliche Ursache dieser Schmerzen bleibt jedoch unklar.

Untersuchungen

Inspektion. Eine Perianalthrombose, eine Fissur, perianale Hautveränderungen und eine äußere Fistelöffnung sind Blickdiagnosen. Auch ein akuter Abszeß ist gewöhnlich an der perianalen, geröteten und ödematösen Schwellung erkennbar. Fehlt jedoch eine solche Schwellung, ist damit ein Abszeß noch nicht ausgeschlossen, da der Eiterherd so weit kranial liegen kann, daß er keine äußerlich sichtbaren Symptome macht.

Digitale Untersuchung und Rektoskopie. Toleriert der Patient die digitale Untersuchung und eine Rektoskopie, kann man versuchen, eine Proktitis auszuschließen und eine umschriebene Druckdolenz oder Induration zu ertasten, die auf einen lokalen Prozeß hinweisen würde. Ist die Untersuchung zu schmerzhaft, kann man abwarten, bis die Schmerzen nachgelassen haben, es sei denn, es bestünde Verdacht auf einen Abszeß. In diesem Fall ist eine Untersuchung in Vollnarkose indiziert, wobei zur gleichen Zeit, wenn notwendig, behandelt werden kann.

Ursachen außerhalb des Anorektums. Ein vergrößerter Uterus, eine druckempfindliche Zervix, eine vergrößerte oder druckschmerzhafte Prostata oder eine Resistenz im Bereich des Beckens deuten auf eine Erkrankung außerhalb des Rektums hin. Manchmal ergeben sich auch Hinweise auf eine Erkrankung der Wirbelsäule, oder es fallen neurologische Anomalien im Bereich der unteren Extremitäten und des Perineums auf.

Weitere Untersuchungsmaßnahmen

An weiterführenden Untersuchungsmaßnahmen können Nativaufnahmen des Beckens und der Wirbelsäule, eine Myelographie und ein urologisches oder gynäkologisches Konsil nötig werden.

Patienten mit perinealer Schmerzsymptomatik, der keine offensichtliche Ursache zugrundeliegt, kann nur selten geholfen werden.

Diarrhö

Durchfälle beruhen in den meisten Fällen auf einer infektiösen Gastroenteritis oder einer funktionellen Darmerkrankung. Allerdings treten eine Vielzahl kolorektaler Krankheiten und auch manche Erkrankungen des Dünndarms häufig mit einer Diarrhö in Erscheinung.

Differentialdiagnose

In Tabelle 4.7 sind die möglichen Ursachen einer Diarrhö aufgelistet. Bei einer entzündlichen Darmerkrankung entstehen die Durchfälle durch die Kombination eines vermehrten Flüssigkeitsverlustes über die Schleimhaut, einer verminderten Rückresorption und einer gesteigerten Motilität des irritierten Darms, die eine beschleunigte Passage größerer Mengen flüssigen Stuhls zur Folge hat. Auch stenosierende Veränderungen führen manchmal zu einer beschleunigten Stuhlpassage, doch sind die Stuhlmengen gewöhnlich klein und ihre Konsistenz weitgehend normal. Manche Krankheiten können beides verursachen, sowohl diffuse entzündliche Veränderungen als auch eine lokalisierte Stenose.

Häufige Ursache einer Diarrhö sind Antibiotika, wobei entweder eine Überempfindlichkeitsreaktion oder die Zerstörung der normalen Darmflora eine Rolle spielt. Auf letzterem Mechanismus beruht die pseudomembranöse Kolitis, bei der das Wachstum des verantwortlichen Erregers (Clostridium difficile) durch eine Unterdrückung der normalen Darmflora begünstigt wird. Auch der Laxanzienabusus ist häufig Ursache einer Diarrhö.

Ein Laktasemangel ist selten, doch gilt es, ihn als Ursache auszuschließen, da er diätetisch, durch Weglassen jeglicher Milchprodukte, erfolgreich angegangen

Tabelle 4.7. Diarrhö: Ursachen

Entzündung	Malabsorption

Infektiös
Virus (Rotavirus)
Bakterien (Salmonella, Shigella, E. coli,
    Campylobacter, Clostridium difficile)
Parasiten (Amöbiasis, Lambliasis,
    Strongyloidiasis)
	Zöliakie
	Enteroenterale Fisteln
	Resektionen
	Pankreatopathie
	Kurzdarmsyndrom
	Syndrom der blinden Schlinge

Nichtinfektiös Colitis ulcerosa M. Crohn Radiogene Enteritis Ischiämische Darmerkrankung	*Maldigestion* Laktoseintoleranz
Motilitätsstörung Funktionelle Darmerkrankung Divertikulose	*Stoffwechselstörung* Hyperthyreose Hormonproduzierende Tumore
Schleimüberproduktion Adenom Karzinom Solitäres Ulkus	*Medikamente* Laxanzien Antibiotika *Psychogene Ursachen* Angst

Obstruktion
Striktur: Karzinom, Divertikulitis,
    M. Crohn, radiogene Enteritis,
    ischämische Darmerkrankung
Stuhlimpaktierung	

werden kann. Die Durchfälle beruhen hier auf der fehlenden Spaltung von Laktose, die dadurch nicht resorbiert werden kann und intraluminär wie ein osmotisches Laxans wirkt. Gallensäuren reizen den Dickdarm und können nach einer Resektion des terminalen Ileums, wo sie normalerweise resorbiert werden, zu Durchfällen führen. Manchmal beruhen Durchfälle auch einfach auf einer Überproduktion von Schleim, z.B. aufgrund eines Neoplasmas oder eines solitären Ulkus.

Diagnostik

Anamnese

Wenn Patienten angeben, unter Durchfällen zu leiden, können sie damit eine gesteigerte Stuhlfrequenz, eine flüssige Konsistenz der Stühle, das Gefühl imperativen Stuhldrangs oder eine Abschlußschwäche meinen. Daher muß anamnestisch jedes einzelne Symptom genau unterschieden werden. Häufige Toilettengänge sind nicht unbedingt Merkmal einer Diarrhö; Ursache kann auch eine vermehrte Schleimproduktion oder Eiterbildung sein. In anderen Fällen, wie z.B. beim Syndrom des solitären Rektumulkus, leiden die Patienten unter häufigem Stuhldrang, nicht jeder Entleerungsversuch hat aber den gewünschten Erfolg. Unter imperativem Stuhldrang versteht man das plötzliche, rasch stärker werdende Bedürfnis, sich zu entleeren, das manchmal so unwiderstehlich wird, daß es zur Inkontinenz kommt. Oft ist dieses Phänomen für Patienten, die unter Durchfällen leiden, am schwersten zu ertragen.

Bei Krankheiten mit periodischem Charakter wie entzündliche Darmerkrankungen oder irritablem Darmsyndrom können Diarrhöen intermittierend auftreten.

Prädisposition. Auf der Suche nach auslösenden Faktoren sind die Möglichkeit einer Nahrungsmittelvergiftung, ein direkter Kontakt mit anderen Durchfallerkrankten und Aufenthalte in Endemiegebieten zu berücksichtigen. Frühere Darmoperationen, eine vorausgegangene Strahlentherapie oder das Auftreten einer entzündlichen Darmerkrankung oder eines Karzinoms innerhalb der Familie können von Bedeutung sein. Ein Laxanzienabusus wird von den Patienten manchmal geleugnet.

Andere Symptome. Ist der Stuhl blutig und schleimig, kommen einige kolorektale Krankheitsbilder in Betracht, die auch Gewichtsverlust, Appetitlosigkeit und abdominale Schmerzen verursachen können. Manchmal fallen auch Zeichen einer Hyperthyreose auf. Bei partieller Obstruktion (meist aufgrund eines Karzinoms) oder Impaktierung von Stuhl treten Diarrhö und Obstipation oft gemeinsam auf.

Untersuchungen

Dickdarm. Ein geeignetes Abklärungsschema zeigt Abb. 4.8. Die meisten nichtinfektiösen Dickdarmerkrankungen lassen sich mit Hilfe einer anorektalen Un-

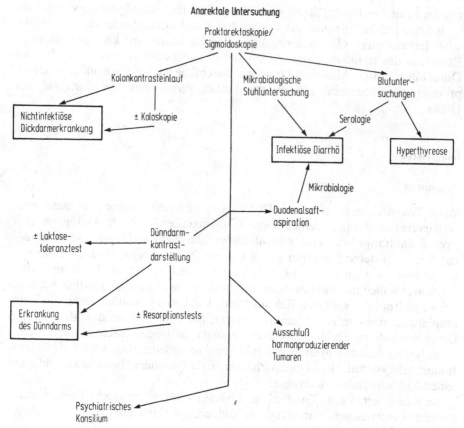

Abb. 4.8. Diarrhö: Diagnostik

tersuchung, eines Kolonkontrasteinlaufs und ggf. einer Koloskopie diagnostizieren. In jedem Fall muß gleich bei der ersten Untersuchung eine Stuhlprobe gewonnen werden; falls erheblicher Verdacht auf eine infektiöse Ursache besteht, tut man gut daran, auch Blut für serologische Tests abzunehmen. Außerdem sollte eine Abklärung der Schilddrüsenfunktion veranlaßt werden.

Dünndarm. Wenn obige Untersuchungen zu keiner Diagnose führen, muß der Dünndarm abgeklärt werden, zumindest durch eine Bariumbreipassage. Strukturelle Veränderungen lassen sich hiermit auf jeden Fall ausschließen; darüber hinaus können in einigen Fällen von Zöliakie abnorme Befunde deutlich werden. Besteht Verdacht auf eine Malabsorption, kommen eine Bestimmung des Stuhlfettgehalts und des Folsäurespiegels sowie ein Schilling-Test und eine Dünndarmbiopsie in Frage. Die Alaktasie wird mit Hilfe eines Laktosetoleranztests diagnostiziert.

Andere Untersuchungsmaßnahmen. Um eine Strongyloideninfektion auszuschließen, ist eine Duodenalsaftuntersuchung notwendig. Ein Phenolphthaleinmißbrauch läßt sich durch Alkalinisierung des Stuhls diagnostizieren; im positiven Fall färbt er sich pink.

Funktionelle Diarrhö. In vielen Fällen bleiben die genannten Untersuchungen negativ, und als Ausschlußdiagnose wird schließlich die Diagnose einer funktionellen Darmerkrankung gestellt. Einige dieser Patienten zeigen eine ängstliche Grundhaltung, die meisten aber scheinen auf den ersten Blick psychisch unauffällig. Inwieweit hier – nachdem alle häufigeren und schwerwiegenden Ursachen für eine Diarrhö ausgeschlossen sind –, eine weitere Abklärung indiziert ist, hängt weitgehend von der klinischen Beurteilung des einzelnen Falles ab.

Obstipation

Oft wenden sich Patienten an ihren Arzt und klagen über Verstopfung, womit sie eine nicht zufriedenstellende Darmentleerung meinen. Dabei kann es sich um harten Stuhl handeln, der schwierig abzusetzen ist, oder um einen Stuhl von normaler Konsistenz, wobei die Entleerungen aber unregelmäßig oder selten sind. Auch dadurch, daß Symptome wie Kopfschmerzen, Völlegefühl, Blähungen und Appetitlosigkeit mit einer Defäkation nachlassen, gelangen Patienten zu der Überzeugung, sie seien obstipiert.

Differentialdiagnose (Tabelle 4.8)

Obstipation kann durch eine lokale, mehr oder minder starke Obstruktion oder durch irgendeine Form einer intestinalen Funktionsanomalie mit Verlängerung der Darmpassagezeit verursacht werden. Bei einigen Formen funktioneller Obstipation wie Aganglionose oder Hypothyreose findet sich ein organisches Substrat, in der Mehrzahl der Fälle kann jedoch weder ein morphologischer noch ein hormoneller Befund erhoben werden. Die meisten Formen funktioneller Obstipation lassen sich derzeit lediglich durch eine Bestimmung der Darmpassagezeit und den Nachweis bzw. Ausschluß eines Megakolons oder Megarektums klassifizieren.

Bei den meisten Patienten liegt nur eine geringgradige Obstipation vor, die entweder auf einen Mangel an faserreicher Kost oder auf ein irritables Darmsyndrom zurückzuführen ist. Schwerer ist die Obstipation bei der Minderzahl von Patienten, bei der ein Megakolon oder eine Verlängerung der Darmpassagezeit besteht. Patienten mit normaler Darmpassagezeit scheinen an einer Störung der Entleerung zu leiden, wobei einige infolge exzessiven Pressens eine abnorme Beckenbodensenkung oder das Syndrom des solitären Rektumulkus entwickeln können.

Diagnostik

Anamnese

Weniger als 3 Stühle pro Woche sind bei augenscheinlich Gesunden eher eine Seltenheit. Ist die chronische Obstipation funktionell bedingt, besteht die Symptomatik häufig schon lange. Eine kurze Anamnese läßt dagegen eher an eine

Tabelle 4.8. Obstipation: Ursachen

Lokalisierte Veränderungen
Karzinom
Divertikulose/-itis
M. Crohn
Andere Ursachen einer Stenose

Funktionelle Darmerkrankungen
Megakolon (aganglionär)
  M. Hirschsprung
  Chagas-Krankheit
Megakolon (idiopathisch)
  Megakolon
  Megarektum
Obstipation mit normaler Darmpassagezeit
Obstipation mit verlängerter Darmpassagezeit
Irritables Darmsyndrom
Fehlernährung
Psychiatrische Erkrankungen (Depression)
Schwangerschaft
Medikamente
  Antidepressiva
  Analgetika
  Eisen
Internistische Krankheitsbilder
  Hypothyreose
  Diabetes mellitus
  Hyperkalzämie
  Urämie
  Porphyrie
Bettlägerigkeit

---

obstruktive Ursache, wie z. B. ein Karzinom, denken. Reicht die Obstipation bis in die Kindheit zurück, muß man die Möglichkeit eines M. Hirschsprung in Betracht ziehen. Leibschmerzen und ein überblähtes Abdomen sind bei einer funktionellen Darmstörung durchaus üblich, ein transanaler Blutabgang spricht jedoch für eine organische Ursache.

Ein idiopathisches Megakolon oder Megarektum äußert sich häufig durch eine erschwerte Entleerung mit angestrengtem Pressen. Die ersten Symptome zeigen sich gewöhnlich schon in der Kindheit oder im Jugendalter; oft kommt es zu einer Impaktierung von Stuhl und auch Stuhlschmieren (im Gegensatz zum M. Hirschsprung). Im Hintergrund stehen manchmal emotionale oder familiäre Probleme, ein niedriger Intelligenzgrad oder geistig-seelische Abnormitäten.

Viele Patienten mit erschwerter Entleerung zeigen keine Aufweitung von Rektum oder Kolon, exzessives Pressen bei der Defäkation ist jedoch die Regel. Es kann sein, daß sie sich mehrmals täglich ohne ausreichenden Erfolg zu entleeren versuchen. Hier ist es nützlich, die Anzahl und jeweilige Dauer der täglichen Toilettengänge zu vermerken.

Eß- und Trinkgewohnheiten sowie der Lebensrhythmus der Patienten können eine entscheidende Rolle spielen (z. B. Umstellung auf Nachtarbeit). Auch eine Schwangerschaft und die Möglichkeit einer internistischen oder psychiatrischen

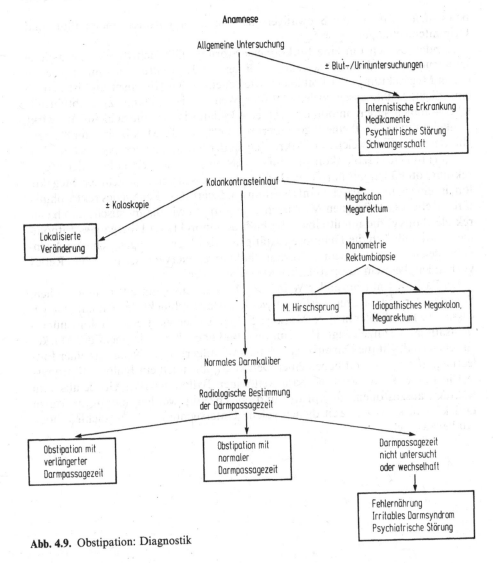

Abb. 4.9. Obstipation: Diagnostik

Erkrankung sollten berücksichtigt werden. Die meisten Antidepressiva verursachen eine Obstipation. Besteht eine Schwangerschaft, ist eine röntgenologische Abklärung kontraindizert, es sei denn, sie wäre notwendig, um eine möglicherweise ernste Erkrankung auszuschließen.

Untersuchungen (Abb. 4.9)

Einen lokalen Prozeß schließt man durch eine anorektale Untersuchung und durch einen Kolonkontrasteinlauf aus. Besteht Verdacht auf Hypothyreose, Dia-

betes mellitus oder eine Schwangerschaft, sind die entsprechenden Blut- und
Urinuntersuchungen angezeigt.

Handelt es sich um eine funktionelle Störung, läßt sich durch eine digitale
Untersuchung und eine Rektoskopie klären, ob das Rektum balloniert (wie bei
einem Megarektum) oder kollabiert (wie bei einem M. Hirschsprung) ist und ob
eingedickte Stuhlmassen vorhanden sind. Wenn Patienten lange Zeit Abführmittel genommen haben, imponiert u. U. eine Melanosis coli: die Schleimhaut wirkt
dunkelbraun gefleckt, eine Pigmentierung, die durch die Metabolite von Anthra-
chinonen entsteht, welche in Makrophagen der Submukosa gespeichert werden.

An Hand eines Kolonkontrasteinlaufs lassen sich ein Megakolon oder Megarektum von Fällen mit normaler Darmweite unterscheiden. Besteht ein Megakolon, ist eine manometrische Untersuchung indiziert. Das Fehlen des rektosphinktären Reflexes ist für einen M. Hirschsprung so gut wie diagnostisch; durch eine
rektale Biopsie, die unmittelbar oberhalb des anorektalen Überganges entnommen wird, läßt sich die Diagnose bestätigen. Histologisch zeigen sich eine Aganglionose und eine vermehrte Anzahl cholinerger Nervenfasern. Ist der Reflex
vorhanden, liegt ein idiopathisches Megakolon vor.

Bei Patienten mit normaler Weite des Darmlumens kann auf radiologischem
Weg die Darmpassagezeit bestimmt werden. Dazu schluckt der Patient eine gewisse Anzahl strahlendichter Marker; 5 Tage später wird eine Abdomenübersichtsaufnahme angefertigt. Falls auf dem Bild noch 20% oder mehr der Marker
zu sehen sind, gilt die Darmpassagezeit als verlängert. Zum Nachweis einer Ent-
leerungsstörung kommt neben einer Defäkographie auch ein Ballonentleerungs-
test in Frage. Dabei wird die Fähigkeit, einen Ballon gewisser Größe aus dem
Rektum auszustoßen, überprüft, und gleichzeitig werden die intrarektalen
Drücke gemessen. Zur Zeit dienen solche Untersuchungen hauptsächlich noch
Studienzwecken.

5 Analerkrankungen

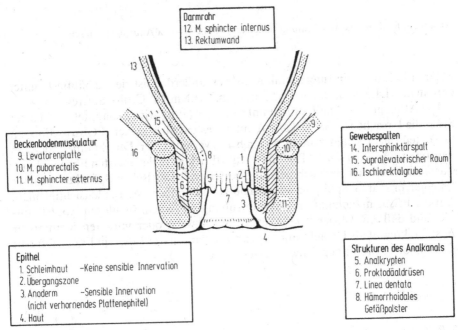

Darmrohr
12. M. sphincter internus
13. Rektumwand

Beckenbodenmuskulatur
9. Levatorenplatte
10. M. puborectalis
11. M. sphincter externus

Gewebespalten
14. Intersphinktärspalt
15. Supralevatorischer Raum
16. Ischiorektalgrube

Epithel
1. Schleimhaut –Keine sensible Innervation
2. Übergangszone
3. Anoderm –Sensible Innervation
(nicht verhornendes Plattenephitel)
4. Haut

Strukturen des Analkanals
5. Analkrypten
6. Proktodäaldrüsen
7. Linea dentata
8. Hämorrhoidales
Gefäßpolster

Abb. 5.1. Anatomie des Anorektums

Analfissur

Eine Analfissur tritt vorwiegend im frühen Erwachsenenalter auf, wird gelegentlich aber auch bei Kindern beobachtet. Dabei handelt es sich um eine längliche Ulzeration im Anoderm des unteren Analkanals, die vermutlich von einem einfachen Einriß ausgeht. Es kommt zu einer Unterminierung der Ränder und Vertiefung des Wundgrundes, so daß die zirkulären Fasern des inneren Sphinkters sichtbar werden (Abb. 5.2). In Höhe der Linea dentata kann sich eine hypertrophische Analpapille ausbilden, am distalen Ende der Fissur eine Mariske (Vorpostenfalte). In 5–10 % der Fälle verbirgt sich hinter einer Fissur eine tiefe intermus-

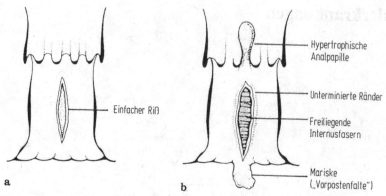

Hypertrophische
Analpapille

Unterminierte Ränder

Einfacher Riß

Freiliegende
Internusfasern

Mariske
(„Vorpostenfalte")

a   b

Abb. 5.2a, b. Klinische Erscheinungsbilder einer Analfissur. **a** Akut, **b** chronisch

kuläre Fistel oder ein Intersphinktärabszeß; außerdem ist sie die häufigste unter
den analen Läsionen, die in Verbindung mit einem M. Crohn auftreten.

Die Ätiologie der Analfissur ist unbekannt. Häufig wird behauptet, daß harter
Stuhl die Ursache ist. Bei vielen Patienten besteht aber keinerlei Obstipation, im
Gegenteil, nicht selten kommt es auch im Verlauf einer Durchfallperiode zum
Auftreten einer Analfissur. Der anale Ruhedruck ist in den meisten Fällen erhöht,
was aber wohl eher dem schmerzinduzierten, reflektorischen Sphinkterspasmus
als einer primären Sphinkterhypertonie zuzuschreiben ist. Berücksichtigt man,
daß die Fissur manchmal im Zusammenhang mit einem fistulösen Abszeß auftritt und daß ein solcher bevorzugt in der hinteren oder vorderen Kommissur
entsteht, kommt als Ursache auch ein kryptoglandulärer Infekt in Frage. Oft tritt
eine Fissur während der Schwangerschaft auf.

Diagnose

Symptome

Die Tabelle 5.1 zeigt die Häufigkeit der Symptome. Fast immer stehen Schmerzen
und Blutungen im Vordergrund. Die Schmerzen beginnen meistens während der
Defäkation, um dann für 1 h oder mehr anzuhalten; sie können leichterer Natur
sein, aber auch sehr stark werden. Eine Blutung wird meist an Hand von Flecken
auf dem Toilettenpapier bemerkt; gewöhnlich ist das Blut hellrot. Juckreiz ist ein

Tabelle 5.1. Analfissur: Symptomhäufigkeit (%)

Schmerzen	90
Blutungen	85
Pruritus	50
Obstipation	25
Ausfluß	20

häufiges Symptom, eine Obstipation liegt aber in nur etwa 1/4 der Fälle vor. Nachlassende und wieder aufflackernde Symptome sind Hinweis für eine vorübergehende Abheilung.

Befund

Eine Fissur läßt sich mit dem bloßen Auge diagnostizieren, wenn beim Auseinanderziehen des Analringes der längliche Einriß im unteren Analkanal sichtbar wird. In 80% der Fälle liegt er in der hinteren Mittellinie, in den übrigen Fällen nahezu immer anterior; laterale Fissuren sind selten. Gelegentlich treten eine vordere und eine hintere Fissur gemeinsam auf. Bei der Frau ist die anteriore Fissur häufiger als beim Mann.

Nur in 20% der Fälle handelt es sich um einen einfachen Einriß im Anoderm, in allen anderen Fällen imponieren eine hypertrophische Analpapille, eine Vorpostenfalte oder ein tiefes unterminiertes Ulkus – Hinweise auf die Chronizität des Leidens. Gewöhnlich ist es möglich, ohne übermäßige Schmerzen ein Kinderproktoskop einzuführen, um das untere Rektum zu inspizieren und eine Proktitis auszuschließen.

Differentialdiagnose

Die Schmerzsymptomatik kann auch durch eine Perianalthrombose oder durch einen anorektalen Abszeß verursacht sein. Immer wieder aufflackernde Beschwerden, wie sie für eine lang bestehende, chronische Fissur typisch sind, finden sich in ähnlicher Weise auch beim chronischen Intersphinktärabszeß oder bei einer immer wieder aufbrechenden Fistel. Alle sexuell übertragbaren Krankheiten (Warzen, Herpes und Syphilis) und das Analkarzinom kommen ebenfalls als Ursache für Schmerzen oder ein schmerzhaftes Mißempfinden in Betracht. Blutungen können auch auf einem Hämorrhoidalleiden, einer Proktitis oder einem tiefsitzenden Rektumneoplasma beruhen.

Mit dem bloßen Auge ist ein syphilitisches Ulkus manchmal nicht von einer Analfissur zu unterscheiden. Ist die Läsion jedoch relativ schmerzlos oder atypisch gelegen und sind die Haare um die Analöffnung herum aufgrund von Exsudat schmierig verklebt, so liegt der Verdacht auf eine venerische Genese nahe.

Durch eine komplette anorektale Untersuchung und weitere Untersuchungsmaßnahmen sollten sämtliche Erkrankungen ausgeschlossen werden, die mit einer Fissur einhergehen können. Darunter fallen der fistulöse Analabszeß, die entzündlichen Darmerkrankungen (insbesondere der M. Crohn), die Tuberkulose, die Syphilis und der M. Paget des Anus.

Spezielle Untersuchungsmaßnahmen

Bei Verdacht auf Syphilis sollten die entsprechenden serologischen Tests veranlaßt werden. Bei Patienten mit Proktitis sind eine Rektumbiopsie, eine mikrobio-

logische Stuhluntersuchung und eine Kontrastmitteldarstellung des Kolons angezeigt.

Behandlung (Abb. 5.3)

Operative Therapie

Indikationen. Über die Art der Behandlung mögen die Meinungen auseinanderge-
hen, nur wenige werden aber der Ansicht sein, daß man einen Patient mit starken
Schmerzen sofort operieren sollte. Eine Allgemeinanästhesie ist einer Lokalanästhesie immer vorzuziehen, da sie die Möglichkeit zu einer gründlicheren Untersuchung bietet. Man kann schmerzlos rektoskopieren, und assoziierte Läsionen,
z. B. eine Fistel, lassen sich ausschließen. Unter Umständen stellt sich auch heraus, daß die eigentliche Diagnose nicht die Fissur ist, sondern vielmehr ein
Abszeß, der entlastet gehört.

Indiziert ist eine Operation auch bei Patienten, bei denen die Anamnese länger
als wenige Wochen zurückreicht oder bei denen Veränderungen bestehen, die für
eine Chronizität des Leidens sprechen. Ein konservativer Behandlungsversuch
hat in diesen Fällen gewöhnlich keinen Erfolg.

Wahl des Eingriffes. Man kann zwischen einer inneren Sphinkterotomie und einer
Sphinkterdehnung wählen. Einige Chirurgen exzidieren auch lediglich die Fissur
oder injizieren ein Sklerosierungsmittel, die guten Ergebnisse aber, die insbeson-

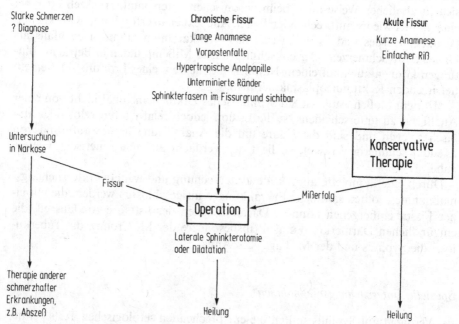

Abb. 5.3. Behandlung der Analfissur

dere mit der Sphinkterotomie erzielt werden, sprechen für die Anwendung dieses Verfahrens.

Laterale Sphinkterotomie (Abb. 5.4). Die Resultate sind i. allg. besser, wenn die Sphinkterotomie in Vollnarkose durchgeführt wird. Der Eingriff umfaßt die Durchtrennung des inneren Sphinkters bis zur Linea dentata sowie die Exzision der hypertrophischen Analpapille und der Vorpostenfalte. Die Fissur selbst wird nicht berührt.

Spreizt man das eingeführte Analspekulum, lassen sich der angespannte Unterrand des inneren Sphinkters und die Furche zwischen innerem und äußerem Sphinkter gut tasten. In dieser Furche wird auf 3 Uhr in Steinschnittlage eine kleine tangentiale Inzision gesetzt. Danach stellt man sich den Unterrand des inneren Sphinkters dar, entweder palpatorisch oder unter direkter Sicht, wobei seine Fasern gegenüber der braunroten Farbe des äußeren Sphinkters weißlich erscheinen. Dann wird der innere Sphinkter mit der Schere submukös und intersphinktär mobilisiert und bis zur Linea dentata durchtrennt. Zur Blutstillung wird mit dem Finger für etwa 1 min ein lokaler Druck ausgeübt. Die Inzisionswunde wird entweder offen gelassen oder mit einem feinen resorbierbaren Faden verschlossen.

Nach dem Eingriff kann man gut den V-förmigen Muskeldefekt tasten. Gelegentlich reißt das Anoderm ein und muß dann mit einem feinen resorbierbaren Faden genäht werden. Nach Abtragung der Papille und Vorpostenfalte wird ein leichter Druckverband angelegt. Als Laxans wird ein Quellmittel verschrieben.

Die möglichen Komplikationen bestehen in einer Nachblutung, einem Hämatom und selten auch einmal in einem Abszeß oder einer Fistelbildung. Nach Angaben aus der Literatur treten in etwa 5 % der Fälle geringfügige Kontinenzstörungen auf. Oft kommt es bereits unmittelbar postoperativ zu einer Linderung der Schmerzen, die Abheilung der Fissur dauert etwa 2–4 Wochen.

Posteriore Sphinkterotomie. Die posteriore Sphinkterotomie, d. h. die Durchtrennung des inneren Sphinkters im Bereich der Fissur, war früher allgemein üblich, ist aber heute nicht mehr so populär, da die funktionellen Ergebnisse im Vergleich zur lateralen Sphinkterotomie eher schlecht sind. Leichte Kontinenzstörungen treten in 20–40 % der Fälle auf. Dabei nimmt man an, daß diese dem sog. Schlüssellochphänomen anzulasten sind, einer postoperativen Deformität des Analrings, die wie eine Ablaufrinne wirkt und Schleim, gelegentlich auch dünnflüssigen Stuhl, durchsickern läßt. Ist die Fissur allerdings mit einer posterioren Analfistel oder einem Intersphinktärabszeß kombiniert, ist eine posteriore Sphinkterotomie unumgänglich.

Sphinkterdehnung. Hierbei wird der After auf eine Weite von 4 Fingern gedehnt; eine Vollnarkose ist notwendig. Man beginnt mit der Einführung eines Zeigefingers und läßt den Zeigefinger der anderen Hand langsam folgen. Nach etwa 1 min werden auch die Mittelfinger eingeführt; die Dehnung wird über ca. 5 min beibehalten. Auch hier werden postoperativ Quellstoffe verordnet.

Ergebnisse. Tabelle 5.2 stellt summarisch die Ergebnisse der verschiedenen Verfahren dar; dabei findet sich aber nur eine randomisierte Studie. Obwohl die laterale Sphinkterotomie, was Rezidivrate und Kontinenzstörungen angeht,

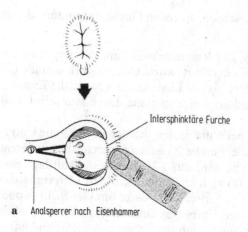

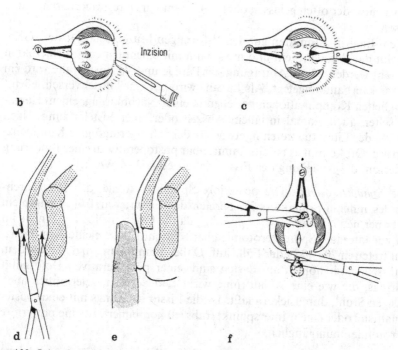

Abb. 5.4a–f. Laterale Sphinkterotomie zur Therapie der Analfissur

überlegen zu sein scheint, muß man einräumen, daß die einzige prospektive klinische Studie für die Dilatation die niedrigere Rückfallquote aufweist. Allerdings kann in dieser Studie die höhere Rezidivrate nach lateraler Sphinkterotomie daher rühren, daß der Eingriff öfter in Lokalanästhesie als in Vollnarkose vorgenommen wurde.

Tabelle 5.2. Analfissur: Ergebnisse operativer Behandlung

	Patienten-zahl	Keine Abheilung/Rezidiv (%)	Kontinenz-störungen (%)
Laterale Sphinkterotomie			
Notaras (1971)[a]	82	0	6
Millar (1971)	105	0	3
Hoffman u. Goligher (1970)	99	2	12
Hawley (1969)	24	0	0
Marby et al. (1979)[b]	75	16	–
Posteriore Sphinkterotomie			
Bennett u. Goligher (1962)	127	7	43
Magee et al. (1966)	139	3	20–30
Hawley (1969)	32	8	6
Anale Dilatation			
Graham Stuart et al. (1961)	37	10	–
Watts et al. (1964)	95	16	28
Hawley (1969)	18	28	0
Marby et al. (1979)[b]	77	5	–

[a] Nähere Angaben siehe S. 227.
[b] Randomisierte kontrollierte Studie.

Konservative Behandlung

Viele Chirurgen behandeln alle Fissuren operativ, es gibt aber Fälle, in denen die konservative Therapie immer noch einen Platz hat. Dazu gehören die Fälle, bei denen die Anamnese nur kurz ist und die Fissur einen einfachen, oberflächlichen Einriß darstellt – ohne hypertrophische Analpapille und ohne Vorpostenfalte.

Um den Stuhl weich zu halten, wird ein Laxans verordnet. Zur Schmerzerleichterung appliziert man eine anästhesierende Salbe. Da es nicht erwiesen ist, daß ein Analdilatator die Heilungschancen verbessert, läßt sich seine Anwendung durch nichts rechtfertigen.

In der Hälfte der Fälle heilt die Fissur innerhalb von wenigen Wochen ab, und zwar für immer, wenn man von Nachuntersuchungen nach frühestens 1 Jahr ausgeht. Allerdings gibt es keine Anhaltspunkte, daß dafür die Behandlung selbst verantwortlich wäre, sondern es ist sehr wahrscheinlich, daß es sich hierbei um eine spontane Abheilung handelt. Zeigt eine Fissur bei konservativer Behandlung innerhalb von 2–3 Wochen keine Heilungstendenz, sollte ein operativer Eingriff vorgenommen werden. Lokale Anästhetika können eine Kontaktdermatitis hervorrufen und sollten daher nicht auf Dauer verwandt werden.

Hämorrhoiden

Auf der einen Seite sind Hämorrhoiden in mehr als der Hälfte der Fälle für die Symptome verantwortlich, wegen derer Patienten eine proktologische Ambulanz aufsuchen, auf der anderen Seite lassen sich Hämorrhoiden bei vielen Patienten nachweisen, bei denen andere Erkrankungen bestehen. Deshalb sollte man in Diagnostik und Therapie 2 Grundsätze beherzigen: Erstens, eine Erkrankung des Rektums und des Kolons muß ausgeschlossen sein, und zweitens, asymptomatische Hämorrhoiden sollten nicht behandelt werden. Auch sollte man unter keinen Umständen eine Behandlung vornehmen, ohne vorher mit dem Patienten die Möglichkeiten besprochen zu haben.

Definition

Eine Hämorrhoide besteht aus einem inneren und einem äußeren Anteil. Der innere Anteil liegt im Analkanal oberhalb der Linea dentata, ist mit Schleimhaut überzogen und setzt sich aus einem arteriovenösen Gefäßgeflecht, lockerem Bindegewebe und glatter Muskulatur zusammen. Der äußere Anteil liegt am Afterausgang und besteht aus Blutgefäßen, die den subanodermalen Venenplexus bilden. Zwischen beiden Komponenten bestehen Gefäßverbindungen.

Es wird postuliert, daß innere Hämorrhoiden auf einer Hyperplasie der physiologischen Gefäßpolster des oberen Analkanals beruhen, die morphologisch gleich strukturiert sind und von denen angenommen wird, daß sie zu einem luft- und wasserdichten Afterabschluß beitragen, indem sie sich aneinander anlegen. Zur Erklärung dieser Hyperplasie werden 2 Faktoren vorgebracht: Dislokation der Schleimhaut-Haut-Auskleidung des Analkanals nach distal und venöse Stauung. Beide Faktoren können durch forciertes Pressen bei der Defäkation (ein Umstand, der von vielen Patienten zugegeben wird) zustande kommen. Als Ursache einer venösen Stauung kommt außerdem eine Sphinkterhypertonie in Betracht oder eine Behinderung des venösen Blutabstroms, z. B. infolge von Tumoren des Beckens (einschließlich eines graviden Uterus). Der anale Ruhedruck ist bei Patienten mit Hämorrhoiden erhöht; histologisch zeigt sich eine Hypertrophie der Fasern des äußeren Sphinkters. Eine Dislokation der epithelialen Auskleidung des Analkanals nach distal führt zur Dehnung und Ausdünnung des Bindegewebes innerhalb des analen Gefäßpolsters und damit zu einem „Zuviel". Auch die Vergrößerung der äußeren Komponente kann auf einem solchen Mechanismus beruhen, wobei hier die Analhaut (Anoderm) des unteren Analkanals nach außen subluxiert.

Diagnostik

Symptome

Hämorrhoiden können fast jede anale Symptomatik hervorrufen; am häufigsten sind jedoch Blutungen, Juckreiz und Mißempfindungen, wenn sie prolabieren (Tabelle 5.3). Das Blut aus Hämorrhoiden ist gewöhnlich hellrot und nicht mit dem Stuhl vermischt; oft tropft es unmittelbar nach der Defäkation in die Toilettenschüssel. Eine Blutung kann aber auch dunkel sein, wenn das Blut eine gewisse Zeit im Rektum verweilt hat.

Tabelle 5.3. Hämorrhoiden: Häufigkeit der Symptome bei 50 konsekutiv erfaßten Patienten

	Häufigkeit (%)	Störendstes Symptom (%)
Blutungen	81	33
Mißempfinden	64	17
Juckreiz	62	6
Prolaps	50	22
Schwellungen	47	2
Schmerzen	35	19
Ausfluß	29	1

Prolabierende Hämorrhoiden stellen ein fortgeschrittenes Stadium des Leidens dar. Der Schweregrad hängt davon ab, wann, wie oft und auf welche Art sich der Prolaps bemerkbar macht. Es kann sein, daß er nur während der Defäkation auftritt, um sich danach spontan zurückzuziehen, daß er eine manuelle Reposition erfordert, oder daß er gar ständig vorhanden ist. Ein Prolaps kann mit einer perianalen Schwellung verwechselt werden, die durch den äußeren Anteil einer Hämorrhoide verursacht wird.

Mißempfindungen sind häufig, insbesondere wenn die Hämorrhoiden prolabieren. Sie werden entweder als ein Völlegefühl im Damm- oder Afterbereich oder als eine Art Stuhldranggefühl beschrieben. Der Versuch, sich Erleichterung zu verschaffen, verleitet die Patienten oft zu exzessivem Pressen, was das Leiden aber nur noch verschlimmert. Schmerzen können auftreten, auch wenn es sich nicht um eine akute Thrombosierung oder Inkarzeration handelt. Andererseits können Schmerzen aber auch auf eine gleichzeitig bestehende schmerzhafte Analläsion hindeuten, wie z. B. auf eine Fissur, einen Abszeß oder eine Perianalthrombose. Vor allem prolabierende Hämorrhoiden verursachen häufig einen schleimigen Ausfluß, der seinerseits über eine Mazeration der Haut zu einem Pruritus führen kann. Bei einer Vergrößerung des äußeren Anteils einer Hämorrhoide wird die Analhygiene schwierig, so daß die Patienten manchmal über Stuhlschmieren klagen.

Symptome eines Hämorrhoidalleidens kommen und gehen; akute Beschwerden und symptomfreie Intervalle können spontan miteinander abwechseln. Besonders Blutungen treten gerne in Episoden auf, um dann für einige Wochen, Monate oder auch Jahre vollkommen zu sistieren. Die Frequenz von Symptomen ist ein Faktor, der bei der Entscheidung über die Behandlung zu berücksichtigen ist. Auch bei der Beurteilung von Therapieergebnissen sollte man nie das zyklische Verhalten der Symptomatik außer acht lassen.

Befund

Hämorrhoiden werden mit dem Auge diagnostiziert. Die Inspektion des Afters sollte zuerst in Ruhe und dann während des Pressens durchgeführt werden. Dabei kann entweder eine Hyperplasie der äußeren Komponente oder der Prolaps eines inneren Hämorrhoidalknotens deutlich werden. Proktoskopisch imponiert das normale hämorrhoidale Gefäßpolster als umschriebene Schwellung auf 7, 11 und 3 Uhr in Steinschnittlage. Manchmal ist es schwierig zu entscheiden, ob solch eine Schwellung schon groß genug ist, um die Diagnose „Hämorrhoiden" zu stellen. Eine Hyperplasie kann jedoch immer dann angenommen werden, wenn eine solche Schwellung sich in das Lumen des Proktoskops vorwölbt. Die Schleimhaut über einem Hämorrhoidalknoten ist oft gerötet und kann bluten. Manchmal zeigen sich an ihrer Oberfläche weißliche Plaques. Hierbei handelt es sich um eine traumatisch bedingte Plattenepithelmetaplasie – diagnostisches Zeichen dafür, daß die Schleimhaut des öfteren prolabiert.

Differentialdiagnose

Läßt man den Patienten während der Proktoskopie pressen, so erkennt man in den meisten Fällen, wie sich die Schleimhaut des unteren Rektums zum Lumen des Analkanals hin vorwölbt. Dieses Phänomen wird im Bereich der Rektumvorderwand besonders deutlich, und ein gewisser Vorfall der Schleimhaut scheint ein normaler Befund zu sein. Dieser Schleimhautvorfall kann jedoch ein solches Ausmaß annehmen, daß er in das Proktoskop hineinfällt oder sogar durch den Analkanal hindurchtritt und schon bei der direkten Inspektion sichtbar wird. In diesem Fall spricht man von einem anterioren Mukosaprolaps; er kann die gleichen Symptome wie ein Hämorrhoidalleiden hervorrufen, oft treten auch beide in Verbindung miteinander auf. Ähnliche Symptome entstehen auch bei der vollständigen Invagination der Rektumwand, dem Rektumprolaps.

Differentialdiagnostisch müssen außerdem alle Krankheitsbilder berücksichtigt werden, die mit einer Blutung, einem Fremdkörpergefühl oder Schmerzen einhergehen. Dabei darf nie das Karzinom, die schwerwiegendste Erkrankung, vergessen werden.

Bei allen Patienten muß eine adäquate Rektosigmoidoskopie durchgeführt werden. Besteht Unklarheit darüber, ob die Symptomatik einem Hämorrhoidalleiden zuzuschreiben ist, muß der gesamte Dickdarm abgeklärt werden. In dieser Situation ist die flexible Sigmoidoskopie besonders nützlich. Einige empfehlen eine Manometrie, um von deren Ergebnis die Behandlung abhängig zu machen; die Brauchbarkeit dieser Untersuchungsmaßnahme ist jedoch zweifelhaft.

Behandlung

In den letzten Jahren hat sich ein deutlicher Trend weg von der Hämorrhoidektomie zu mehr konservativen Behandlungsmethoden gezeigt. Zur Zeit werden in Großbritannien nur noch 5–10 % aller Patienten mit einem Hämorrhoidalleiden operativ behandelt. Dieser Trendwechsel ist der Entwicklung verschiedener, relativ einfacher Techniken zu verdanken, die auf ambulanter oder tageschirurgischer Basis durchführbar sind. Während die Sklerotherapie bereits im vergangenen Jahrhundert angewendet wurde, stellen die Gummibandligatur, die Infrarotkoagulation und die laterale Sphinkterotomie Behandlungsmaßnahmen dar, die in den letzten 30 Jahren entstanden sind.

Die Wahl des Behandlungsverfahrens hängt sowohl von der Art, Häufigkeit und Stärke der Symptomatik als auch von der besonderen Vorliebe des Behandelnden ab.

Klassifikation

Die traditionelle Einteilung des Hämorrhoidalleidens differenziert nicht zwischen Patienten, die nur über gelegentliche und leichte Symptome klagen, und solchen, die ständig Beschwerden haben. Auch fehlt ihr eine Definition der relativ kleinen Gruppe von Patienten, bei denen als Therapie nur eine Hämorrhoidektomie in Frage kommt. Eine Einteilung in 4 Untergruppen bietet für die Behandlung einen brauchbaren Leitfaden (Tabelle 5.4).

Gruppe 1 (gelegentliche, leichte Symptomatik). Bei etwa 10–15 % aller Erwachsenen kommt es innerhalb eines Jahres zu einer analen Blutungsepisode. Einige wenden sich an ihren Hausarzt, und wenn man sie schließlich in der Klinik sieht, ist einige Zeit vergangen und die Symptomatik längst verschwunden. Diese Patienten suchen gewöhnlich Rat, weil sie Angst haben, an Krebs zu leiden. Diese Angst kann man ihnen nur nehmen, wenn man sich sicher ist, daß Rektum und Kolon unauffällig sind. Dazu kann es notwendig sein, insbesondere bei älteren Patienten, den gesamten Dickdarm abzuklären. Auch läßt sich die Diagnose „Hämorrhoiden" oft nur als Ausschlußdiagnose stellen. Eine lokale Hämorrhoi-

Tabelle 5.4. Hämorrhoidalleiden: Klinische Stadieneinteilung und Verfahrenswahl

Klassifikation Einteilung	Symptome	Therapie[a]
Gruppe 1	Gelegentliche Symptome	Beratung und Beruhigung des Patienten nach Ausschluß einer kolorektalen Erkrankung
Gruppe 2	Blutung; kein Prolaps	**Sklerosierung** Gummibandligatur (Infrarotkoagulation) (Kryotherapie)
Gruppe 3	Prolaps	**Gummibandligatur** Sklerosierung (Infrarotkoagulation) (Kryotherapie)
Gruppe 4	Prolaps und große, symptomatische äußere Komponente	Hämorrhoidektomie

[a] Für alle Fälle gilt: Vermeiden von Pressen und Quellstoffen.

denbehandlung ist bei diesen Patienten wahrscheinlich völlig unnötig; es reicht, sie von der Schädlichkeit des Pressens bei der Defäkation zu überzeugen und einer Obstipation durch die Empfehlung ballastreicher Kost oder, falls erforderlich, durch die Verordnung von Weizenkleie oder Quellmitteln vorzubeugen. Der Patient darf jedoch nicht das Gefühl bekommen, dem Arzt Zeit gestohlen zu haben, im Gegenteil, er muß ermuntert werden, jederzeit wiederzukommen, falls er besorgt ist oder seine Symptome wieder auftreten.

Gruppe 2 (störende Blutungen). Zu dieser Gruppe gehören die Patienten, die alle paar Wochen oder Monate bluten, bei denen die Hämorrhoiden jedoch nicht prolabieren. Die notwendige Behandlung umfaßt Quellstoffe als Abführmittel, Sklerosierung, Gummibandligatur, Infrarotkoagulation oder Kryotherapie.

Gruppe 3 (prolabierende Hämorrhoiden). Besteht lediglich ein Prolaps der inneren Komponente, kommen alle ambulanten Behandlungsverfahren in Frage. Eine Hämorrhoidektomie sollte nur in Fällen durchgeführt werden, in denen die konservative Behandlung versagt hat, und vielleicht auch erst dann, wenn mehrere verschiedene Methoden versucht worden sind. Eine Gummibandligatur scheint logischer als eine Injektionsbehandlung, da hierbei tatsächlich Gewebe entfernt wird.

Gruppe 4 (prolabierende Hämorrhoiden mit großer, symptomatischer äußerer Komponente). Bei Patienten mit prolabierenden Hämorrhoiden, bei denen sich die fibromuskuläre Fixation der Schleimhaut im Bereich der Linea dentata gelöst hat und eine erhebliche Vergrößerung der äußeren Komponente mit massiver Protrusion des Anoderms besteht, kommt nur eine Hämorrhoidektomie in Frage.

Behandlungsverfahren

Lokale Präparate. Viele Patienten behandeln sich selbst mit Präparaten, die sie in der Apotheke kaufen. Dazu gehören Cremes, Salben, Gels und Zäpfchen, die meistens ein Steroid in Verbindung mit einem lokalen Anästhetikum oder Hydroxyäthylrutosid enthalten (vasoaktive Substanz mit antientzündlicher Wirkung, der eine Erhöhung der Kapillarpermeabilität zugeschrieben wird). Es gibt keinerlei Beweise dafür, daß diese Mittel irgendeinen Effekt besitzen, und es ist sehr wahrscheinlich, daß in vielen Fällen, in denen diese Mittel zu helfen scheinen, es auch ohne Therapie zu einer spontanen Besserung der Beschwerden gekommen wäre. Jede Eigenmedikation kann die Diagnose eines Karzinoms verschleppen und ist daher riskant.

Injektionsbehandlung (Sklerotherapie; Abb. 5.5 und 5.6). Im Bereich des Gefäßstiels eines Hämorrhoidalknotens wird in Höhe der Anorektallinie ein Sklerosierungsmittel in die Submukosa injiziert. Dabei entsteht eine abakterielle Entzündung mit konsekutiver Fibrose, die, so glaubt man, zu einer Drosselung des hämorrhoidalen Blutflusses führt und auch zu einer Fixation der Schleimhaut, womit die Tendenz zum Prolaps verringert wird. Verschiedene Substanzen kommen zur Anwendung (z. B. 5%iges Phenolmandelöl oder 20%ige Chininlösung).

Hämorrhoiden

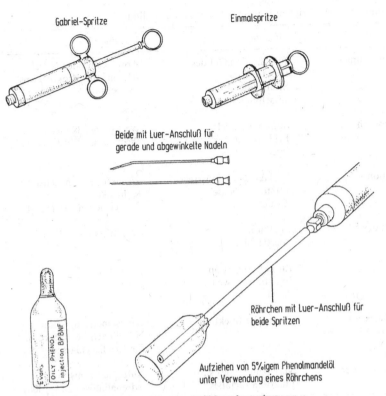

Gabriel-Spritze

Einmalspritze

Beide mit Luer-Anschluß für
gerade und abgewinkelte Nadeln

Röhrchen mit Luer-Anschluß für
beide Spritzen

OILY PHENOL
Injection BPBNF

Aufziehen von 5%igem Phenolmandelöl
unter Verwendung eines Röhrchens

Abb. 5.5. Erforderliche Ausrüstung zur Sklerotherapie

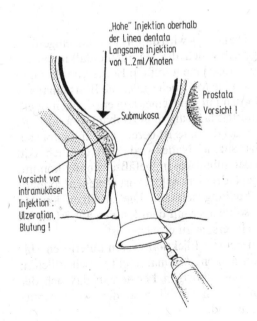

„Hohe" Injektion oberhalb
der Linea dentata
Langsame Injektion
von 1...2ml/Knoten

Prostata
Vorsicht !

Submukosa

Vorsicht vor
intramuköser
Injektion :
Ulzeration,
Blutung !

Abb. 5.6. Technik der Sklerotherapie

Tabelle 5.5. Technische Schwierigkeiten bei der Injektionsbehandlung

Problem	Ursache	Lösung
Schwierige Darstellung der Knoten	Falscher Winkel des Proktoskops Stuhl- oder Blutverschmutzung	Abwinkeln oder Neueinführung des Proktoskops Säuberung
Erschwerter Einstich	Stumpfe Nadel Frühere Injektionsstelle	Wechsel der Nadel Wechsel der Einstichstelle
Erhöhter Injektionswiderstand	Frühere Injektionsstelle Verstopfte Nadel Zu tiefe Injektion	Wechsel der Einstichstelle Kontrolle Zurückziehen der Nadel
Weißverfärbung der Mukosa	Injektion zu oberflächlich	Vorschieben der Nadel
Schmerzen	Zu tiefe Injektion Injektion zu weit distal	Stop Stop
Auslaufen der Injektionslösung nach Zurückziehen der Nadel	Zu rasche Injektion	Langsamere Injektion; Nadel nach der Injektion für 10 s liegenlassen
Blutungen nach erfolgter Injektion	Verletzung eines submukösen Gefäßes	Auftupfen topischer Adrenalinlösung (1:1000)

Zur Durchführung einer Injektionsbehandlung wird das ins Rektum eingeführte Proktoskop langsam zurückgezogen, bis sich die Hämorrhoidalknoten ins Lumen vorwölben. Dann neigt man das Instrument auf die Hämorrhoide zu, in die man injizieren will, und schiebt es wenige Millimeter über die Basis hinaus in Richtung Anorektallinie vor. Dann werden mit Hilfe einer langen, dünnen Injektionsnadel 1–2 ml des Sklerosierungsmittels langsam in die Submukosa injiziert. Man darf keinen Widerstand spüren, es sei denn, es ist bereits eine Injektionsbehandlung vorausgegangen. Der richtige Sitz der Nadel wird daran deutlich, daß es zu einem flushartigen Aufleuchten der submukösen Gefäßzeichnung kommt. Nach erfolgter Injektion sollte man die Nadel nicht sofort zurückziehen, sondern noch für wenigstens 10 s in gleicher Stellung belassen. Die einzelnen Knoten werden nacheinander sklerosiert, man sollte aber mit dem Knoten auf 7 Uhr (in Steinschnittlage) beginnen, da er am schwersten zu erreichen ist.

Bei männlichen Patienten muß man bei der Injektion in den anterioren Hämorrhoidalknoten (11 Uhr SSL) darauf achten, daß man nicht versehentlich in die Prostata injiziert. Ein Proktoskop mit seitlichem Fenster, in das sich der Hämorrhoidalknoten vorwölben kann, ist von Vorteil, besonders wenn bereits Injektionsbehandlungen vorausgegangen sind.

Es bedarf einiger Übung, bis man die richtige Technik beherrscht. Einige der Probleme, die sich ergeben können, und wie man mit ihnen fertig wird, zeigt Tabelle 5.5.

Man sollte die Patienten darauf aufmerksam machen, daß es in den ersten Stunden nach einer Injektionsbehandlung leicht bluten kann. Am besten wird für die ersten 1–2 Tage ein leichtes Abführmittel verordnet. Arbeitsunfähigkeit besteht i. allg. nicht. In 20–50 % der Fälle kommt es in den ersten Tagen zu gewissen Mißempfindungen, eigentliche Schmerzen sind weniger häufig (5–20 %). Auch später auftretende Blutungen sind selten; gewöhnlich sind sie auf eine Ulzeration im Bereich der Injektionsstelle zurückzuführen. Nach Ablauf von 2 Monaten wird eine Kontrolluntersuchung vorgenommen. Nur wenn noch Symptome bestehen, wird die Injektionsbehandlung wiederholt.

Gummibandligatur (Abb. 5.7). Ziel ist es, um die Basis eines Hämorrhoidalknotens ein straffes Gummiband zu legen. Damit wird erstens der Blutzufluß gedrosselt, zweitens ein Teil des Knotens entfernt und drittens eine Fibrosierung hervorgerufen, die zu einer Fixation der Mukosa führt und der Prolapstendenz entgegenwirkt.

Zur Durchführung der Gummibandligatur stehen 2 Gerätetypen zur Verfügung, die beide auf dem gleichen Prinzip basieren: Zwei auf voneinander unabhängige Schäfte montierte, konzentrische Hohlzylinder sind so übereinander geschoben, daß der innere etwas vorsteht und mit einem Gummiband armiert werden kann. Der Haltegriff ist so konstruiert, daß sich der äußere Zylinder über den inneren schieben läßt, wodurch das Gummiband abgesprengt wird.

Bei dem Modell mit reinem „Handbetrieb" wird der Absprengmechanismus mit der gleichen Hand betätigt, die auch das Instrument durch das Proktoskop einführt, während das Proktoskop selbst von einer Schwester oder vom Patienten gehalten wird. Die andere Hand führt durch den inneren Zylinder eine Krokodilzange ein, mit der die Mukosa im oberen Bereich der Hämorrhoide gefaßt und zungenartig in den Zylinder hineingezogen wird.

Das zweite Modell (R. Wolf) ist als Pistole konstruiert, wobei der innere Zylinder über einen röhrenförmigen Schaft an einen Saugapparat angeschlossen wird, mit dem sich eine Schleimhautzunge in den Zylinder hineinsaugen läßt. Mit der rechten Hand, die das betriebsbereite Instrument durch das Proktoskop einführt und den Zylinder über der Hämorrhoidenbasis plaziert, wird durch Abdichtung eines Ventils im Haltegriff die Saugkraft freigegeben und gleichzeitig der Abzug bedient, mit dem der äußere über den inneren Zylinder vorgeschoben und das Gummiband abgesprengt wird. Das Proktoskop wird mit der linken Hand gehalten.

Sobald Schleimhaut in den inneren Zylinder hineingezogen wird, sei es mit Hilfe der Zange, sei es durch Saugkraft, muß man sich vergewissern, ob der Patient irgendwelche Schmerzen verspürt. Ist das nicht der Fall und hat man soviel Schleimhaut wie möglich in den Zylinder eingebracht, wird das Gummiband abgesprengt. Unter keinen Umständen darf ein Gummiband gesetzt werden, wenn der Patient beim Fassen oder Ansaugen der Mukosa Schmerzen angibt; außerdem muß man immer darauf achten, daß es nicht zu nahe der Linea dentata zu liegen kommt.

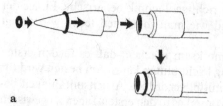

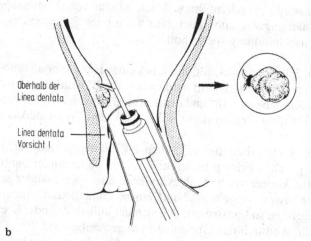

Oberhalb der
Linea dentata

Linea dentata
Vorsicht !

Abb. 5.7a–c. Technik der Gummibandligatur. **a** Laden des Instruments, **b** Hereinziehen der Schleimhaut mit der Faßzange, **c** Ansaugen der Schleimhaut

Das strangulierte Gewebe wird nekrotisch und fällt innerhalb weniger Tage ab; die Wunde verheilt per granulationem. In einer Sitzung können mindestens 2 Hämorrhoiden gebändelt werden. Für einige Tage sollte man den Patienten ein mildes Laxans verschreiben.

Die wichtigste Regel beim Bändeln von Hämorrhoiden ist sicherzustellen, daß kein Gewebe mit protopathischer Sensibilität in die Ligatur miteinbezogen wird. Ein Gummiband, das unmittelbar zu Schmerzen führt, sollte auf der Stelle entfernt werden. Das läßt sich mit einem feinen Skalpell durch das Proktoskop bewerkstelligen, die Entfernung eines Gummibandes wird jedoch nur selten notwendig.

Die beiden häufigsten Komplikationen sind Schmerzen und Blutung. Etwa 20–50 % der Patienten werden ein mehr oder minder schmerzhaftes Unbehagen verspüren. Daher sollte man alle Patienten darauf vorbereiten. In etwa 10 % der Fälle kommt es zu stärkeren Schmerzen, die Arbeitsunfähigkeit bedingen können. Manchmal treten diese Schmerzen erst nach einem Intervall von einigen Tagen auf und sind dann häufig auf die Entwicklung einer Perianalthrombose zurückzuführen. Mit einer Nachblutung hat man in etwa 2–5 % der Fälle zu rechnen. Sie kann so stark sein, daß eine stationäre Aufnahme nötig wird. Jeder Patient sollte unbedingt auf die Möglichkeit einer stärkeren Nachblutung aufmerksam gemacht und darauf hingewiesen werden, sich in diesem Falle sofort wieder vorzustellen.

Infrarotkoagulation (Abb. 5.8). Mittels Infrarotstrahlung wird der Gefäßstiel eines Hämorrhoidalknotens in einem umschriebenen Bezirk hitzekoaguliert. Das Prinzip ist ähnlich dem der Sklerotherapie; die Applikationsstelle ist die gleiche. Die Zerstörung des Gewebes umfaßt eine Tiefe von etwa 3 mm; man nimmt an, daß damit die zuführenden Blutgefäße direkt geschädigt werden und es gleichzeitig durch die narbige Fibrose zu einer Fixation der Mukosa kommt.

Der Apparat besteht aus einer Energiequelle, an die eine „Pistole" angeschlossen ist. Durch einen Auslöser wird im Kopf der Pistole eine spezielle Halogenlam-

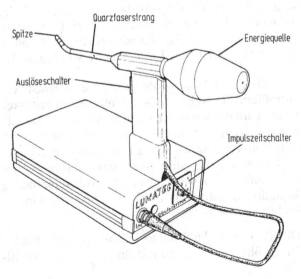

Abb. 5.8. Infrarotkoagulator

pe (14 Watt) aktiviert; die erzeugte Infrarotstrahlung wird konzentriert und entlang von Quarzfasern zur Spitze des Pistolenlaufs fortgeleitet. Durch einen Impulszeitschalter an der Energiequelle kann die Dauer der Strahlungsfreisetzung auf eine Zeit zwischen 0,5 und 2 s eingestellt werden.

Das eingeführte Proktoskop zielt auf die Mukosa oberhalb des zu behandelnden Hämorrhoidalknotens. Mit der rechten Hand wird die Spitze des Pistolenschafts direkt auf den gewählten Schleimhautbezirk aufgesetzt. Nach Einstellung einer Strahlenexposition von 1 s wird der Auslöser betätigt. Mit einer 2maligen Applikation läßt sich offensichtlich kein zusätzlicher Effekt erzielen. Eine spezielle Nachsorge ist nicht erforderlich.

Schmerzen treten in etwa 5 % der Fälle auf, bei 10–22 % der Patienten kommt es zu einer geringen Blutung. Eine Nachblutung ist ungewöhnlich.

Kryotherapie. Durch Vereisung wird eine Nekrose des Hämorrhoidalknotens hervorgerufen. Das abgestorbene Gewebe fällt ab und die Wunde verheilt per secundam. Im Gegensatz zu den anderen ambulanten Verfahren wird die Kryotherapie nicht nur zur Behandlung der inneren, sondern auch der äußeren Komponente von Hämorrhoiden herangezogen. Unter diesen Umständen darf man sie eigentlich nur mit der Hämorrhoidektomie vergleichen. Man kann sie aber auch selektiv zur Behandlung von inneren Knoten einsetzen, womit sie dann besser mit der Sklerotherapie, der Gummibandligatur oder der Infrarotkoagulation verglichen werden kann.

Die Vereisung des Gewebes wird durch den Kontakt mit einer Sonde erreicht, die durch flüssiges Lachgas (Siedepunkt: − 70 °C) oder flüssigen Stickstoff (Siedepunkt: − 180 °C) gekühlt wird. Mittels eines Druckschalters wird der Fluß der Kühlflüssigkeit aus dem Behälter zur Sonderspitze geregelt.

Manche verwenden zur kryochirurgischen Behandlung eine Lokalanästhesie. Durch das Proktoskop wird die Sondenspitze auf den Hämorrhoidalknoten plaziert. Der Kältefluß wird so lange freigegeben, bis das Gewebe eisig wird; gewöhnlich dauert das 30–90 s. Dann wird das Gerät abgeschaltet. Sobald das auftauende Gewebe nicht mehr an der Spitze klebt, wird die Sonde entfernt. Nach 1–2 Tagen ähnelt der Zustand einem inkarzerierten, thrombosierten Hämorrhoidalknoten; innerhalb einer Woche fällt er ab. Häufig sezernieren die Wunden, insbesondere, wenn sie außen liegen; die Heilung kann mehrere Wochen in Anspruch nehmen.

Vor 10 Jahren war die Kryotherapie populärer als heute. Die Nachteile der Methode liegen in der unkontrollierten Gewebezerstörung (oft bleiben Mariske und hämorrhoidales Restgewebe zurück) und in der schlechten Wundheilung. In den ersten Berichten über den Einsatz der Kryotherapie finden Schmerzen, Wundsekretion und verzögerte Wundheilung nur wenig Erwähnung; neuere Publikationen zeigen jedoch, daß sie recht häufig sind. Allerdings scheinen weniger unerwünschte Nebenwirkungen aufzutreten, wenn man die Kryotherapie analog zur Sklerotherapie oder Gummibandligatur nur zur Behandlung der inneren Komponente des Hämorrhoidalleidens einsetzt.

Maximale Analdilatation. Das Prinzip ist die Senkung des analen Ruhedrucks, der beim Hämorrhoidalleiden erhöht sein kann und von einigen als pathogenetischer Faktor verstanden wird.

Der Eingriff wird in Vollnarkose vorgenommen, der Patient kann aber noch am gleichen Tag die Klinik verlassen. Über 5–10 min wird der After langsam gedehnt, bis er für 8 Finger eingängig ist. Dabei sollte sich der Druck v. a. nach lateral richten, d. h. weg von den schwächeren vorderen und hinteren Partien des Anus. Danach wird eine dicke Tamponade eingelegt, die 1 h später wieder entfernt wird. Postoperativ erhält der Patient ein Abführmittel und einen Analdilatator verschrieben, der für die kommenden 6 Monate noch in bestimmten Abständen für jeweils 1 min zu applizieren ist: in den ersten 2 Wochen jeden Abend, in den darauffolgenden Wochen nur noch jeden zweiten Abend, dann einmal in der Woche bis zum Ende des zweiten Monats, danach monatlich bis zum Ablauf eines halben Jahres.

An Komplikationen können eine lokale Quetschung der Muskulatur und gelegentlich auch eine Stuhlinkontinenz auftreten. Aus den veröffentlichten Daten läßt sich nur schwer ersehen, wie häufig es zu einer Abschlußschwäche für Winde kommt, es wäre jedoch überraschend, wenn sie nicht mindestens ebenso häufig aufträte wie nach Sphinkterdehnung wegen einer Fissur (20–30 %). Bei älteren Patienten, insbesondere bei Frauen, deren Sphinkterapparat schon geschwächt sein kann, wäre es unklug, eine Dehnungsbehandlung durchzuführen, da eine Inkontinenz hier eher eintreten kann und auch schwierig zu behandeln ist.

Sphinkterotomie. Um den Ruhedruck im Analkanal zu senken, hat man sowohl die laterale als auch die posteriore Sphinkterotomie angewendet; die Ergebnisse sind jedoch nicht überzeugend.

Hämorrhoidektomie. Die verschiedenen operativen Verfahren sind in den chirurgischen Lehrbüchern beschrieben.

Ergebnisse

Es liegen heute viele Studien vor, die die Ergebnisse der ambulanten Behandlungsverfahren beim Hämorrhoidalleiden vergleichen; fast allen fehlt jedoch der Vergleich mit einer unbehandelten Kontrollgruppe. Ein solcher Vergleich wäre aber sinnvoll, da die Symptome eines Hämorrhoidalleidens gerne periodisch auftreten, insbesondere Blutungen, die, wie Beobachtungen von Patienten, die über mehrere Monate ohne Behandlung blieben, gezeigt haben, in 60 % der Fälle auch spontan zum Stillstand kommen. Diese hohe Rate spontaner Beschwerdefreiheit ist mit vielen der Ergebnisse vergleichbar, über die nach aktiver Behandlung berichtet wird. Um Behandlungsergebnisse beurteilen zu können, ist es außerdem wichtig, die Patienten ausreichend lange nachzubeobachten. Der symptomatische Therapieerfolg, der sich nach ein paar Monaten verzeichnen läßt, nimmt i. allg. um 15–30 % ab, wenn man die Patienten nach 1 Jahr wieder sieht. Da Hämorrhoiden, die bluten, oft auch andere Symptome verursachen, ist es unvermeidlich, daß in vielen Studien unterschiedliche Stadien des Hämorrhoidalleidens in die gleiche Behandlungsgruppe fallen. Auch macht der subjektive Charakter der Erkrankung eine korrekte Beurteilung der Ergebnisse schwierig; außerdem wird in einigen Studien nicht zwischen prolabierenden und blutenden Hämorrhoiden unterschieden.

Tabelle 5.6. Hämorrhoidalleiden: Ergebnisse klinischer Studien

	Nachbeobachtungszeitraum (Monate)	Symptome	Anzahl symptomfreier Patienten/Anzahl nachbeobachteter Patienten[a]						
			Sklerosierung	GBL	MAD	IR	K	LS	H
Keighley et al. (1979)[b]	12	Ohne nähere Angaben	–	16/35	11/37	–	4/36	6/34	–
Cheng et al. (1981)	12	Blutung	14/21	15/20	19/22	–	–	–	18/19
		Prolaps	4/9	10/10	5/8	–	–	–	11/11
Sim et al. (1981)	12	Blutung	14/24	15/22	–	–	–	–	–
		Prolaps	0/7	5/7	–	–	–	–	–
Greca et al. (1981)	12	Ohne nähere Angaben	13/33	15/28	–	–	–	–	–
Murie et al. (1982)	42	Blutung	–	27/38	–	–	–	–	32/38
		Prolaps	–	17/25	–	–	–	–	27/29
O'Callaghan et al. (1982)	48	Ohne nähere Angaben	–	–	–	–	65/89	–	64/88
Hancock (1982)[c]	60	I°, II°,	–	–	19/22	–	–	–	–
		III°	–	–	12/26	–	–	–	–
Leicester (1983)	12	Blutung	17/35	12/34	–	20/38	–	–	–
		Prolaps	–	–	–	17/43	–	–	–
Templeton et al. (1983)	3–12	Ohne nähere Angaben	–	33/62	–	34/60	–	–	–
Ambrose et al. (1983)	12	I°	–	6/17	–	8/22	–	–	–
		II°	–	20/62	–	26/68	–	–	–

[a] GBL Gummibandligatur, MAD Maximale Analdilatation, IR Infrarotkoagulation, K Kryotherapie, LS Laterale Sphinkterotomie, H Hämorrhoidektomie.

[b] Nähere Angaben siehe S. 227.

[c] Nicht kontrollierte Studie.

Tabelle 5.7. Hämorrhoiden: Zusammenfassung der Ergebnisse klinischer Studien aus Tabelle 5.6 (nach 12 Monaten)

	Symptomfreie Patienten (% ± SD)		
	Sklerosierung	Gummibandligatur	Infrarotkoagulation
Blutung	42 ± 28	47 ± 30	44 ± 11
Prolaps	28 ± 24	56 ± 25	38 ± 1

In Tabelle 5.6 sind die Resultate einiger jüngerer Studien zusammengefaßt. Es handelt sich durchweg um prospektive und mit einer Ausnahme auch um randomisierte Studien. Folgende Schlüsse lassen sich ziehen:

Die Ergebnisse eines bestimmten Behandlungsverfahrens variieren beträchtlich.

Bei blutenden Hämorrhoiden sind Injektionsbehandlung, Gummibandligatur und Infrarotkoagulation nahezu gleich erfolgreich, bei prolabierenden Hämorrhoiden ist die Gummibandligatur der Injektionsbehandlung und vermutlich auch der Infrarotkoagulation, überlegen (Tabelle 5.7).

Die Resultate nach manueller Dehnungsbehandlung sind, obwohl ausgezeichnet in der einen unkontrollierten Studie, bei blutenden Hämorrhoiden nicht besser als nach Gummibandligatur und scheinen bei prolabierenden Hämorrhoiden schlechter zu sein.

Die Ergebnisse nach Sphinkterotomie sind unbefriedigend.

Die Kryotherapie schneidet in der einzigen Studie, in der sie mit der Gummibandligatur verglichen wird, schlechter ab. In einer anderen Arbeit zeigt sie sich jedoch der Hämorrhoidektomie ebenbürtig.

Die Hämorrhoidektomie ergibt bessere Resultate als Injektionsbehandlung, Gummibandligatur und manuelle Dehnungsbehandlung.

Thrombosierter Hämorrhoidalprolaps (inkarzerierter Hämorrhoidalknoten)

Prolabierende Hämorrhoidalknoten können im Analkanal einklemmen; dadurch schwellen sie an und werden irreponibel. Sowohl im Bereich der inneren als auch der äußeren Komponente kommt es dabei zu einer Thrombosierung, die die Blutversorgung beeinträchtigt und u. U. zur Nekrose des Knotens führt.

Gewöhnlich sind alle 3 Hämorrhoidalknoten betroffen, gelegentlich aber auch nur einer. Obwohl in den meisten Fällen auch vorher schon eine Prolapssymptomatik bestanden hat, ist das nicht unbedingt die Regel. Bei einem Teil der Patienten stellt der thrombosierte Hämorrhoidalprolaps das erste Symptom eines Hämorrhoidalleidens dar.

Diagnose

Die Anamnese ist typisch; der Prolaps tritt ganz plötzlich auf, kann nicht mehr reponiert werden und verursacht eine zunehmende Schwellung und Schmerzen. Häufig gehen dem Ereignis Diarrhöen oder heftiges Pressen bei der Defäkation voraus. Die Inspektion des Afters bestätigt die Diagnose. Man erkennt die zirkuläre Thrombosierung und das starke Ödem der äußeren Komponente, oberhalb derer ein oder mehrere prolabierte Hämorrhoidalknoten sichtbar werden, die sekundär infiziert, ulzeriert und nekrotisch sein können. In diesem Stadium sollte man jede weitere invasive Diagnostik aufschieben, bis die Schmerzen nachlassen oder eine Untersuchung in Vollnarkose durchgeführt werden kann. Gelegentlich wird man ein Karzinom finden; auf jeden Fall muß jede verdächtige Veränderung biopsiert werden.

Behandlung

Konservative Behandlung. Der natürliche Heilungsprozeß verläuft langsam. Zwar gehen gewöhnlich die Schmerzen und das akut entzündliche Ödem innerhalb weniger Tage zurück, es kann aber Wochen dauern, bis der gesamte Schwellungszustand abgenommen und die Thrombose sich organisiert hat. Konservative Maßnahmen haben den Zweck, diesen Prozeß zu beschleunigen, die Schmerzen zu nehmen und die symptomatische Obstipation zu beseitigen. Zu diesen Maßnahmen gehören Bettruhe, lokale Kühlung, Applikation abschwellender Salben, Analgetika und Abführmittel. Es ist fast immer unmöglich, die Hämorrhoidalknoten zu „reponieren", da ein großer Teil des Prolaps perianal liegt, d. h. in der thrombosierten äußeren Komponente besteht.

Nach Abklingen der akuten Symptomatik ist man oft überrascht, wie wenig an pathologischen Veränderungen zurückbleibt, so daß sich in einigen Fällen jede weitere Therapie erübrigt. Je nach verbleibenden Symptomen kann in den übrigen Fällen eine Sklerosierungstherapie oder Gummibandligatur erforderlich werden. Einige Chirurgen empfehlen, routinemäßig eine Hämorrhoidektomie durchzuführen. Es erscheint jedoch logischer, die Indikation hierzu von der verbleibenden Symptomatik im einzelnen Fall abhängig zu machen.

Operative Therapie. Eine manuelle Dilatation in Vollnarkose führt manchmal zu einer dramatischen Linderung der Schmerzen, vermutlich, indem der Sphinkterspasmus durchbrochen wird. Sie ist leicht durchzuführen und hat innerhalb weniger Wochen einen Rückgang der Schwellung zur Folge.

Die Hämorrhoidektomie scheint das eigentlich kurative Verfahren, aber aufgrund des Ödems und der zirkulären Thrombosierung ist sie nicht leicht durchzuführen. Man unterliegt der Gefahr, zuviel Haut und Schleimhaut zu exzidieren und damit eine Striktur hervorzurufen.

Wahl des Behandlungsverfahrens. Wenn die akute Phase bereits im Abklingen begriffen ist und keine Gangrän auftritt, empfiehlt es sich, konservativ vorzugehen. Mit einer Hämorrhoidektomie ist in diesem Stadium wenig zu gewinnen, da die Schmerzen eher stärker werden; außerdem wird vielleicht eine weitere Behandlung gar nicht notwendig, wenn man den natürlichen Heilungsverlauf abwartet. Eine manuelle Dilatation oder eine Hämorrhoidektomie sind eher indiziert, wenn die Schmerzen stark sind, d. h. in der frühen Phase der Entwicklung des Krankheitsbildes. Die Entscheidung zwischen beiden Verfahren ist abhängig von der Präferenz des einzelnen Chirurgen. Eine Hämorrhoidektomie sollte nur von einem erfahrenen Operateur vorgenommen werden.

Perianalthrombose (Perianalhämatom)

Die Perianalthrombose ist ein sehr häufiges Krankheitsbild. Synonym wird auch der Begriff Perianalhämatom verwandt. Es handelt sich aber um eine Thrombosierung innerhalb des subanodermalen Venenplexus und nicht um ein Hämatom. Gelegentlich kann sich eine Perianalthrombose über die gesamte Zirkumferenz des Anus erstrecken, gewöhnlich jedoch imponiert sie als umschriebene halbkugelige Schwellung an einer Stelle des Afterrandes.

Diagnose

Der Patient klagt über eine druckschmerzhafte Schwellung am Afterrand, die ganz plötzlich aufgetreten ist, oft nach körperlicher Anstrengung oder nach angestrengter Defäkation. Wird der Knoten größer, können durch die lokalentzündliche Reaktion beträchtliche Schmerzen entstehen, die sich bei einer Defäkation noch verstärken. Die teils subanodermal, teils subkutan gelegene, prall elastische und bläulich verfärbte Geschwulst am Afterrand ist eine typische Blickdiagnose. Im Gegensatz zum thrombosierten, prolabierten Hämorrhoidalknoten wird keine Mukosa sichtbar. Um den Patienten nicht unnötig zu quälen, sollte im akuten Stadium keine rektal-digitale Untersuchung oder gar Rektoskopie durchgeführt werden.

Behandlung

Ebenso wie der inkarzerierte Hämorrhoidalknotenprolaps bildet sich auch die Perianalthrombose spontan zurück. Die starken Schmerzen lassen innerhalb von 3–4 Tagen nach und verschwinden gewöhnlich nach 10 Tagen ganz. Auch die Schwellung nimmt innerhalb weniger Wochen ab, um als Residuum eine kleine Mariske zu hinterlassen.

Stellt sich der Patient mit bereits abklingender Schmerzsymptomatik vor, was häufig der Fall ist, so reicht es aus, ihm eine abschwellende Salbe und ein mildes Laxans zu verschreiben. Sieht man den Patienten allerdings in den ersten 48–72 h, kann man ihm mit einem operativen Eingriff in Lokalanästhesie schlagartig Erleichterung verschaffen. Entweder man exprimiert den Thrombus über eine Stichinzision, schneidet die Wundränder zurück und legt einen feuchten Gazever-

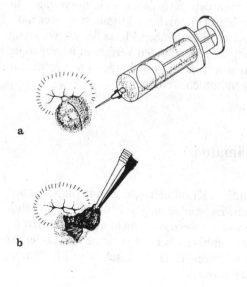

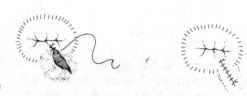

Abb. 5.9a–c. Exzision einer Perianalthrombose. **a** Injektion eines 1%igen Lokalanästhetikums, **b** Inzision und Ausräumung der Koagel und Thromben, **c** primärer Wundverschluß (3/0 Chromcatgut oder Dexon)

band an, oder man exzidiert den gesamten Herd über eine ovaläre Inzision, leert alle Kammern und verschließt die Wunde mit einem resorbierbaren Faden. Der primäre Wundverschluß hat den Vorteil einer sicheren Blutstillung (Abb. 5.9)

Fibröser Analpolyp

Ein fibröser Analpolyp (Analfibrom) entsteht durch Hyperplasie einer Papille der Linea dentata und ist gestielt, wobei der Stiel sehr lang und dünn sein kann. Histologisch handelt es sich um Bindegewebe, das von Plattenepithel überzogen ist.

Die Ätiologie dieser benignen Neoplasie ist unbekannt; man begegnet ihr in Verbindung mit einer chronischen Analfissur und mit einem Hämorrhoidalleiden. Häufig tritt sie allerdings auch unabhängig von einer anderen Erkrankung auf.

In manchen Fällen handelt es sich um einen reinen Zufallsbefund ohne irgendeine Symptomatik. In anderen Fällen gibt der Patient an, daß etwas prolabiert, was er des öfteren mit dem Finger zurückschieben muß. Die Behandlung besteht in der Abtragung des Polypen, die allerdings in Vollnarkose vorgenommen werden muß, da der Polyp seinen Ursprung im Anoderm hat und damit sensibel innerviert ist. Keinesfalls sollte man versuchen, ihn mit Hilfe einer Gummiband-ligatur abzutragen.

Marisken

Marisken kommen recht häufig vor und haben i. allg. keine pathologische Rele-vanz. Die Hautbürzel können im Zusammenhang mit einem Hämorrhoidalleiden auftreten, hervorgerufen durch die Protrusion des Anoderms infolge einer Lö-sung der fibromuskulären Fixierung. Auch bei einer chronischen Analfissur bil-det sich häufig eine Mariske, die dann als Vorpostenfalte bezeichnet wird. Maris-ken als Manifestation eines analen M. Crohn sind meistens sehr ödematös.

Gewöhnlich machen Marisken keine Beschwerden, manche Patienten empfin-den sie jedoch als lästig. Bei Patienten, die an einem Pruritus ani leiden, fallen des öfteren Marisken auf; in einigen Fällen tragen sie vielleicht zu dem Übel bei, und zwar dadurch, daß sie die Reinigung des Afters nach der Defäkation erschweren.

Die Diagnose ist eine reine Blickdiagnose. Theoretisch können Marisken mit jeder anderen prolabierenden Schwellung, mit Kondylomen oder gar mit einem Karzinom verwechselt werden; da sie jedoch aus normal strukturierter Haut bestehen, sollten sie eigentlich immer zweifelsfrei zu diagnostizieren sein. Beste-hen dennoch Zweifel, ist ihre Abtragung und histologische Untersuchung ange-zeigt.

Asymptomatische Marisken brauchen nicht behandelt zu werden. Sind sie mit einer Fissur assoziiert, sollte man sie im Rahmen einer Sphinkterotomie oder einer Analdilatation entfernen. Handelt es sich um große Marisken, die im Zu-sammenhang mit einem Hämorrhoidalleiden stehen, kommt als effektive Thera-pie nur eine Hämorrhoidektomie in Frage.

Exzision

Nach Infiltration eines Lokalanästhetikums wird die Mariske mit der Schere exzidiert, so daß eine ovaläre Wunde entsteht, die zum Zweck der Blutstillung primär vernäht werden sollte. Anschließend wird die Wunde mit feuchter, in hypochloriger Lösung (2,5 %) getränkter Gaze verbunden und ein Pflasterver-band angelegt.

Anorektales Abszeß- und Fistelleiden

Abszeß und Fistel des Anorektums stellen 2 Phasen desselben Leidens dar, die akute und die chronische. In etwa 10 % der Fälle stehen sie in Zusammenhang mit einem anderen pathologischen Prozeß (Tabelle 5.8). Die pathoanatomischen Ver-

Tabelle 5.8. Krankheiten in Verbindung mit anorektalen Abszessen und Fisteln

M. Crohn
Colitis ulcerosa
Hidradenitis suppurativa
Karzinom des Analkanals oder des unteren Rektums
Senkungsabszeß bei Infektionen von Bauch- oder Beckenorganen
Fremdkörper

Sehr selten:

Tuberkulose
Lymphogranuloma venerum
Aktinomykose

hältnisse sind vielschichtig und können sehr unterschiedlich sein; für die Behandlung spielt dabei die Lagebeziehung des Krankheitsherdes zum äußeren Sphinkter und zur Puborektalschlinge die größte Rolle.

Präoperativ sind daher 3 Aspekte zu beachten: Sicherung der Diagnose, Ausschluß eines anderen pathologischen Prozesses und Bestimmung der anatomischen Ausdehnung.

Pathogenese

Die Mehrzahl der Abszesse entsteht aller Wahrscheinlichkeit nach aus der Infektion einer Proktodäaldrüse im Intersphinktärspalt. Von hieraus besteht über den Ausführungsgang der Drüse bereits eine Verbindung zum Lumen des Analkanals (fistulöser Analabszeß). Abszediert der Infektionsherd in die Perianalregion, ent-

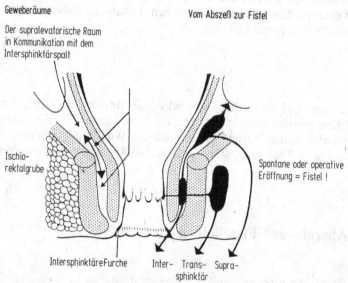

Abb. 5.10. Pathogenese anorektaler Abszesse und Fisteln; mögliche Ausbreitungswege eines intersphinktären Abszesses

steht durch spontane Perforation oder operative Entlastung eine äußere Öffnung und damit eine Fistel (Abb. 5.10). Obwohl diese Theorie der kryptoglandulären intersphinktären Abszeßgenese nicht auf alle Fälle zutrifft, bietet sie eine praktische Grundlage für die Klassifikation der Analfisteln.

Chirurgische Anatomie

Eine Analfistel besteht aus einer inneren Öffnung, einer oder mehreren äußeren Öffnungen sowie aus einem Hauptgang und in vielen Fällen aus einem oder mehreren Nebengängen. Sämtliche Nebengänge können mit chronischen Abszessen in Verbindung stehen.

Innere Öffnung. Die innere Öffnung ist mit der Mündung der Proktodäaldrüse im Analkanal identisch. Sie liegt daher gewöhnlich in einer Krypte der Linea dentata. Meist findet sich nur eine innere Öffnung, wobei die Mehrzahl in der Mittellinie liegt, und zwar häufiger dorsal als ventral. In etwa 10 % der Fälle läßt sich selbst bei einer Untersuchung in Narkose keine innere Öffnung darstellen. In machen Fällen zeigen sich in der Umgebung einer Krypte narbige Veränderungen, die darauf schließen lassen, daß hier die ursprüngliche Fistelöffnung verheilt ist.

Hauptgang. Der Hauptgang der Fistel verbindet die innere mit der äußeren Öffnung. In einigen Fällen teilt sich der Hauptgang auf, es entstehen 2 oder gar mehrere äußere Öffnungen. Eine solche Aufspaltung des Hauptgangs ist häufig mit einer bilateralen Ausbreitung des Eiterherds verbunden, wobei hufeisenförmige Fisteln entstehen. Aufgrund der anatomischen Gegebenheiten kann sich der Prozeß im Intersphinktärspalt sowohl anterior als auch posterior auf die andere Seite ausdehnen; auf der Ebene der Ischiorektalgruben und des supralevatorischen Raums sind einer solchen bilateralen Ausbreitung zumindest hinten, keine Grenzen gesetzt. In der Praxis ist der bilaterale Befall der Ischiorektalgruben am häufigsten.

Die Analfisteln lassen sich durch die Lagebeziehung des Hauptgangs zum äußeren Sphinkter und zur Puborektalschlinge klassifizieren (Abb. 5.11). Wandert der intersphinktäre Eiterherd nach kaudal, entsteht ein Perianalabszeß und eine intersphinktäre Fistel (s. Abb. 5.11a). Durchbricht der intersphinktäre Abszeß den äußeren Sphinkter unterhalb der Puborektalschlinge, entsteht ein Ischiorektalabszeß und eine transsphinktäre Fistel (s. Abb. 5.11b). Eine Ausbreitung des Eiterherdes nach kranial über die Puborektalschlinge hinaus führt zu einem supralevatorischen Abszeß. Bricht ein solcher Abszeß durch die Levatorenplatte in die Ischiorektalgrube ein, kann eine suprasphinktäre Fistel entstehen (s. Abb. 5.11c). Einige der suprasphinktären Fisteln sind wahrscheinlich iatrogenen Ursprungs, Folge fehlerhafter Freilegung einer einfacheren Analfistel.

Es existieren noch 2 andere Fisteltypen, die sich jedoch nicht mit der Infektion einer Proktodäaldrüse in Verbindung bringen lassen. Extrasphinktäre Fisteln ziehen jenseits der Schließmuskeln vom Rektum zur Perianalregion (s. Abb. 5.11d). Sie sind selten und entstehen entweder traumatisch, iatrogen (Fisteloperation) oder als Folge eines M. Crohn oder eines Karzinoms. Oberflächliche

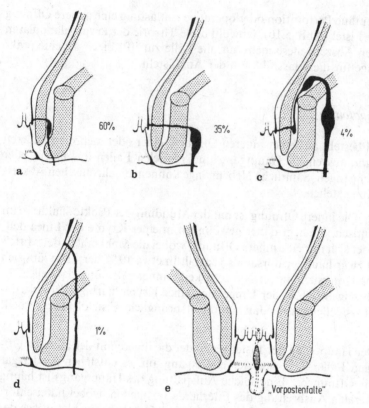

Abb. 5.11 a–e. Klassifikation der Analfisteln. **a** Intersphinktär, **b** transsphinktär, **c** suprasphinktär, **d** extrasphinktär, **e** oberflächliche Fissur/Fistel

Fisteln treten gewöhnlich im Zusammenhang mit einer Analfissur auf, wobei durch die Unterminierung der Fissurränder ein subkutaner Gang zu einer nahegelegenen Krypte geschaffen wird (s. Abb. 5.11e). Nimmt man die oberflächlichen Fisteln aus, handelt es sich bei 95% der Analfisteln entweder um intersphinktäre oder transsphinktäre Fisteln.

Diagnose

Klinisch kann eine kryptoglanduläre Infektion in 3 Formen in Erscheinung treten: als akuter Abszeß, als chronisch intersphinktärer Abszeß und als Analfistel.

Symptome

Akuter Abszeß. Patienten mit einem akuten Abszeß klagen meist über pochende Schmerzen, die sich innerhalb weniger Tage langsam gesteigert haben und während des Stuhlgangs besonders heftig sind. Häufig besteht Fieber, und die Patienten nehmen eine druckempfindliche perianale Schwellung wahr, manchmal auch eitriges Sekret.

Chronischer Intersphinktärabszeß. Charakteristisch für die Anamnese eines chronischen Intersphinktärabszesses sind periodisch auftretende, nur wenige Tage anhaltende Schmerzen mit symptomfreien Intervallen von Wochen und Monaten.

Analfistel. Das führende Symptom einer Analfistel ist eine konstante oder intermittierende eitrige Absonderung. Häufig berichten Patienten über rezidivierende Schmerzattacken, mit deren Nachlassen es zum Auftreten eitrigem Sekret kommt – Zeichen für eine wiederholte Bildung von Abszessen, die sich spontan entleeren. In vielen Fällen sind bereits operative Abszeßeröffnungen oder Versuche, die Fistel freizulegen, vorausgegangen.

Befunde

Akuter Abszeß. Bei einem akuten Abszeß imponieren gewöhnlich eine umschriebene Schwellung des Afterrands oder eine diffuse, gerötete Auftreibung einer Gesäßhälfte. Diese äußeren Zeichen können jedoch fehlen, wenn es sich um einen tiefer gelegenen Abszeß handelt. In diesem Fall wird eine digitale Untersuchung notwendig, die sich ansonsten erübrigt, wenn die Diagnose augenscheinlich ist. Verursacht die digitale Austastung des Anorektums jedoch Schmerzen, sollte die Untersuchung in Vollnarkose vorgenommen werden. Ein vergrößerter, druckdolenter inguinaler Lymphknoten kann Hinweis auf einen Abszeß sein.

Chronischer Intersphinktärabszeß. Bei diesem Abszeß imponiert eine druckdolente, knotige Versteifung der Analkanalwand von etwa Haselnußgröße, die sich bei der Palpation zwischen Zeigefinger und Daumen abgrenzen läßt. Eine äußere Öffnung fehlt. Meistens ist dieser Abszeß in der hinteren Mittellinie lokalisiert, und manchmal besteht gleichzeitig eine Fissur.

Analfistel. Äußere Öffnungen einer Analfistel lassen sich bei der Inspektion der Perianalregion erkennen. Manchmal werden auch Narben vorausgegangener Eingriffe sichtbar. Gewöhnlich fühlt sich die Haut im Bereich der Fistelostien induriert an, und es ist möglich, daß man den oberflächlichsten Teil des primären Fistelgangs in seinem Verlauf zur inneren Öffnung palpieren kann. Die innere Öffnung selbst läßt sich palpatorisch als ein verhärteter Bezirk im Analkanal identifizieren.

Sekundäre Fistelgänge und Abszesse im Bereich der Ischiorektalgruben oder des supralevatorischen Raums verursachen eine Induration, die sich ertasten läßt, indem man den eingeführten Finger nach unten gegen die Levatorenplatte drückt.

Differentialdiagnose

Abszesse und Fisteln kryptoglandulären Ursprungs müssen differentialdiagnostisch von anderen Krankheitsbildern abgegrenzt werden, die ebenfalls Schmerzen hervorrufen können. Gleichzeitig sollten assoziierte Erkrankungen ausgeschlossen werden. Zu den ebenfalls schmerzhaften Krankheitsbildern gehören die Analfissur, die Perianalthrombose, der inkarzerierte Hämorrhoidalknotenprolaps, das Analkarzinom, das Furunkel, das infizierte Atherom und die Hidradenitis suppurativa. Die letzten 3 Krankheitsbilder lassen sich klinisch manchmal nicht von einem fistulösen Analabszeß unterscheiden. Die Diagnose wird jedoch klar, wenn sich bei der operativen Eröffnung die oberflächliche Lage zeigt. Der Befund einer Analfissur schließt einen Abszeß oder eine Fistel nicht aus, da beide in wechselseitigem Zusammenhang stehen.

Gelegentlich kann ein Abszeß des Beckens hinunter zum Perineum ziehen. Obwohl dieser Fall selten eintritt, sollte man immer, wenn sich bei einem perinealen Abszeß keine innere Fistelöffnung findet, eine intraabdominale Quelle in Betracht ziehen.

M. Crohn und Hidradenitis suppurativa sind die häufigsten Erkrankungen, die mit einem Abszeß oder einer Fistel assoziiert sein können. Auch ein anorektales Karzinom kann in die Ischiorektalgrube fisteln. Die Diagnose ergibt sich aus dem meist eindeutigen Palpationsbefund und wird durch den histologischen Karzinomnachweis in einer Probebiopsie bestätigt. Um eine Erkrankung des Rektums auszuschließen, muß bei allen anorektalen Abszessen oder Fisteln rektoskopiert werden.

Therapie

Akuter Abszeß

Die Therapie akuter Abszesse besteht in der operativen Entlastung. Eine konservative Behandlung mit Antibiotika hat wenig Aussicht auf Erfolg und verzögert nur den chirurgischen Eingriff, womit eine weitere Ausbreitung der Infektion begünstigt wird.

Viele Abszesse werden ambulant eröffnet, handelt es sich jedoch um große Abszesse, ist es ratsam, den Patienten stationär aufzunehmen. Die Inzision erfolgt im Bereich der maximalen Fluktuation oder dort, wo der Abszeß durchzubrechen droht. Nach Ablassen des Eiters wird die Abszeßhöhle sorgfältig debridiert. Dann wird die Wunde soweit ausgeschnitten, daß sie mit Gazekompressen ausgelegt werden kann. Manchmal entleert sich aus einer inneren Öffnung Eiter – Hinweis darauf, daß eine Fistel vorhanden ist. Da es manchmal nicht möglich ist, sich im akuten Stadium des genauen Verlaufs einer solchen Fistel zu versichern, tut man besser daran, sie nicht gleich freizulegen, es sei denn, man ist sich völlig sicher, daß sie ein gutes Stück weit unterhalb der Puborektalschlinge verläuft. Lassen sich aus dem ursprünglichen Eiter Darmbakterien anzüchten, ist die Wahrscheinlichkeit groß, daß es sich um einen echten fistulösen Analabszeß handelt. Finden sich hingegen im Abstrich Hautkeime (z. B. Staphylococcus aureus), ist eher anzunehmen, daß es sich um eine transepidermale Infektion (z. B. Furunkel) handelt und somit keine Fistel vorhanden ist.

Die Abszeßhöhle wird am besten mit in Kochsalz oder hypochloriger Lösung getränkter Gaze ausgelegt, die mit einem T-förmigen Pflasterverband fixiert wird.

Der erste Verbandwechsel erfolgt nach 24–48 h im Anschluß an ein Sitzbad. Danach sollte die Wunde mindestens 2mal täglich gebadet oder ausgeduscht und verbunden werden. Dabei dürfen die Gazekompressen nur locker in die Wundhöhle eingelegt werden, gerade so weit, daß die Wundränder auseinanderklaffen, um einer Bildung von Hautbrücken oder Wundtaschen vorzubeugen. Eine Streifentamponade bereitet dem Patienten unnötige Beschwerden und verzögert die Wundheilung.

Es hat sich bewährt, die Fistel nach 7–10 Tagen, zu einem Zeitpunkt also, an dem sich die Heilung abschätzen läßt, in Narkose zu revidieren, um eine etwaige Quellfistel zu identifizieren und ggf. freizulegen.

Chronischer Intersphinktärabszeß

Die Behandlung eines chronischen Intersphinktärabszesses besteht in der Exzision des gesamten Abszesses. Dazu ist es nötig, den inneren Sphinkter so weit nach proximal zu durchtrennen, wie der Abszeß reicht. Auch der untere Anteil des äußeren Sphinkters muß durchtrennt werden, um die Wunde so flach wie möglich zu gestalten. Die Wunde wird offengelassen und in der gleichen Weise wie nach der Eröffnung eines akuten Abszesses verbunden. Die Heilung nimmt gewöhnlich 2–3 Wochen in Anspruch, kann aber auch länger dauern; darauf sollte der Patient vorher aufmerksam gemacht werden.

Analfistel

Die Prinzipien der operativen Behandlung einer Analfistel bestehen in der Freilegung des Hauptgangs, der Eröffnung von Nebengängen und Abszessen und der grabenförmigen Ausschneidung der Wunde, was einen leichten Verbandwechsel erlaubt und einer vorzeitigen Verklebung der Wundränder vorbeugt. Werden die Puborektalschlinge und die obere Portion des äußeren Sphinkters geschont, kann man diesen Prinzipien folgen, ohne die Kontinenz zu gefährden. Bei Patienten mit normalem Sphinkterapparat wird durch die Inzision der unteren Hälfte des inneren und äußeren Sphinkters keine Stuhlinkontinenz hervorgerufen (obwohl Störungen der Feinkontinenz manchmal möglich sind); besteht jedoch schon ein schwacher Beckenboden, kann eine Abschlußschwäche auftreten.

Präoperative Beurteilung (Tabelle 5.9). Daher ist es wesentlich, sich bereits vor dem Eingriff über den anatomischen Verlauf einer Fistel klar zu werden, wobei die Lokalisation des sphinkterperforierenden Hauptgangs und seine Beziehung zur Puborektalschlinge die entscheidende Rolle spielen. Darüber hinaus sollten sämtliche Nebengänge und verborgenen Abszesse dargestellt werden, da jede Behandlung fehlschlagen muß, falls diese nicht drainiert werden.

Der präoperative Befund sollte am wachen Patienten erhoben werden, um die Puborektalschlinge, die den anorektalen Übergang markiert, bei willkürlicher Kontraktion des Beckenbodens deutlich identifizieren zu können.

Tabelle 5.9. Analfistel: Diagnostik

Perineum	Inspektion	Äußere Öffnungen (Anzahl und Lage)
	Palpation	? Abszeß (Rötung und Schwellung) Verlauf der Gänge (perianale Induration)
Analkanal	Rektal-digitale Untersuchung	*Primärgang* Innere Öffnung (Induration) Lage Beziehung zur Puborektalschlinge ? *Nebengänge* (supralevatorische Induration)
Rektum	Rektoskopie ± Röntgenologische Untersuchung	Proktitis Karzinom Divertikulose Erkrankungen anderer Beckenorgane

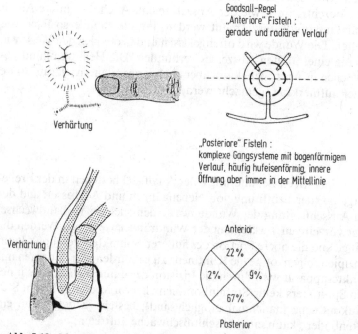

Goodsall-Regel
„Anteriore" Fisteln:
gerader und radiärer Verlauf

Verhärtung

„Posteriore" Fisteln:
komplexe Gangsysteme mit bogenförmigem
Verlauf, häufig hufeisenförmig, innere
Öffnung aber immer in der Mittellinie

Verhärtung

Anterior
22%
2% 9%
67%
Posterior

Abb. 5.12. Identifikation des sphinkterperforierenden Hauptganges

Hauptgang der Fistel (Abb. 5.12). Die innere Öffnung, die die Mündung des Fistelhauptgangs in den Analkanal darstellt, läßt sich als umschriebene Induration palpieren (so gut wie immer im Bereich der Mittellinie). Fordert man dann den Patienten auf, die Beckenbodenmuskulatur zu kontrahieren, kann man die Puborektalschlinge identifizieren. Auf diese Weise läßt sich ungefähr abschätzen, wieviel Sphinktermasse zwischen der Puborektalschlinge und der inneren Fistelöffnung vorhanden ist (Abb. 5.13). Nur gelegentlich wird die verbleibende Sphinktermasse so gering sein, daß mit einer Freilegung der Fistel die Kontinenz gefährdet wird. Es braucht einige Erfahrung, um die Situation sicher beurteilen zu können. Hält man eine Freilegung der Fistel jedoch für zu risikoreich, kann der Eingriff abgewandelt werden, indem man z. B. einen Faden einzieht, entweder, um ihn als Drainage zu belassen oder um die Fistel in mehreren Sitzungen anzugehen (Fadenmarkierung).

Abgesehen von den seltenen Fällen einer suprasphinktären Fistel spielt der perisphinktäre Fistelverlauf eine nicht so große Rolle wie die Lokalisation der inneren Öffnung. Manchmal läßt sich der Fistelgang jedoch als strangförmige, subkutane Verhärtung tasten. Um sich über seine Richtung klar zu werden, kann man auch die Goodsall-Regel anwenden. Diese besagt, daß Fisteln, deren äußere Öffnung im Bereich der vorderen Hemisphäre des Afters liegt, meistens radiär, also gerade zum Lumen des Analkanals ziehen. Fisteln hingegen, die ihre äußere Öffnung im Bereich der hinteren Zirkumferenz haben, münden gewöhnlich bogenförmig in eine Krypte der hinteren Mittellinie.

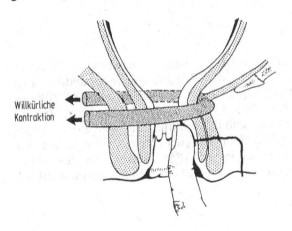

Willkürliche
Kontraktion

Abb. 5.13. Lagebestimmung des Fistelhauptganges in bezug zur Puborektalschlinge

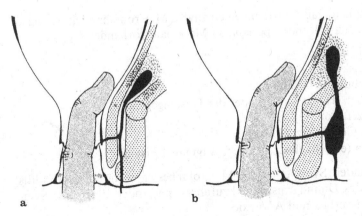

a   b

Abb. 5.14a, b. Ausschluß sekundärer Fistelgänge und Abszesse bei supralevatorischem Infiltrat. Entstehung des Abszesses **a** aus einer intersphinktären, **b** aus einer transsphinktären Fistel

Sekundäre Gänge und Abszesse (Abb. 5.14). Nebengänge lassen sich an Hand von Indurationen fern des primären Fistelganges identifizieren. In der Praxis wird man am ehesten mit supralevatorisch tastbaren Infiltraten zu tun haben. Die Abb. 5.14 zeigt Beispiele einer sekundären Fistelung über die Puborektalschlinge hinaus. In Abb. 5.14a handelt es sich dabei um die direkte Ausbreitung eines intersphinktären Eiterherdes in den supralevatorischen Raum, während Abb. 5.14b den Ausläufer einer transsphinktären Fistel darstellt, die sekundär durch die Levatorenplatte in den pararektalen Raum eingebrochen ist. In beiden Fällen läßt sich der entzündliche Prozeß im Bereich des Levator ani als Induration oberhalb des anorektalen Rings tasten. Bei einem solchen Befund weiß der Operateur, daß die einfache Freilegung des Fistelhauptganges nicht ausreicht und daß ein Nebengang vorhanden sein muß.

Detaillierte Abhandlungen über die operative Behandlung der verschiedenen Formen einer Analfistel findet der Leser in den Lehrbüchern der Chirurgie.

Analer M. Crohn

Ist beim M. Crohn der Dickdarm betroffen, kommt es bei etwa 50–70% der Patienten zu analen Läsionen. In etwa 1/4 der Fälle gehen diese der abdominalen Symptomatik voraus. Beim reinen Crohn-Befall des Ileums und des Zökums treten anale Veränderungen in etwa 10–30% der Fälle auf. In Tabelle 5.10 sind die verschiedenen Arten von Läsionen und ihre relative Häufigkeit zusammengestellt. Das klinische Erscheinungsbild kann akut oder chronisch sein, je nach Art der analen Pathologie. In einigen Fällen leiden Crohn-Patienten vorwiegend unter ihren analen Läsionen, in anderen Fällen steht die übrige Symptomatik im Vordergrund.

Diagnose

Die Wahrscheinlichkeit, daß es sich um einen analen M. Crohn handelt, ist umso größer, wenn eines der folgenden perianalen Merkmale vorhanden ist:

- Multiple anale Läsionen
- Ödematöse Marisken
- Bläuliche Verfärbung der Haut
- Mitbeteiligung der großen Labien oder der Leistengegend
- Schmerzlose Ulzeration
- Ausgedehnte fistulöse Abszedierungen
- Hohe Analfisteln (einschließlich der rektovaginalen Fisteln).

Daneben können andere Symtpome eines M. Crohn bestehen, die auf eine Kolitis oder einen Befall des Dünndarms zurückzuführen sind, oder allgemeine Symptome wie Gewichtsverlust und Anorexie.

Bei der Durchuntersuchung wird man manchmal einen allgemeinen oder abdominalen Befund erheben, der für einen M. Crohn spricht. Am ehesten werden

Tabelle 5.10. M. Crohn: Anale Befunde bei Aufnahme (bei 127 von 251 neuen Patienten des St. Mark's Hospitals, London, 1979–1983)

Fissur	59
Fistel/Abszeß	34
Ödematöse Mariske	22
Ulzerationen	12
Hautödem	9
Rektovaginale Fistel	4
Bläuliche Hautverfärbung	2

sich bei der Rektoskopie Auffälligkeiten zeigen, wobei es sich am häufigsten um eine fleckförmige Entzündung handelt. Der gesamte Darmtrakt sollte dann radiologisch abgeklärt werden. Biopsien aus dem Rektum zeigen in etwa 75 % der Fälle die typischen epitheloidzelligen Granulome; weniger häufig (33 %) werden sie in Probebiopsien aus der analen Läsion selbst gefunden.

Therapie

Ziel der Behandlung sollte sein, die Symptome mit dem kleinstmöglichen Eingriff zu lindern.

Analfissur

Mit einer Sphinkterotomie riskiert man, eine nichtheilende, eiternde perianale Wunde zu erzeugen. Daher scheint die Sphinkterdehnung das geeignetere Verfahren zu sein; allerdings muß man dabei sehr sanft vorgehen, um einen Sphinkterschaden zu vermeiden.

Abszeß

Anorektale Abszesse sollten operativ entlastet werden. Bei einem supralevatorisch gelegenen Abszeß kann ein ausgedehnter lokalchirurgischer Eingriff notwendig werden.

Analfistel

Die meisten Analfisteln, die in Verbindung mit einem M. Crohn auftreten, münden deutlich unterhalb der Puborektalschlinge in den Analkanal. Tiefe Fisteln dieses Typs machen 2/3 aller Fälle aus; sie haben damit nur einen leicht geringeren Anteil an der Gesamtzahl als bei Fistelpatienten ohne M. Crohn (73 %). Legt man tiefe Fisteln, die im Rahmen eines M. Crohn auftreten, in konventioneller Weise frei, kommt es in 90 % der Fälle zur Ausheilung. Ein solches Vorgehen ist daher die Therapie der Wahl. Nach Freilegung einer hohen Fistel tritt nur in etwa 50 % der Fälle eine Heilung ein. Aus diesem Grunde sollte man hier die Entscheidung, ob man die Fistel freilegt oder sich mit der Eröffnung des Abszesses begnügt und damit die Schmerzen und den akuten Entzündungszustand beseitigt, vom Einzelfall abhängig machen. Entscheidet man sich für die zweite Möglichkeit, so hat es sich gezeigt, daß die Patienten oft eine ständige geringe Eiterabsonderung tolerieren und sie trotz dieses Handikaps ein normales Leben führen können. Manchen kann man helfen, indem man zusätzlich Cotrimoxazol und Metronidazol gibt, was häufig eine Verringerung der putriden Sekretion zur Folge hat, nur selten jedoch eine anhaltende Abheilung hervorruft.

Es gibt einige Belege dafür, daß bei gleichzeitig bestehendem intestinalen Befall eine Resektion die Abheilung einer Analfistel begünstigen kann. Dabei scheinen die Chancen größer, wenn es sich um einen Befall des Dünndarms handelt. Ein schweres anorektales Fistelleiden, das durch lokalchirurgische Maßnahmen nicht beherrscht werden kann, stellt eine Indikation zur Proktokolektomie dar. In der Praxis wird diese aber nur bei einem kleinen Prozentsatz von Patienten mit Fisteln erforderlich (10–15 %), und wenn, so besteht meistens ein schwerer rektaler Crohn-Befall, der für die Indikation mit ausschlaggebend ist. Lokalchirurgische Maßnahmen reichen also in den meisten Fällen aus, allerdings können wiederholte Eingriffe notwendig werden.

Hämorrhoiden

Die Behandlung von Hämorrhoiden hat bei Patienten mit M. Crohn eine hohe Komplikationsrate (50 %), insbesondere die Hämorrhoidektomie, nach der es zu chronischen, nichtheilenden Wunden oder Fisteln (67 %) kommen kann, die u. U. eine Resektion des Rektums erfordern. Daher gilt beim M. Crohn die operative Behandlung von Hämorrhoiden als kontraindiziert.

Ulzerationen und Wunden

In hypochloriger Lösung oder Prednisolon getränkte Gazekompressen eignen sich als Wundverband am besten. Besteht eine starke Eiterung, sind regelmäßige Sitzbäder und Spülungen der Wunde mit Kochsalzlösung ratsam. Manchmal wird es nötig, subkutane Fisteln freizulegen oder Mariske abzutragen.

Stenose

Eine anale oder rektale Stenose kann gewöhnlich digital oder instrumentell (Hegar-Stifte) aufgedehnt werden. Nur selten wird eine Rektumresektion notwendig.

Hidradenitis suppurativa

Bei der Hidradenitis suppurativa handelt es sich um eine recht häufige Erkrankung, die leicht mit einer Analfistel verwechselt werden kann. Sie beruht auf einer Infektion der apokrinen Schweißdrüsen; diese finden sich in den Axillen, in den Leisten, am Nacken und den äußeren Genitalien, auf den Warzenhöfen der Mammae und im Analbereich. Bei etwa 1/3 der Patienten mit Hidradenitis treten anale Läsionen auf. Vorwiegend erkranken junge Menschen, jedoch nicht bevor die Drüsen nach der Pubertät ihre Funktion aufzunehmen beginnen. Die Erkrankung verteilt sich nahezu gleichmäßig auf beide Geschlechter, obwohl der perianale Befall bei Männern häufiger zu sein scheint. Eine Verbindung besteht zur Acne conglobata.

Die Ursache ist unbekannt, vermutlich handelt es sich aber um eine abnorme Sekretproduktion der Drüsen. Retention und Stase führen zu einer Infektion, die abszediert. Da die Drüsen tief in der Kutis gelegen sind, kann sich die eitrige Einschmelzung im Subkutangewebe ausbreiten, wodurch entweder Fistelgänge oder große unterminierte Hautbezirke entstehen, die mit Granulationsgewebe ausgekleidet sind (Abb. 5.15). In einiger Entfernung vom Primärherd kann der subkutane Prozeß als Sinus an die Oberfläche durchbrechen. Dieses infektiöse Geschehen wird ständig von Reparationsvorgängen begleitet, die schließlich in der Haut und im subkutanen Gewebe eine Fibrose hervorrufen.

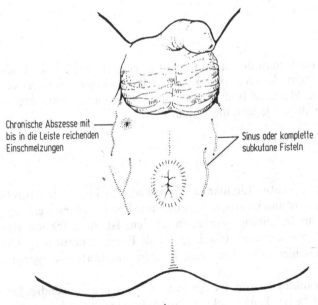

Chronische Abszesse mit bis in die Leiste reichenden Einschmelzungen

Sinus oder komplette subkutane Fisteln

Abb. 5.15. Hidradenitis suppurativa

Diagnose

Symptome

Die Erkrankung beginnt gewöhnlich mit einem umschriebenen, druckempfindlichen Knoten im Bereich einer apokrinen Drüse. Dieser Knoten bildet sich innerhalb weniger Tage allmählich zurück. Dabei kann es, muß es aber nicht, zu einer putriden Sekretion kommen. Wiederholte Exazerbationen der Entzündung an gleicher Stelle sind möglich, während sich gleichzeitig neue Erkankungsherde ausbilden. Die Sekretion aus den Sinus kann vorübergehend ruhen; tritt sie wieder auf, lassen die Schmerzen nach. Gewöhnlich ist das Sekret dünnflüssig, dennoch aber eitrig, und hat einen unangenehmen Geruch.

Befund

Bei der Inspektion der Perianalregion wird man kleine, nur wenige Millimeter große Knoten erkennen. In schweren Fällen imponieren eine deutliche Verdikkung und ödematöse Verquellung der umgebenden Kutis sowie eine Induration entlang der subkutanen Fistelgänge. Häufig kommunizieren die einzelnen Sinus untereinander und bilden dadurch vollständige subkutane Fisteln.

Auch alle anderen Körperstellen, die zu der Erkrankung neigen, sollten aufmerksam inspiziert werden. Wichtig ist außerdem eine komplette anorektale Untersuchung, da eine Hidradenitis mit einer Analfistel, möglicherweise auch mit einem Plattenepithelkarzinom der perianalen Haut vergesellschaftet sein kann.

Differentialdiagnose

Auf den ersten Blick kann man die Erkrankung mit einer Furunkulose, einem infizierten Atherom, einem akuten perianalen Abszeß oder einer Analfistel verwechseln. Das typische klinische Bild und das häufig simultane Auftreten an anderen Körperstellen sichert jedoch die Diagnose.

Therapie

Die Behandlung erfolgt operativ. Ein lokaler Abszeß wird inzidiert, die Abszeßhöhle kürettiert. Komplette und inkomplette subkutane Fisteln sollten freigelegt, kürettiert und der Sekundärheilung überlassen werden. Ist die Infektion sehr ausgedehnt, wird gelegentlich eine großflächige, lokale Exzision notwendig. Um die Wundheilung zu beschleunigen, kann eine Hauttransplantation vorgenommen werden.

Entstehen neue Erkrankungsherde, werden weitere Eingriffe notwendig. Unglücklicherweise gibt es bisher keine effektive Prophylaxe.

Sexuell übertragbare Krankheiten

Die Häufigkeit sexuell übertragbarer Krankheiten nimmt zu und ist zu einem weitverbreiteten epidemischen Problem geworden. Die Syphilis ist heute häufiger als vor 10 Jahren, und man schätzt, daß auf der ganzen Welt jährlich über 200 Millionen Menschen an Gonorrhö erkranken. Und als ob das nicht schon genug wäre, treten unspezifische genitale Infektionen noch häufiger auf, wobei in mindestens 50 % der Fälle Chlamydia trachomatis als Erreger verantwortlich zu sein scheint.

Diagnose

Mit Sicherheit wird man in einer proktologischen Ambulanz auf Patienten mit sexuell übertragbaren Krankheiten treffen; das Problem ist, sie zu identifizieren. Viele dieser Krankheiten verursachen anale Läsionen. Dazu zählen die Syphilis (luetischer Primärinfekt, Condylomata lata), die Condylomata acuminata, AIDS, der Herpes simplex, das Molluscum contagiosum, die perianalen Pilzinfektionen und seltene Erkrankungen, wie der weiche Schanker und das Granuloma inguinale. Andere Krankheiten, wie z. B. die Gonorrhö und unspezifische genitale Infektionen, verursachen eine Proktitis ohne äußere Manifestation. Bei Frauen verläuft die Gonorrhö häufig asymptomatisch. In Großstädten kommt sie 3- bis 4mal häufiger vor als in ländlichen Gegenden. Männliche Patienten sind oft homosexuell.

Obwohl sie häufig sind, werden sexuell übertragbare Krankheiten fehldiagnostiziert, wenn man sie nicht in die Differentialdiagnose mit einbezieht. Jede anale Hautläsion sollte als verdächtig gelten, da z. B. ein luetischer Primäraffekt ähnlich aussehen kann wie eine einfache Fissur, eine Mariske, ein analer M. Crohn oder ein Analkarzinom.

Die Genitalien sollten immer untersucht werden. Ist man sich über den Befund unsicher, veranlaßt man besser die entsprechenden serologischen und bakteriologischen Untersuchungen. Bei Affektionen wie Condylomata acuminata, von denen bekannt ist, daß sie durch genitalen Kontakt übertragen werden, sollten diese Untersuchungen routinemäßig erfolgen.

Therapie

Zur Behandlung gehört neben der eigentlichen Therapie auch das Auffinden möglicher Kontaktpersonen. Ist die Diagnose einer sexuell übertragbaren Krankheit gesichert, muß der Patient in eine entsprechende fachärztliche Behandlung weitergeleitet werden. Der Proktologe kann jedoch dazu beitragen, die Kontaktpersonen zu identifizieren und dem Patienten die Diagnose und die Notwendigkeit sexueller Abstinenz während des infektiösen Stadiums klar zu machen.

Syphilis

Die Syphilis wird durch direkten körperlichen Kontakt übertragen; Erreger ist das Treponema pallidum. In der westlichen Welt betreffen 50 % der Erkrankungsfälle männliche Homosexuelle, wobei die Infektion gewöhnlich durch analen Geschlechtsverkehr übertragen wird. Die Erkrankung beginnt mit einem Primäraffekt, dessen Inkubationszeit etwa 4–5 Wochen beträgt. Er entsteht an der Stelle des direkten Kontakts, d. h. gewöhnlich am Afterrand, im Analkanal, im Bereich der Vulva oder an der Glans penis. Es imponiert eine erhabene, zirkuläre indurierte Läsion mit einem Durchmesser von etwa 1 cm. Dieser Primäraffekt kann sezernieren und schmerzen, heilt aber spontan nach etwa 2 Wochen ab. Während dieses Stadiums sind die inguinalen Lymphknoten vergrößert.

Einige Wochen später tritt das zweite Stadium der Erkrankung auf. Hierbei handelt es sich um eine systemische Affektion mit Fieber, Abgeschlagenheit, Lymphadenopathie, Arthropathie und generalisiertem Hautausschlag, der vielen anderen Hautkrankheiten ähneln kann. Nach wenigen Wochen klingen diese Erscheinungen ab. Während dieses Stadiums kann man um den Anus herum die Condylomata lata beobachten. Sie haben eine flache Oberfläche mit leicht erhabenem Rand und produzieren ein Exsudat, in dem sich der Erreger reichlich nachweisen läßt. Das tertiäre Stadium der Syphilis, mit Befall des Nerven- und Gefäßsystems und der Ausbildung von Gummata, entwickelt sich einige Jahre später.

Die Diagnose kann durch den Nachweis des Erregers im Dunkelfeldmikroskop gestellt werden. Als Untersuchungsmaterial kommt Exsudat aus einem Primäraffekt oder aus Condylomata lata in Frage. Von den serologischen Untersuchungen, die in Tabelle 5.11 zusamengestellt sind, gilt der TPHA-Test als der wichtigste Luessuchtest, da er im Gegensatz zum VDRL-Test sehr spezifisch ist, früher – 3. Woche post infectionem – positiv wird, und alle Syphilisstadien erfaßt. Der VDRL-Test eignet sich dagegen besser zur Therapiekontrolle, da er bei ausreichender Behandlung im Titer zurückgeht oder gar negativ wird. Da es möglich ist, daß der Patient gleichzeitig an einer Gonorrhö leidet, sollten auch immer Abstriche von Urethra, Vagina und Rektum zur bakteriologischen Untersuchung eingeschickt werden.

Gonorrhö

Die Gonorrhö ist eine häufige Erkrankung; sie beruht auf einer Infektion mit Neisseria gonorrhoeae. Gonokokken sind pathogene Schleimhautparasiten und führen in Vagina, Urethra, Rektum und Oropharynx zu einer eitrigen Entzündung. Etwa 1/3 der Patienten sind männliche Homosexuelle. Die Inkubationszeit beträgt 2–10 Tage. Anorektale Infektionen entstehen sowohl durch homo- wie durch heterosexuellen Analverkehr, man nimmt aber an, daß ein rektaler Befall bei Frauen auch von einer genitalen Infektion (Autoinokulation infolge mangelnder Hygiene) herrühren kann. In der Hälfte der Fälle verläuft die anorektale gonorrhoische Infektion symptomlos; sind Symptome vorhanden, handelt es sich gewöhnlich um analen Ausfluß mit perianalem Mißempfinden. Äußere Zeichen

Tabelle 5.11. Syphilis: Nachweisverfahren

Nachweisverfahren	Untersuchungsmaterial	Art des Nachweises	Reaktion	Bemerkungen
TPHA-(Treponema-pallidum-Hämagglutinations-) Test[a]	Serum	Hämagglutination	Früh (2.–3. Woche post infectionem)	Sehr spezifisch, preiswert. Lebenslang positiv, auch bei ausgeheilter Infektion
VDRL-(Veneral Disease Research Laboratories-) Test	Serum	Mikroflockung	Spät (5.–6. Woche post infectionem)	Geringe Spezifität, preiswert Verlaufskontrolle!
FTA-(Fluoreszenz-Treponema-pallidum-Antikörper-Absorptions-) Test	Serum	Indirekte Immunofluoreszenz	Früh (2. Woche post infectionem)	Spezifisch, sensitiv, teuer
Dunkelfeldmikroskopie	Aus Läsionen gewonnenes Reizserum (lebende Spirochäten)	Direkter Erregernachweis	Sofort	
WaR (Wassermann-Komplementbindungsreaktion)	Nicht mehr in Gebrauch			
TPI (Treponemen-Immobilisationstest)	Nur zur Klärung von Zweifelsfällen			

[a] Suchreaktion.

sind meistens nicht vorhanden, proktoskopisch lassen sich jedoch pathologische Veränderungen erkennen. Die Schleimhaut ist ödematös und oft eitrig belegt. Es fehlt die deutliche Gefäßinjektion, wie man sie bei einer Colitis ulcerosa oder einem M. Crohn beobachten kann, auch Ulzerationen sind selten. Gewöhnlich ist nur das untere Rektum befallen, obwohl man gelegentlich Veränderungen bis zum distalen Sigma finden kann. Die Diagnose läßt sich durch Isolierung des Erregers aus Abstrichen der Urethra, des Rektums oder der Vagina stellen. Dazu muß das Untersuchungsmaterial unverzüglich auf ein geeignetes Transportmedium (z. B. Stewarts Medium) übertragen und so schnell wie möglich verarbeitet werden.

Unspezifische genitale Infektionen

Einer der größten Fortschritte der letzten Jahre auf dem Gebiet der urogenitalen Erkrankungen liegt in der Erkenntnis, daß viele Fälle unspezifischer Infektionen von Chlamydia trachomatis verursacht werden. Hierbei handelt es sich um einen Erreger der Psittakose-Trachoma-Gruppe. Verbesserte Kulturmethoden erlauben heute die Isolation des Mikroorganismus (bei sorgfältiger Untersuchung). Werden mehrere Abstriche entnommen, läßt sich der Erreger bei über 50 % der Patienten mit einer unspezifischen Genitalinfektion nachweisen.

Klinik und Verlauf der Erkrankung ähneln sehr der Gonorrhö. Es kommt zur Urethritis, Vaginitis und Proktitis, wobei letztere auf eine Infektion bei analem Sexualkontakt zurückzuführen ist. Eine Proktitis kann einen Ausfluß mit analen Reizerscheinungen verursachen; die rektoskopischen Befunde gleichen denen bei einer gonorrhoischen Proktitis, wobei zusätzlich kleine follikuläre Knötchen auf der Rektumschleimhaut imponieren. Manchmal besteht eine Affektion der Augen (Konjunktivitis) und der Gelenke (M. Reiter). Zur Identifikation des Erregers sind Abstriche aus dem Rektum, der Urethra und der Vagina nötig.

Condylomata acuminata (Feigwarzen)

Condylomata acuminata sind weit verbreitet. Sie werden durch eine Antigenvariante des Papillomavirus verursacht, das für die Entstehung kutaner Warzen verantwortlich ist. Die Übertragung erfolgt durch direkten Kontakt; bei über 50 % der Patienten handelt es sich um männliche Homosexuelle.

Diagnose

Symptome. Manchmal bemerkt der Patient die kleinen Warzen gar nicht, sondern klagt lediglich über Jucken und Nässen oder Blutspuren auf dem Toilettenpapier. Aufgrund der Schwierigkeiten, eine ordentliche Analhygiene aufrecht zu halten, kommt es zu einem unangenehmen Geruch, der durch übelriechende Sekretion und die ständige Stuhlverschmutzung hervorgerufen wird.

Klinischer Befund. Die Warzen sind gewöhnlich nur wenige Millimeter groß, können aber zwischen Stecknadelkopfgröße und 1–2 cm Durchmesser variieren. Kleine Warzen sind breitbasig und halbrund, werden sie größer, sind sie gestielt und entwickeln eine fein gezackte Oberfläche. Gewöhnlich treten sie zu mehreren auf, wobei sie manchmal den Anus und die Perianalregion rasenartig bedecken. Sie können sich bis auf die Labien, das Skrotum und in die Leistenregion ausbreiten; oft ist der Penis befallen. In etwa 50 % der Fälle kriechen sie in den Analkanal hinein, und in etwa 10 % ist das untere Rektum betroffen. Die Warzen haben eine Tendenz zu spontaner Rückbildung; in dieser Phase besitzen sie eine glatte Oberfläche, die oft von einem dunklen Punkt überragt wird.

Condylomata accuminata gelten als präkanzerös. Gelegentlich wachsen sie zu Riesenkondylomen aus (Buschke-Löwenstein-Tumor), die histologisch das Bild eines gutartigen Tumors zeigen, aber auch maligne entarten können. Im allgemeinen wird das Risiko einer malignen Entartung als gering eingeschätzt. In der Literatur finden sich jedoch auch Berichte, die die Häufigkeit eines echten Plattenepithelkarzinoms mit 2 % angeben.

Der Ausschluß anderer sexuell übertragbarer Krankheiten, insbesondere von Syphilis und Gonorrhö, ist von wesentlicher Bedeutung. Daher sollten die entsprechenden serologischen Untersuchungen veranlaßt und, falls irgendein Verdacht auf eine gonorrhoische Proktitis besteht, auch Abstriche aus dem Rektum entnommen werden.

Condylomata acuminata können mit Marisken, Condylomata lata und einem Plattenepithelzellkarzinom verwechselt werden. Besteht diesbezüglich Unsicherheit, ist der mikroskopische Nachweis des Erregers bzw. die histologische Klärung anzustreben.

Behandlung

Man kann Kondylome behandeln, indem man sie mit 25%igem Podophyllinspiritus verätzt, direkt in die Warzen eine zytotoxische Substanz (z. B. Bleomycin) einspritzt oder sie operativ zerstört oder exzidiert. Sind nur wenige Warzen vorhanden, ist Podophyllin geeignet. Da es die Haut reizt, darf es mit einem kleinen Wattestäbchen nur auf die einzelnen Warzen aufgetragen werden. Die Behandlungen, gewöhnlich 2mal pro Woche, werden so lange fortgesetzt, bis die Warzen verschwunden sind. Bestehen offene Wunden oder eine Fissur, kommt eine Ätzbehandlung nicht in Frage. Sind der Analkanal und das Rektum befallen, ist diese Art der Behandlung ebenfalls ungeeignet. Ein weiterer Nachteil liegt in der Tatsache, daß häufige und regelmäßige Sitzungen erforderlich sind. Die direkte Injektion von Bleomycin in die Warzen ist angeblich in 70 % der Fälle erfolgreich.

Bei ausgedehnten Kondylomen, insbesondere wenn auch der Analkanal betroffen ist, wird eine operative Therapie notwendig. Zerstört man die Warzen mit dem Elektrokauter oder kryochirurgisch, wird die gesunde Haut ebenfalls geschädigt, wodurch schmerzende, nässende Wunden entstehen, die oft nur verzögert abheilen. Diese Nachteile lassen sich vermeiden, wenn man die Kondylome mit der Schere abträgt; es bleiben saubere Wunden ohne Nekrose der Wundränder (Abb. 5.16). Postoperativ haben die Patienten nur leichte Schmerzen, die Wund-

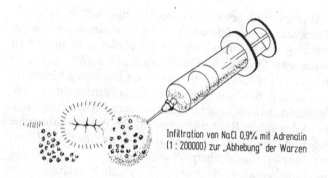

Infiltration von NaCl 0,9% mit Adrenalin
(1 : 200000) zur „Abhebung" der Warzen

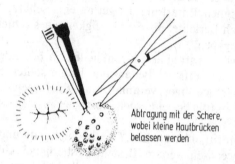

Abtragung mit der Schere,
wobei kleine Hautbrücken
belassen werden

Abb. 5.16. Condylomata
acuminata (Feigwarzen).
Abtragung mit der Schere

heilung verläuft rasch, innerhalb nur weniger Tage. Man erleichtert sich die Exzision, indem man physiologische Kochsalzlösung zusammen mit Adrenalin, in
einer Verdünnung von 1:200000, subkutan infiltriert: durch die Expansion der
Haut weichen die einzelnen Warzen auseinander, und es wird leichter, sie akkurat
zu entfernen. Gleichzeitig wirkt das Adrenalin blutstillend. Kondylome im Analkanal und im Rektum lassen sich nur operativ beseitigen, eine Behandlung mit
Podophyllin ist nicht möglich.

Werden die Kondylome mit der Schere entfernt, sind etwa 60% der Patienten
nach einer und weitere 30% nach 2 Behandlungen geheilt. In den restlichen 10%
der Fälle sind 3 oder mehr Behandlungen erforderlich.

Erworbenes Immunmangelsyndrom
(Acquired Immunodeficiency Syndrome; AIDS)

1981 meldeten die Gesundheitsbehörden in den USA das Auftreten eines erworbenen Immunmangelsyndroms bei offensichtlich vorher gesunden männlichen
Homosexuellen, die an schweren opportunistischen Infektionen, einem Kaposi-
Sarkom und lymphatischen Neoplasien erkrankt waren. Seitdem hat sich die Zahl
der AIDS-Kranken in der ganzen Welt dramatisch erhöht. Ende März 1987
waren bei der Weltgesundheitsorganisation aus 91 Ländern 44000 Patienten mit

dem Vollbild von AIDS registriert. Damit ist die Krankheit AIDS zu einer weltweiten Epidemie geworden, deren Ausbreitung unverändert anhält.

Anfang 1984 wurde in Paris und Washington etwa zur gleichen Zeit ein Retrovirus, das Human Immunodeficiency Virus (HIV), als Erreger der Krankheit entdeckt. Inzwischen konnte neben dem HIV-I ein weiteres Retrovirus, HIV-II benannt, als Erreger des Immunmangelsyndroms identifiziert werden.

Retroviren sind RNS-Viren, die mit Hilfe eines Enzyms, der *reverse transcriptase*, ihre RNS in DNS umschreiben, um sie in das genetische Material der Wirtszelle einzubauen. Damit entzieht sich das Virus allen zellulären und humoralen Abwehrmechanismen. Das HIV-Virus ist ein lymphotropes und neurotropes Virus mit einer besonderen Affinität zu bestimmten T-Lymphozyten, den sog. Helferlymphozyten. Durch Aktivierung dieser Zellen kommt es zur Virusneubildung und zur Zerstörung der Wirtszelle selbst. Der Verlust der T-Helferlymphozyten führt zu einem zellulären Immundefekt, der das Auftreten opportunistischer Infektionen begünstigt.

Das HIV-Virus wird durch Inokulation infizierten Bluts und durch Geschlechtsverkehr übertragen. Die Kontagiosität ist noch niedriger als die der Hepatitis B. Die Inkubationszeit kann bis zu 10 Jahren und mehr betragen.

Bis heute sind von dem Vollbild der Erkrankung v. a. sog. Risikogruppen betroffen (Tabelle 5.12), doch scheint sich die Krankheit auch in die Normalbevölkerung außerhalb dieser Risikogruppen auszubreiten. Die Letalität ist außerordentlich hoch: nach Diagnosestellung des Vollbildes von AIDS beträgt die mittlere Überlebenszeit 12–18 Monate, nach 5 Jahren sind 95 % der Kranken verstorben.

Der klinische Verlauf der Krankheit zeichnet sich im Regelfall durch ein in mehrere Stadien zu unterteilendes Krankheitsbild aus: Etwa 20 % aller HIV-Infizierten entwickeln eine sog. akute HIV-Krankheit, die den klassischen Symptomen eines Virusinfektes entspricht. Im weiteren Verlauf kommt es über das Lymphadenopathiesyndrom (LAS) und den AIDS-Related-Complex (ARC) zum Vollbild von AIDS.

3 Voraussetzungen müssen erfüllt sein, um die Diagnose AIDS zu stellen: Positive HIV-Serologie, zellulärer Immundefekt und sicherer Nachweis eines Kaposi-Sarkoms, eines zentralnervösen Befalls eines Non-Hodgkin-Lymphoms oder einer opportunistischen Infektion mit Parasiten, Bakterien, Pilzen oder Viren. Die Tabelle 5.13 gibt eine Übersicht über die opportunistischen Infektionen, die bei Patienten mit AIDS auftreten. Häufigster Erreger ist Pneumocystis carinii; es können sich aber auch schwerste Infektionen mit Candida, Herpes simplex, Toxo-

Tabelle 5.12. Risikogruppen für HIV-Infektionen (Nach Göbel)

1. Homo- und bisexuelle Männer
2. Fixer
3. Hämophile
4. Empfänger von Bluttransfusionen bis 1985
5. Kinder von HIV-Müttern
6. Sexualpartner von HIV-Infizierten

Tabelle 5.13. Die häufigsten opportunistischen
Infektionskrankheiten bei AIDS (Nach Göbel)

1. Pneumocystis -carinii-Pneumonie
2. Zerebrale Toxoplasmose
3. Candida-albicans-Infektion
4. Atypische Mykobakteriose
5. Zytomegalievirusinfektion
6. Kryptosporidiose
7. Herpes-simplex-Virusinfektion

plasma gondii, Cryptococcus neoformans und dem Zytomegalievirus entwickeln.
Häufig treten auch entzündliche Darmerkrankungen wie Amöbiasis, Lambliasis,
Shigellose, Salmonellose und Campylobacterenteritis auf.

Das Immunmangelsyndrom kann als Pneumonie, Enteritis, generalisierte
Lymphadenopathie, Enzephalopathie, Soor oder Herpesinfektion in Erscheinung
treten. Eine Herpesinfektion verursacht oft ausgedehnte genitale und perianale
Ulzerationen, so daß man in jeder proktologischen Ambulanz mit AIDS-Kranken konfrontiert werden kann. Solche Läsionen, die leicht mit einem analen
Crohn zu verwechseln sind, werden häufig zusätzlich durch schwere Diarrhöen
unterhalten, wobei sich allerdings in 20 % der Fälle kein spezifischer Erreger
nachweisen läßt. Nicht heilende Ulzerationen, die länger als 2 Monate bestehen,
erfüllen bei positiver HIV-Serologie und nachgewiesenem Immundefekt ebenfalls
die Voraussetzungen, um das Vollbild von AIDS zu diagnostizieren.

Besteht klinischer Verdacht auf eine HIV-Infektion, sollte ein HIV-Antikörper-
test veranlaßt werden. Durch monoklonale Antikörperreaktionen läßt sich ein
Abfall der Helferzellen in der T-Lymphozytenpopulation nachweisen.

Weitere Untersuchungen dienen der Isolation eines möglichen Erregers opportunistischer Infektionen, wobei neben Blut-, Urin- und Stuhlproben auch Abstriche aus dem Pharynx und der kutanen Ulzera in Frage kommen.

Die Prognose des Vollbildes von AIDS ist infaust. Unklar ist, wieviele HIV-in-
fizierte Personen das Vollbild von AIDS entwickeln und daran sterben. Die Angaben in der Literatur liegen zwischen 5 und 70 %, mit einer deutlichen Tendenz zu
höheren Zahlen, je mehr Untersuchungen vorliegen. Eine wirksame Therapie ist
derzeit noch nicht bekannt. Erste, noch mit Vorbehalt zu betrachtende Erfolge
sind bei der Behandlung mit Azidothymidin zu beobachten. Weitere Präparate
sind derzeit in Entwicklung, in vivo jedoch noch nicht erprobt. Auch eine Imp-
fung zur Verhinderung der Infektion scheint als prophylaktische Behandlung der
gesamten Bevölkerung noch in relativ weiter Ferne zu sein.

Herpes simplex

Herpes simplex wird durch das menschliche Herpesvirus vom Typ 2 verursacht,
das durch direkten sexuellen Kontakt übertragen wird. Es entstehen typische
Hautveränderungen am Penis und in der anorektalen Region. Die Inkubationszeit liegt bei 25 Tagen. Die Infektion kündigt sich durch Schmerzen an, die sehr
erheblich sein können. Nach 2 – 3 Tagen entstehen die typischen kleinen Bläschen.

In diesem Stadium reduzieren sich die Schmerzen auf ein Brennen und Jucken. Die Bläschen verkrusten und heilen spontan ab. Manchmal kommt es zu einer Superinfektion mit inguinaler Lymphadenopathie. Spontane Rezidive sind möglich.

Die Diagnose stellt sich an Hand des klinischen Bildes. In Gewebekulturen läßt sich ein typischer zytopathogener Effekt demonstrieren. Eine gleichzeitig bestehende Infektion mit anderen sexuell übertragbaren Erregern muß ausgeschlossen werden.

Bisher gibt es noch keine spezifische Behandlung. Die lokale Applikation von Steroiden und Idoxuridin haben sich als erfolglos erwiesen. Hingegen soll Acyclovir (Zovirax) von Nutzen sein, insbesondere wenn man es frühzeitig einsetzt. Die symptomatische Behandlung umfaßt Analgetika und lokale Verbände.

Molluscum contagiosum

Molluscum contagiosum wird durch ein Virus der Pockengruppe verursacht und durch direkten physischen Kontakt im Bereich des gesamten Körpers einschließlich der Anogenitalregion übertragen. Die Inkubationsdauer beträgt 3–6 Wochen, die Hautveränderungen bestehen aus flachen, runden, in der Mitte nabelförmig eingedellten Bläschen mit einem Durchmesser von 1 mm. Es bestehen keine Schmerzen. Die besondere Bedeutung der Erkrankung liegt darin, daß sie Hinweis auf eine schwerwiegendere sexuell übertragbare Infektionskrankheit ist. Trägt man auf die einzelnen Bläschen unverdünnte Phenollösung auf, werden sie sofort zerstört.

Lymphogranuloma venereum

Das Lymphogranuloma venereum ist eine seltene Erkrankung, dessen Erreger zu der Gruppe der Chlamydien gehört. Nach einer Inkubationszeit von 1–4 Wochen erscheint eine kleine bläschenförmige Läsion, die rasch wieder verschwindet, aber von einer Vergrößerung der inguinalen Lymphknoten gefolgt ist. Die vergrößerten Lymphknoten konfluieren zu einem indurierten Tumor, oft verbunden mit einem darüberliegenden Hauterythem. Gleichzeitig können grippeartige Symptome auftreten, wie allgemeine Schwäche, Appetitlosigkeit, Fieber und Kopf- und Gliederschmerzen. Das Krankheitsbild variiert in Abhängigkeit von der Eintrittspforte des Erregers. Eine Infektion des Rektums verursacht eine Proktitis, die manchmal zu Fisteln oder Strikturen führt; durch eine Vergrößerung der intraabdominalen Lymphknoten können Schmerzen im Bereich des Beckens entstehen. Die chronische Entzündung kann das Lymphabflußsystem derart schädigen, daß es zu einem Lymphödem kommt.

Die Diagnose ergibt sich aus der Anamnese und dem klinischen Bild und läßt sich durch eine Komplementbindungsreaktion bestätigen. Als antibiotische Therapie werden Tetrazykline über einen Zeitraum von 14 Tagen verabreicht. Sämtliche Sexualpartner sollten ebenfalls untersucht und, wenn nötig, behandelt werden.

Ulcus molle und Granuloma inguinale

Das Ulcus molle (weicher Schanker) und das Granuloma inguinale treten in Europa nur selten auf. Erreger des Ulcus molle ist Haemophilus ducreyi. Die Krankheit äußert sich lokal durch Knötchen und Pusteln, die rasch zu Geschwüren konfluieren und tief eiternde Gewebedefekte hervorrufen können. Verwechslung mit einer Herpesinfektion ist möglich. Die Diagnose wird durch direkten Bakteriennachweis im Eiter oder durch Anlegen einer Kultur gestellt. Mit Sulfonamiden und Tetrazyklinen läßt sich die Erkrankung gut behandeln.

Erreger des Granuloma inguinale ist Calymmatobacterium granulomatis, ein gramnegatives Bakterium, das eine chronische granulomatöse Entzündung in der Umgebung der Eintrittspforte hervorruft. Klinisch imponieren rote, harte und glänzende Gewebewucherungen im Bereich des Anus oder der Genitalien. Die Diagnose wird durch eine Biopsie gesichert. Hohe Dosen von Tetrazyklinen oder Streptomycin sind gewöhnlich wirksam.

Maligne anale Tumoren

Die malignen Tumoren des Anus machen nur 3–5 % der kolorektalen Karzinome aus. Histologisch werden sie eingeteilt in:

- Plattenepithelkarzinom
- Basoloides Karzinom (kloakogenes Karzinom)
- Adenokarzinom
- Basalzellkarzinom (Basaliom)
- Malignes Melanom

In über 60 % der Fälle liegt ein Plattenepithelkarzinom und in 20–30 % der Fälle ein basaloides Karzinom vor. Die anderen histologischen Typen sind selten.
Das Plattenepithelkarzinom entsteht aus der Analhaut des unteren Analkanals (Anoderm) oder aus der perianalen Haut, das basaloide Karzinom hat seinen Ursprung in der epithelialen Transitionalzone (Bereich der Linea dentata). Homosexuelle sind häufiger betroffen; in einigen Fällen gehen Condylomata acuminata oder ein M. Bowen voraus.

Klinisch kann man zwischen dem eigentlichen Karzinom des Analkanals (70 %) und dem Karzinom des Analrands (30 %) unterscheiden.

Plattenepithelkarzinom und basaloides Karzinom des Analkanals

Das Karzinom des Analkanals tritt häufiger bei weiblichen Patienten auf. Der Tumor kann in das Rektum hineinwachsen, aus dem Analkanal herauswachsen oder die Schließmuskulatur durchbrechen, um die Ischiorektalgrube und den Beckenboden zu infiltrieren. Abhängig von der Höhenlokalisation des Primärtumors treten Metastasen in den retrorektalen oder inguinalen Lymphknoten auf.

Diagnose

Symptome. Zu den Symptomen gehören Schmerzen, Fremdkörpergefühl, stechender Geruch, Blutung, Entleerungsschwierigkeiten, dünne Stühle und Stuhlinkontinenz. Manchmal tastet man in der Leiste einen vergrößerten Lymphknoten; auch allgemeine Symptome einer Metastasierung können vorhanden sein.

Befund.
Im Analkanal besteht ein Tumor oder ein Ulkus, die oft druckempfindlich sind. Sind die inguinalen Lymphknoten befallen, können die vergrößerten Knoten sowohl verschieblich als auch fixiert sein. Die Diagnose läßt sich bioptisch sichern, wozu eine Allgemeinanästhesie nötig sein kann.

Klinisches Tumorstadium. Metastasen der Leber und Lunge werden sonographisch bzw. röntgenologisch ausgeschlossen; bei großen Tumoren ist ein Computertomogramm des Beckens indiziert, um das Ausmaß der lokalen Ausbreitung zu erfassen.
Die klinische Klassifikation des lokalen Tumorstadiums nach dem TNM-System (Tabelle 5.14) läßt sich direkt mit der Überlebensdauer korrelieren und hat außerdem Einfluß auf die Wahl des Behandlungsverfahrens.

Behandlung

Da das Leiden selten ist, gibt es bisher keine kontrollierten klinischen Studien, die verschiedene Behandlungsverfahren miteinander vergleichen. Da sowohl das Plattenepithelkarzinom als auch das basaloide Karzinom strahlensensibel sind, bietet die Radiotherapie in den Fällen eine attraktive Alternative, in denen sonst nur eine Rektumexstirpation in Frage käme. Wie zu erwarten, hängt der Behandlungserfolg bei beiden Verfahren vom Stadium des Tumors ab. Für Tumore der Stadien T_1 und T_2 liegen die Fünfjahresüberlebensraten sowohl nach einer Ra-

Tabelle 5.14. Analkarzinom: Klinische Stadieneinteilung nach dem TMN-System. Definition der T-Stadien

Karzinom des Analkanals

T1 Weniger als $\frac{1}{3}$ der Zirkumferenz oder der Länge des Analkanals sind befallen. Der äußere Sphinkter ist nicht infiltriert
T2 Mehr als $\frac{1}{3}$ der Zirkumferenz oder der Länge des Analkanals sind befallen oder Infiltration des äußeren Sphinkters
T3 Ausbreitung in das Rektum oder auf die Haut
T4 Befall von benachbarten Strukturen

Karzinom des Analrands

T1 Durchmesser kleiner als 2 cm. Keine tiefe Infiltration der Dermis
T2 Durchmesser 2–5 cm. Oberflächliche Infiltration der Dermis
T3 Durchmesser größer als 5 cm oder Dermis durchbrochen
T4 Befall von Muskeln oder Knochen

diotherapie (entweder konventionell, 60–70 Gy, oder mittels fraktionierter, interstitieller Iridiumeinlagen, 50–60 Gy) als auch nach einer Rektumexstirpation bei insgesamt etwa 60 %. Sie fallen auf 20–30 % bei Tumoren der Stadien T_3 und T_4 oder bei bereits eingetretener Lymphknotenmetastasierung. In einer relativ hohen Zahl der Fälle (etwa 20–30 %) läßt sich mit einer Strahlenbehandlung das lokale Tumorwachstum nicht unter Kontrolle halten; außerdem wird in 5–35 % der Fälle über schwere Strahlenschäden berichtet, wobei diese eher nach einer konventionellen Radiotherapie zu erwarten sind. Bis zu 75 % der Patienten klagen nach einer Strahlentherapie über eine Abschlußschwäche. Die Rektumexstirpation hat eine Operationsletalität von 5–10 %; die Fünfjahresüberlebensraten gleichen denen nach einer Radiotherapie. Beckenrezidive treten in 15–20 % der Fälle auf. Eine kleine Gruppe selektierter Patienten mit T_1-Tumoren (etwa 5–10 % der Fälle) kommt für eine lokale Exzision in Betracht; hier liegt die Fünfjahresüberlebensrate bei 60–85 %.

In jüngerer Zeit ist ein multidisziplinäres Behandlungskonzept zur Anwendung gekommen, bei dem die Patienten vor einer abdominoperinealen Rektumexstirpation über einen Zeitraum von 3 Wochen sowohl einer konventionellen Strahlenbehandlung (30 Gy) als auch einer Chemotherapie (Fluorouracil, Mitomycin C) unterzogen werden. Dabei war das Operationspräparat in einem großen Teil der Fälle (40–55 %) frei von aktivem Turmorgewebe. Daraufhin sind seit kurzem einige Chirurgen dazu übergegangen, den Tumorbereich lediglich lokal breit zu exzidieren, sofern sich klinisch kein Anhalt für persistierendes Wachstum ergibt; läßt sich dann auch histologisch kein Karzinom mehr nachweisen, wird von einer Rektumexstirpation Abstand genommen.

Plattenepithelkarzinom des Analrands

Das Plattenepithelkarzinom des Analrands bevorzugt das männliche Geschlecht und verhält sich ähnlich wie alle übrigen Plattenepithelkarzinome der Haut. Die Tendenz, in die inguinalen Lymphknoten zu metastasieren, ist größer als beim Karzinom des Analkanals. Eine Stadieneinteilung ist ebenfalls mit Hilfe des TNM-Systems möglich (s. Tabelle 5.14). Die Behandlung besteht entweder in einer Radiotherapie oder in der lokalen Exzision, wobei die Fünfjahreslebensraten für beide Methoden ähnlich ausfallen (50–70 %). Eine abdominoperineale Rektumexstirpation wird in den Fällen notwendig, in denen das lokale Tumorwachstum mit einer Strahlentherapie als primärem Behandlungsverfahren nicht unter Kontrolle gehalten werden kann.

Plattenepithelkarzinom mit inguinalen Lymphknotenmetastasen

Patienten, bei denen bereits die inguinalen Lymphknoten befallen sind, haben nur eine sehr geringe Aussicht auf Heilung (Fünfjahreslebensrate von 10 %). Diejenigen allerdings, die ihre Metastasen erst nach Beginn der Primärtherapie entwickeln, können noch mit einer Fünfjahresüberlebenschance von 30–40 % behandelt werden. Eine prophylaktische Ausräumung nicht befallener Lymphknoten kann die Überlebensrate nicht verbessern. Sind die Knoten mobil, ist eine En-bloc-Resektion oder eine Radiotherapie angezeigt. Bei fixierten Lymphknoten sollte die Radiotherapie zur Anwendung kommen. Nach primärer Behandlung eines jeden Analkarzinoms sind zumindest für das erste halbe Jahr monatliche Kontrollen zu empfehlen, um eventuelle Lymphknotenmetastasen frühzeitig zu entdecken.

Adenokarzinom

Manchmal wächst ein tiefsitzendes Rektumkarzinom in den Analkanal hinein; dann sollte das Rektum exstirpiert werden. Hat der Tumor die Schleimhaut-Haut-Grenze überschritten, kann es allerdings zu einer Metastasierung in die Lymphknoten der Leiste kommen. Ganz selten entwickelt sich ein Adenokarzinom primär im Analkanal, wobei es möglicherweise von einer Proktodäaldrüse oder dem Epithel der Transitionalzone ausgeht; auch eine lang bestehende Analfistel kommt als Ursprung in Frage.

Basalzellkarzinom (Basaliom)

Das perianale Basalzellkarzinom ist selten. Gewöhnlich hat es die Gestalt eines Ulkus mit harten, erhabenen Rändern. Die Therapie besteht in der lokalen Exzision, eine Strahlenbehandlung ist jedoch gleichermaßen erfolgreich. Niemals werden die inguinalen Lymphknoten befallen; die Prognose ist gut.

Malignes Melanom

Das maligne Melanom des Analkanals ist glücklicherweise selten. Es metastasiert sehr rasch, und nur wenige Patienten überleben mehr als 3 Jahre nach der Diagnosestellung. Gewöhnlich tritt das Melanom als ein Knoten der Analhaut in Erscheinung, der aufgrund seiner bläulich-schwarzen Farbe mit einem thrombosierten Hämorrhoidalknoten oder einer Perianalthrombose verwechselt werden kann. Häufig ist der Tumor bei der ersten Untersuchung bereits ziemlich groß, wobei aber nur wenig Symptome vorhanden sein müssen. Eine Biopsie sichert die Diagnose.

Das maligne Melanom ist strahlenunempfindlich, und allein bei operativer Behandlung besteht eine Hoffnung auf Heilung. Die Überlebenszeiten nach abdominoperinealer Rektumexstirpation oder lokaler Exzision scheinen ähnlich zu sein; die Durchschnittswerte liegen zwischen 12 und 18 Monaten.

Perianaler M. Paget

Ganz selten tritt in der Perianalregion ein schuppendes, erythematöses Ekzem auf, das histologisch demjenigen ähnelt, das man beim M. Paget der Mamma sieht; häufig ist es Hinweis auf eine zugrundeliegendes und darunterliegendes Karzinom. Daher muß die Probebiopsie zur Sicherung der Diagnose auch subkutanes Gewebe erfassen. Die Behandlung besteht in der breiten Exzision, in manchen Fällen wird jedoch ein gleichzeitig bestehendes Karzinom eine Rektumexstirpation erforderlich machen.

M. Bowen

Beim M. Bowen handelt es sich um ein langsam wachsendes, intraepidermales Plattenepithelkarzinom. Die Hautveränderungen ähneln denen eines M. Paget; sie können mit einer Psoriasis, einem Ekzem oder mit Kratzeffekten bei einem Pruritus verwechselt werden.
   Die Diagnose wird an Hand einer Probebiopsie gestellt. Die befallene Haut wird exzidiert; bei großer Ausdehnung kann ein Hauttransplantat nötig sein. Die Prognose ist gut. Lokalrezidive erfordern lediglich eine erneute lokale Exzision.

Sinus pilonidalis

Der Sinus pilonidalis ist ein weitverbreitetes Leiden, das vornehmlich im jungen Erwachsenenalter auftritt, wobei das männliche Geschlecht mit einem Verhältnis von 3:1 dominiert. Kinder, Jugendliche und Erwachsene über 40 erkranken nur selten.

Definition

Beim Sinus pilonidalis handelt es sich um einen chronisch entzündlichen Prozeß zwischen beiden Gesäßhälften, der aus einer oder mehreren primären Öffnungen

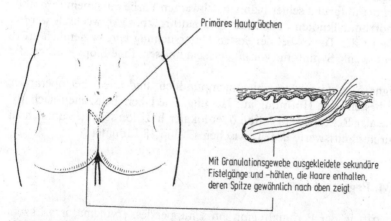

Primäres Hautgrübchen

Mit Granulationsgewebe ausgekleidete sekundäre Fistelgänge und -höhlen, die Haare enthalten, deren Spitze gewöhnlich nach oben zeigt

Abb. 5.17. Sinus pilonidalis. Primäres Hautgrübchen und sekundäre Fistelgänge

besteht, die über den primären Gang mit einer subkutanen Höhle kommunizieren (Abb. 5.17). Dieser Hauptgang liegt im oberen Bereich der Rima ani und ist in seinem Ursprung mit Hautepithel ausgekleidet, das nach kurzer Zeit innerhalb der Höhle durch chronisch entzündliches Granulationsgewebe ersetzt wird, in dem häufig Fremdkörperriesenzellen zu finden sind. Die Höhle verzweigt sich in verschiedene Richtungen, um schließlich über einen oder mehrere Nebengänge an die Oberfläche durchzubrechen. Gewöhnlich zieht der Hauptgang in sagittaler Richtung nach kaudal und die sekundären Öffnungen liegen beidseits der Mittellinie, manchmal in beträchtlichem Abstand voneinander entfernt.

Fast immer enthält der Hauptgang Haare. Einige sind abgerissen und liegen lose, andere jedoch können in der umgebenden Haut fest verwurzelt sein. Haarfollikel sind im Hauptgang nicht vorhanden.

Pathogenese

Lange Zeit galt der Sinus pilonidalis als kongenitales Krankheitsbild, und es entstanden zahlreiche ätiologische Theorien, die alle auf der gleichen Annahme basierten, nämlich daß es sich primär um eine epitheliale Anomalie im Bereich der Rima ani handelt, sei es in Form eines Hautgrübchens oder in Form einer subkutanen Zyste. Als Ursachen wurden sowohl ein persistierender Neuroporus als auch eine Dermoidzyste postuliert. Andere vermuteten, daß es im Zusammenhang mit der Rückbildung der Schwanzlage während der Embryogenese zu einer Hauteinziehung kommen könnte. Die beiden wichtigsten Argumente, die gegen die Theorie einer kongenitalen Genese sprechen, liegen in der Tatsache, daß sich einerseits in einem exzidierten Pilonidalsinus nie irgendein Epithel findet und daß andererseits die Erkrankung trotz kompletter Exzision häufig rezidiviert.

Daher wird heute von vielen die Meinung vertreten, daß es sich eher um ein erworbenes Leiden handelt. Die Tatsache, daß im Hauptgang Haare vorhanden sind und daß auch an anderen Körperstellen ein Pilonidalsinus auftreten kann, der Haare enthält, z.B. zwischen den Fingern der Friseure, am Nabel und in den Achselhöhlen, läßt den Schluß zu, daß die Erkrankung durch eine Penetration von Haaren durch die Haut entsteht. Die meisten Patienten (aber nicht alle) zeigen eine starke Behaarung, insbesondere im Bereich des Sinus.

Allerdings ist nicht ganz klar, auf welche Weise es zu der Penetration von Haaren kommt. Vielleicht ist es in einigen Fällen so, daß ortsständige Haare die Haut durchspießen und durch die Bewegung der Gesäßbacken tiefer getrieben werden. Häufig jedoch liegen die Haare lose in einem Sinus, und zwar in umgekehrter Richtung, d.h. ihre Spitzen zeigen zur Öffnung hin. Hinzu kommt, daß einige Haare zu lang sind, als daß sie der lokalen Behaarung entstammen könnten. Daher scheint es eher so zu sein, daß es sich um eine Einspießung loser Haare handelt, die z.B. von der Kopfhaut stammen. In Einklang damit steht die Beobachtung, daß ein losgelöstes Haar, wenn man es vorsichtig zwischen einem Finger und der Handfläche hin und herrollt, immer die Tendenz hat, sich in Richtung der Wurzelspitze zu bewegen. Für dieses Verhalten sind die Schuppen der Haare verantwortlich, die zur Haarspitze hin in einem spitzen Winkel vom Schaft abstehen. Außerdem kann es sein, daß die Hautverhältnisse eine Einspießung von Haaren begünstigen.

Wie auch immer die Einspießung von Haaren im einzelnen vor sich gehen mag, es kommt zu einer abszedierenden Infektion des Subkutangewebes, die sich über die gleiche Öffnung, über die sie entstanden ist, spontan drainieren oder in eine andere Richtung ziehen kann, um mit einer zweiten Öffnung durch die Haut zu brechen.

Diagnose

Die Erkrankung kann sich in 2 Formen manifestieren, nämlich als akuter Abszeß oder als chronisch sezernierende Fistel. Patienten mit einem akuten Abszeß klagen über eine druckempfindliche Schwellung in der Rima ani oder über dem Gesäß, die seit wenigen Tagen zunehmend größer geworden ist. Bleibt der Abszeß unbehandelt, kann er sich spontan zurückbilden, gewöhnlich aber bricht er von selbst auf oder er wird operativ eröffnet. In diesem Fall hinterläßt er einen chronischen Pilonidalsinus, da ein entlasteter Abszeß nur selten abheilt. Die typische Anamnese eines Pilonidalsinus ist von vorübergehenden Remissionen und spontanen Rezidiven gekennzeichnet. Dabei kann das Ausmaß der Sekretion beträchtlich variieren; häufig entstehen Rezidivabszesse.

Das Krankheitsbild eines Sinus pilonidalis kann mit einer Analfistel, einer Hidradenitis suppurativa oder einem banalen Furunkel verwechselt werden. Die klinische Abgrenzung zu einem anorektalen Abszeß ergibt sich einmal aus der Lage, zum anderen aus dem Fehlen jeglicher Druckempfindlichkeit, Schwellung oder Induration in der unmittelbaren Umgebung des Afters.

Behandlung

Ein Pilonidalabszeß sollte entlastet werden, damit sich die akute Infektion beruhigen kann. Da eine vollständige Abheilung sehr unwahrscheinlich ist, wird man in den meisten Fällen die resultierende Fistel zu einem späteren Zeitpunkt angehen müssen. Die Art der Behandlung einer Pilonidalfistel hängt von der Ausdehnung des Krankheitsherdes und der Schwere der Symptome ab. Ein kleiner Sinus, der nur gelegentlich wenig sezerniert, läßt sich oft mit konservativen Maßnahmen beherrschen: sorgfältige Hygiene, Entfernung der Haare aus dem Fistelgang und häufige Rasur oder Verwendung einer Enthaarungscreme.

In den meisten Fällen wird jedoch ein operativer Eingriff notwendig. Bei den verschiedenen Operationsverfahren kann man grundsätzlich 2 Arten unterscheiden, nämlich diejenigen, bei denen das gesamte fisteltragende Gewebe großflächig exzidiert wird, und diejenigen, bei denen lediglich die Gänge freigelegt und die Abszeßhöhle eröffnet wird.

Exzision in toto

Zur Exzision *in toto* wird der anästhesierte Patient auf den Bauch oder auf die linke Seite gelagert, wobei die Gesäßhälften durch Pflasterstreifen zur Seite gezogen werden. Mit einer großzügigen ovalären Umschneidung werden sämtliche primären und sekundären Öffnungen erfaßt. Dann wird durch das Subkutangewebe bis auf die Kreuzbeinfaszie präpariert und das gesamte fisteltragende Fettgewebe en bloc entfernt. Zur Sicherheit kann man präoperativ über die äußeren Öffnungen Blaulösung injizieren, damit bei der Präparation kein Fistelgang übersehen wird.

Die Wunde wird entweder der Sekundärheilung überlassen oder primär verschlossen. Läßt man die Wunde offen, nimmt die Heilung in Abhängigkeit von der Größe der Wunde einige Wochen in Anspruch, der Patient kann jedoch in dieser Zeit zum größten Teil ambulant behandelt werden. Ein Silastikschaum (Dow Corning), mit dem die Wunde ausgegossen werden kann, stellt einen praktischen Wundverband dar. Die Wundränder sollten regelmäßig rasiert werden, damit nicht Haare einwachsen und die Wundheilung beeinträchtigen. Diese Methode führt in der Mehrzahl der Fälle zu einem befriedigenden Ergebnis, Rezidive treten jedoch in 10 % der Fälle auf. Bei kleinen Läsionen läßt sich der Defekt auch durch eine einfache Primärnaht verschließen. Die plastischen Verfahren, mit denen auch größere Defekte ohne Spannung primär verschlossen werden können, habe sich nicht allgemein durchgesetzt. Es scheint, daß es nach primärer Naht eher zu Rezidiven kommt; die Zahlen in der Literatur liegen bei 20 % und mehr.

Fistelfreilegung

Bei Freilegung eines Pilonidalsinus wird der primäre Fistelgang sondiert und über der liegenden Sonde bis in die Abszeßhöhle hinein gespalten. Nebengänge werden in gleicher Weise freigelegt. Nach Entfernung von Haaren und Kürettage von Granulationsgewebe werden die Wundränder zurückgeschnitten, um die Wunde so flach wie möglich zu gestalten und damit die Sekundärheilung zu erleichtern. Die entstehenden Hautdefekte sind kleiner als bei breiter Exzision, die Ergebnisse ähnlich. Bei einer mehr konservativen Variante dieses Vorgehens werden nur die äußeren Fistelöffnungen ausgeschnitten und die Fistelgänge und die Abszeßhöhle ausgebürstet oder kürettiert, die darüberliegende Haut bleibt intakt. Dieses Verfahren kann man ambulant und in Lokalanästhesie anwenden. Bei korrekter Wundpflege mit regelmäßiger Rasur lassen sich hiermit Heilungsraten von 90 % erreichen.

Eine Ätzung der Fistelgänge durch Instillation gesättigter Phenollösung führt nach Angaben in der Literatur in einem ähnlichen Prozentsatz zu befriedigenden Ergebnissen.

6 Funktionsstörungen des Beckenbodens

Zu den Funktionsstörungen des Beckenbodens zählen der vollständige Rektumprolaps, der reine Schleimhautvorfall, das Syndrom des solitären Rektumulkus und viele Fälle von Inkontinenz. Einige dieser Krankheitsbilder können in Kombination miteinander auftreten, und es gibt allgemeine ätiologische Faktoren, die sie verbinden.

Perineales Deszensussyndrom (Descending Perineum Syndrome; DPS)

Bei einer bestimmten Gruppe von Patienten kommt es während des Stuhlgangs zu einer abnorm starken Senkung des Beckenbodens, wobei eine Störung der Defäkation der auslösende Faktor zu sein scheint. Eine inkomplette oder schwierige Entleerung kann die Patienten veranlassen, übermäßig zu pressen, was eine verlängerte reflektorische Erschlaffung und verzögerte Retonisierung der Beckenbodenmuskulatur zur Folge hat. Dadurch kommt es zu einer abnormen Senkung des Beckenbodens in Verbindung mit einer Vorwölbung der Rektumvorderwand nach unten zum Analkanal hin. Man nimmt an, daß dieser rektale Schleimhautvorfall eine stuhlgefüllte Ampulle imitiert, was bei den Betroffenen ein persistierendes Entleerungsbedürfnis hervorruft. Damit hat sich dann ein Circulus vitiosus gebildet, bei dem die Senkung des Beckenbodens und der Prolaps der Mukosa durch weiteres Pressen verstärkt werden (Abb. 6.1). Dieses Pressen wiederum kann dann im Laufe der Zeit zu einer sekundären neuromuskulären Schädigung des Beckenbodens führen. Dieser Symptomenkomplex wurde als „descending perineum syndrome" bezeichnet.

Die funktionelle Anomalie ist recht häufig; sie fand sich innerhalb einer großen, konsekutiven Serie bei 12 % aller Patienten, die eine proktologische Ambulanz aufsuchten. Dabei gaben 80 % der Patienten an, beim Stuhlgang übermäßig pressen zu müssen, und 70 % brauchten täglich mehr als 5 min für ihre Stuhlentleerung.

Hypothese

Sowohl bei der idiopathischen (neurogenen) Inkontinenz als auch beim Rektumprolaps, beim anterioren Mukosaprolaps und beim Syndrom des solitären Rek-

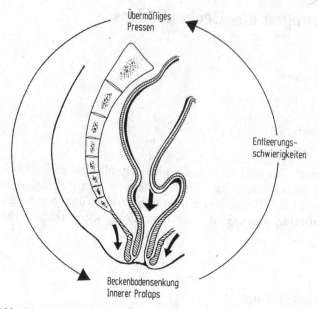

Abb. 6.1. Circulus vitiosus: Übermäßiges Pressen führt zu einer Senkung des Beckenbodens und einem inneren Prolaps, was die Entleerungsschwierigkeiten verstärkt und zu weiterem Pressen verleitet

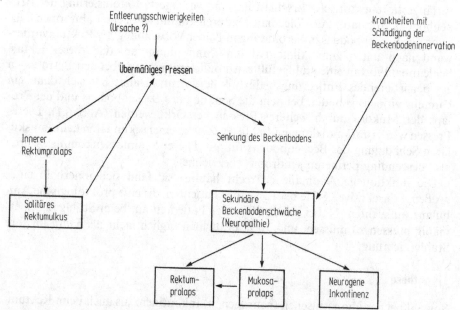

Abb. 6.2. Möglicher ätiologischer Zusammenhang der Funktionsstörungen des Beckenbodens

tumulkus ist die abnorme Senkung des Perineums in Verbindung mit einer neuropathischen Schwäche der Beckenbodenmuskulatur ein häufiger Befund.

Wenn eine abnorme Beckenbodensenkung Folge exzessiven Pressens ist, dann ist dieses wahrscheinlich auch die Ursache für die Entstehung eines inneren Rektumprolapses, sei es in Form eines Schleimhautvorfalls, sei es in voller Wandstärke. Die histologischen Auffälligkeiten bei einem Rektumprolaps, einem Mukosaprolaps und einem solitären Ulkus sind identisch, auch gleicht sich die Klinik in vielen Zügen.

Aus diesen Zusammenhängen läßt sich die Hypothese (Abb. 6.2) aufstellen, daß forciertes Pressen, ausgelöst durch Schwierigkeiten bei der Entleerung, über eine Senkung des Beckenbodens und einen inneren Prolaps zu all den Krankheitsbildern führen kann, die in diesem Kapitel dargestellt werden. Was anfänglich die Entleerung erschwert, ist unklar, aber in einigen Fällen liegt die Vermutung sehr nahe, daß es sich hierbei um einen Aspekt funktioneller Darmerkrankungen handelt. Jedenfalls sind die Symptome einer funktionellen Darmerkrankung bei Patienten mit Funktionsanomalien des Beckenbodens häufig anzutreffen.

Inkontinenz

Symptomatik, Ursachen und Beurteilung einer Abschlußschwäche wurden bereits in Kap. 4 beschrieben. Praktisch gesehen beruht eine Inkontinenz entweder auf einer diffusen Schwäche oder auf einer umschriebenen Läsion der Beckenbodenmuskulatur. Im ersten Fall tragen neuropathische Veränderungen die Schuld, im zweiten Fall ist sie gewöhnlich auf ein Trauma zurückzuführen, das einen Ausfall des Sphinktermechanismus verursacht.

Neuropathie des Beckenbodens

Bei den meisten Patienten mit Inkontinenz, die nicht durch eine Diarrhö bedingt ist, zeigt sich eine diffuse Schwäche des analen Sphinktermechanismus und der Levatorenmuskulatur. Der anorektale Winkel ist abgeflacht (Abb. 6.3), die Drücke im Analkanal sind vermindert. Es gibt in solchen Fällen Hinweise, die für eine Schädigung in der nervalen Versorgung dieser Muskeln sprechen. Histologisch weisen eine abnorme Fasertypgruppierung und eine Faserhypertrophie auf eine Denervierung im zweiten motorischen Neuron hin. Mit Hilfe der Einzelfaserelektromyographie des äußeren Schließmuskels ließ sich eine Zunahme der Faserdichte (d. h. der Zahl der Muskelfasern, die durch ein Axon innerviert werden) demonstrieren, was auf eine Reinnervierung denervierter Muskelfasern durch intakte Axone zurückzuführen ist. Messungen der Latenzzeit des Analreflexes ergaben bei Patienten mit Inkontinenz eine deutliche Verlängerung im Vergleich zu Kontrollgruppen. Diese physiologischen Befunde lassen sich sämtlich mit einer Denervierung vereinbaren.

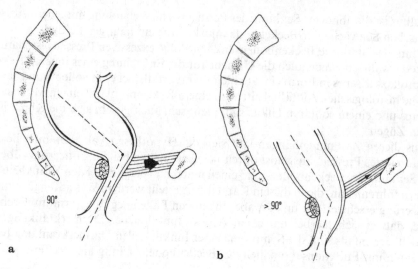

Abb. 6.3a, b. Anorektaler Winkel in Ruhe. **a** Normal, **b** bei Beckenbodenschwäche

Die meisten Patienten sind Frauen (90 %), und bei manchen tritt die Abschluß-schwäche bald (Wochen oder Monate) nach einer vaginalen Entbindung auf.

Aus neueren physiologischen Studien geht hervor, daß tatsächlich einige Frauen sofort nach der Entbindung neuropathische Veränderungen in der Bek-kenbodenmuskulatur entwickeln, v. a. wenn es sich um eine Zangengeburt oder eine erschwerte Austreibungsperiode handelte. Diese Befunde, im Zusammen-hang mit der Tatsache, daß neuropathische Veränderungen auch bei Patienten vorkommen, die unter Entleerungsschwierigkeiten leiden und stark pressen, ha-ben zu der Annahme geführt, daß die Neuropathie des Beckenbodens auf ein Dehnungs- oder Kompressionstrauma des N. pudendus oder der Äste des Sakral-plexus, die die Levatoren innervieren, zurückzuführen ist.

Diagnose

Symptome und klinisches Erscheinungsbild wurden bereits dargestellt (S. 58).

Therapie

Die Indikation zu einem operativen Eingriff hängt von der Stärke der Inkonti-nenz ab. Einigen Patienten mit dünnem Stuhl kann medikamentös geholfen wer-den, insbesondere wenn es sich nur um eine sporadische Abschlußschwäche han-delt (Kodein, Loperamid). Allerdings muß man darauf achten, daß es nicht zur Obstipation kommt, die wiederum zum Pressen verleitet oder gar zu einer Impak-tierung von Stuhl führt. Mit einer Verordnung von Abführzäpfchen läßt sich der Gefahr vorbeugen, vorausgesetzt, der Patient kann sie halten.

In anderen Fällen wird eine Operation notwendig. Mit einem *post-anal repair* werden die Levatoren gerafft, der anorektale Winkel wiederhergestellt und der Analkanal verlängert; auf diese Weise erhält die geschwächte Muskulatur eine verbesserte mechanische Abstützung. In 65–85% der Fälle läßt sich damit die Kontinenz wiederherstellen oder zumindest auf ein akzeptables Maß bringen. Dabei korrespondieren die klinischen Ergebnisse mit den postoperativ gemessenen manometrischen Werten.

Beckenbodentrauma

Die Schließmuskulatur kann bei einem chirurgischen Eingriff (meist im Zuge einer Fisteloperation), durch ein Geburtstrauma oder durch ein sonstiges Trauma, insbesondere nach Verkehrsunfällen, verletzt werden. Eine Sphinkternaht ist immer indiziert, wenn eine Inkontinenz vorliegt. Bei einer Erfolgsquote von über 85% sind die Heilungschancen hier ausgezeichnet.

Syndrom des solitären Rektumulkus

Im 19. Jahrhundert wurde von Zeit zu Zeit über benigne, nichttuberkulöse Ulzera im Rektum berichtet, aber erst 1969 wurde das klinische und pathologische Bild beschrieben. Man hält das solitäre Ulkus für selten. An Hand von 51 Fällen, die in Nordirland innerhalb von 10 Jahren auftraten, wurde eine Inzidenz von 0,001%/Jahr errechnet. Viele der Symptome, die dem Syndrom zugeordnet werden, treten jedoch ziemlich häufig auf, wobei Schleimhautveränderungen fehlen können. Obwohl sämtliche Altersgruppen betroffen sind, befällt die Erkrankung doch v. a. junge Erwachsene, wobei das weibliche Geschlecht bevorzugt zu sein scheint.

Der Begriff solitäres Ulkus ist ungenau, da es sich häufig um multiple Schleimhautläsionen handelt und auch nur in etwa der Hälfte der Fälle um eine eigentliche Ulzeration.

Ätiologie

Über die Ursache dieses Krankheitsbildes ist viel spekuliert worden. Manche glauben an ein Eigenverschulden, sei es durch digitale oder instrumentelle Manipulation, sei es durch analen Geschlechtsverkehr; hierfür gibt es jedoch keine Beweise. Auch eine lokale Ischämie wird als Ursache herangezogen, typische histologische Veränderungen fehlen aber.

Wahrscheinlicher ist, daß das Krankheitsbild auf eine Traumatisierung der Rektumwand infolge eines inneren Prolapses zurückzuführen ist. Folgende Beobachtungen stützen diese Annahme: Alle Patienten geben an, bei der Defäkation stark pressen zu müssen, meistens schon seit längerer Zeit und auch, bevor Symptome wie Blut- oder Schleimabgang auftraten. Dieses Pressen scheint die Reaktion auf das Gefühl einer unvollständigen Entleerung zu sein, über das ebenfalls alle Patienten klagen. Somit liegt hier bei jedem Patienten ein Faktor vor, der das Auftreten eines Prolapses, begünstigt. Außerdem besteht bei über der Hälfte der Patienten eine abnorme Senkung des Beckenbodens. Auch tritt das Ulkus oft im Zusammenhang mit einem vollständigen Rektumprolaps auf; die Zahlen in der Literatur hierüber schwanken zwischen 16 und 60%. Darüber hinaus zeigen sich beim solitären Ulkus die gleichen histologischen Veränderungen wie beim Rektumprolaps.

Läßt man die Patienten bei der Rektoskopie pressen, fällt die veränderte Schleimhaut häufig zum Lumen hin vor, v.a. dann, wenn man das Fenster des Gerätes entfernt und damit einen Druckausgleich schafft. Eine ähnliche Beobachtung kann man auch bei der Proktoskopie machen.

Wenn in den Fällen, in denen kein klinisch manifester Prolaps besteht, die Rektumvorderwand mobilisiert und durch Implantation eines Fremdkörpers fixiert wird, so sind die tenesmenartigen Beschwerden, über die vorher häufig geklagt wird, deutlich rückläufig; und in den Fällen, in denen ein Rektumprolaps vorhanden ist, scheint mit einer erfolgreichen Rektopexie auch das solitäre Ulkus abzuheilen.

Bei etwa der Hälfte der Patienten mit solitärem Ulkus zeigt die Puborektalschlinge eine abnorme Reaktion beim Preßversuch: Anstatt zu erschlaffen, spannt sie sich an. Nimmt man die Muskelfaserdichte und die verlängerte Latenzzeit des N. pudendus als Kriterium, so liegen außerdem in einer Vielzahl der Fälle neuropathische Veränderungen des Beckenbodens vor.

Demnach ist es durchaus denkbar, daß auch hier die Wurzel des Übels in Schwierigkeiten bei der Defäkation mit der Folge ständigen Pressens liegt, was dann zu einem inneren Rektumprolaps und sekundär zu einer neurogenen Schädigung des Beckenbodens führt. Durch den ständigen Druck des Prolapses gegen eine paradoxerweise kontrahierte Puborektalschlinge entsteht schließlich die Schleimhautläsion. Andererseits erzeugt der innere Prolaps das Gefühl einer unvollständigen Entleerung, was dazu verleitet, noch mehr zu pressen.

Diagnose

Symptome

Fast alle Patienten klagen über Schwierigkeiten bei der Defäkation, verbunden mit ständigem Stuhldrang und dem Gefühl, sich nur unvollständig entleeren zu können. Auch wenn zunächst nur 1 oder 2 Entleerungen täglich angegeben werden, so stellt sich doch oft heraus, daß diese nur nach mehreren fruchtlosen Toilettengängen von 10–20 min Dauer zustande kommen; einige Patienten bringen sogar jeweils mehr als eine halbe Stunde auf der Toilette zu. Fragt man allein nach der Stuhlfrequenz, kann einem diese Symptomatik leicht entgehen. Manche Patienten müssen auch den Finger zu Hilfe nehmen. Fast alle geben Blut- und Schleimabgang an, manche klagen auch über eine Abschlußschwäche und Schmerzen, die nur schwer zu definieren sind, aber tief im Perineum lokalisiert zu sein scheinen. Pressen verschlimmert die Symptomatik, was wiederum das Bedürfnis sich zu entleeren verstärkt, so daß noch größere Anstrengungen unternommen werden – ein Circulus vitiosus. Einige Patienten klagen auch über abdominale Beschwerden, einschließlich Tenesmen und Meteorismus, wie sie für ein irritables Darmsyndrom typisch sind. Manche wirken deutlich neurotisch, wobei unklar bleibt, ob es sich hier um eine Folge oder die Ursache der Symptomatik handelt. Jedenfalls können die Beschwerden so stark sein, daß sie das Leben der Patienten völlig beherrschen.

Befunde

Etwa die Hälfte der Erkrankten zeigt eine abnorme Senkung des Beckenbodens beim Pressen. Bei der digitalen Untersuchung kann man die ödematöse, ulzerierte Schleimhaut als harte, oft druckdolente lokalisierte Läsion palpieren, in manchen Fällen kaum zu unterscheiden von einem Karzinom.

Rektoskopisch finden sich i.allg. 4 typische Zeichen: Schleim und Blut im Lumen sowie ein geröteter und ödematöser Schleimhautbezirk. Häufig liegt die Läsion im Bereich einer Plica transversalis; eine eigentliche Ulzeration zeigt sich nur in etwa 50 % der Fälle. Bei etwa 20 % der Patienten fallen polypoide Schleimhautveränderngen auf, auch eine Striktur kann vorhanden sein.

Die Mehrheit der Ulzera (70 %) liegt an der Rektumvorderwand, etwa 7 – 10 cm oral der anokutanen Grenze; nur 20 % liegen dorsal und 10 % erstrecken sich über die gesamte Zirkumferenz. Auch ein vollständiger Prolaps kann vorhanden sein.

Untersuchungsmaßnahmen

Um ein Karzinom auszuschließen, muß unbedingt biopsiert werden. Histologisch imponieren eine Zunahme von Fibroblasten in der Lamina propria, eine dichte Fibrose der Submukosa, eine Hypertrophie der Muscularis mucosae sowie eine randständige Epithelregeneration mit Verminderng der Becherzellen. Diese Veränderungen sind die gleichen, die man beim vollständigen Rektumprolaps oder reinen Mukosaprolaps findet.

Manometrische und elektromyographische Untersuchungen steuern nichts zur Diagnose bei, können aber helfen, in Fällen von Inkontinenz die Sphinkterfunktion zu beurteilen. Auch bei der Untersuchung der Natur des Leidens sind sie von Wert gewesen. Um einen inneren Rektumprolaps zu identifizieren oder zu objektivieren, kommt heute eine Defäkographie in Frage.

Behandlung

Bei Patienten, bei denen gleichzeitig ein kompletter Rektumprolaps besteht, ist eine transabdominale Rektopexie indiziert. Nach Angaben aus der Literatur heilt damit in über 80 % der Fälle das Ulkus ab. Allerdings müssen Pressen und Obstipation postoperativ möglichst vermieden werden.

Für die Fälle ohne Prolaps gibt es noch kein fest umrissenes Therapieschema. Ziel der konservativen Behandlung ist es, die Patienten durch Aufklärung, eindringliche Ermahnung und Verordnung von Abführzäpfchen (Glyzerin, Bisacodyl), die die Entleerung erleichtern sollen, vom Pressen abzuhalten. Das Ziel wird jedoch nur selten erreicht, v. a. weil es den Betroffenen schwer fällt, dem permanenten Stuhldranggefühl nicht durch angestrengte Entleerungsversuche nachzugeben. Reseziert man die ulzerierte Schleimhaut, folgt ein Rezidiv. Nach Anlage eines temporären Anus praeter konnte zwar in einigen Fällen eine Abheilung beobachtet werden, doch kam es zum Rezidiv, sobald das Stoma zurückverlagert wurde. Jüngste Erfahrungen mit einer modifizierten Rektopexie, bei der die Rektumvorderwand fixiert wird, sind ermutigend. In allen Fällen schwand das Gefühl einer unvollständigen Entleerung, die übrigen Symptome konnten zu 80 % gebessert werden.

Rektumprolaps

Ein Rektumprolaps kann vollständig oder partiell ausgebildet sein, je nachdem ob die gesamte Rektumwand betroffen ist oder lediglich die Mukosa prolabiert.

Vollständiger Rektumprolaps

Der Rektumprolaps tritt v. a. im hohen Lebensalter auf, kommt aber auch bei Kindern und jungen Erwachsenen vor. Bis zum 65. Lebensjahr sind beide Geschlechter gleichermaßen betroffen, danach tritt er bei Frauen etwa 10mal häufiger auf.

Ätiologie

Im Zusammenhang mit einem Rektumprolaps treten 2 pathophysiologische Phänomene in Erscheinung: eine Beckenbodenschwäche und ein mobiles Rektum.

Beckenbodenschwäche. Experimentell kann eine Beckenbodenschwäche bei Tieren durch Unterbrechung der nervalen Versorgung der Beckenmodenmuskulatur hervorgerufen werden. Klinisch tritt sie manchmal bei Schäden der Cauda equina und bei neurologischen Erkrankungen (z. B. multiple Sklerose) auf. Physiologische Untersuchungen des Anorektums weisen bei etwa 70 % der Patienten auf eine Neuropathie des Beckenbodens hin; außerdem besteht häufig Inkontinenz. Der Häufigkeitsgipfel des Rektumprolaps im Alter korrespondiert mit der progressiven Neuropathie des Beckenbodens, die nach dem 65. Lebensjahr rasch fortschreitet. Obwohl Geburtstraumen eine Beckenbodenschwäche nach sich ziehen können, scheinen Entbindungen in keinem Zusammenhang mit einem Rektumprolaps zu stehen, da 50 % der Patienten Nulliparen sind.

Mobiles Rektum. Bei Laparotomien anläßlich einer Rektopexie zeigt sich immer wieder ein auffallend mobiles Rektum mit tiefem Douglas-Raum und ausgeprägter peritonealer Einscheidung an den Seiten; manchmal findet sich sogar ein rektales Mesenterium. Sigmoid und Rektosigmoid sind im Überschuß vorhanden. Somit ist der extraperitoneale Anteil des Rektums geringer als gewöhnlich.

Die Kombination einer Beckenbodenschwäche und eines mobilen Rektums führt zum Prolaps, entweder im Sinne einer Gleithernie oder durch Intussuszeption; wahrscheinlich spielen beide Mechanismen eine Rolle.

Viele Patienten geben zu, beim Stuhlgang exzessiv zu pressen. Bei bereits vorgeschädigtem Beckenboden könnte dadurch ein Prolaps ausgelöst werden. Abgesehen davon schwächt ständiges Pressen früher oder später die Muskulatur und stellt damit wahrscheinlich einen wichtigen pathogenetischen Faktor dar. In der Anamnese mancher Patienten findet sich eine jahrelange Obstipation, teilweise sogar mit Episoden von Stuhlimpaktierung, wenn es sich um indolente Patienten handelt. Einige, v. a. jüngere Patienten sind geistig behindert oder in ihrer Persönlichkeit gestört. Manchmal kommen sie aus Anstalten, wo Pressen bei der Defäkation vielleicht sowohl aus körperlichen als auch aus psychischen Gründen häufiger vorkommt, oft gefördert durch die chronische Obstipation, die durch viele Antidepressiva hervorgerufen wird. Auch unter den Mitgliedern einer religiösen Sekte in Zentraleuropa, bei der Pressen ein Teil eines rituellen Aktes ist, tritt der Prolaps häufig auf. Und schließlich steht der Rektumprolaps in Verbindung mit dem Syndrom des solitären Ulkus, bei dem forciertes Pressen ein typisches Merkmal ist.

Pathologie

Über eine Traumatisierung der Schleimhaut führt der Prolaps zur Blutung und Ulzeration mit vermehrter Produktion von Schleim.

Diagnose

Symptome. Bei Kindern ist es gewöhnlich die Mutter, die den Prolaps, der blutet und massiv Schleim absondert, bemerkt. Abgesehen davon, ist das Kind i. allg. gesund, ißt und trinkt gut und zeigt eine normale Gewichtszunahme.

Erwachsene verschweigen oft ihre Symptome, v. a. wenn sie gleichzeitig inkontinent sind, und ertragen ihr Leiden im Stillen, bevor sie Hilfe suchen. Die Anamnese kann daher lang sein, manchmal reicht sie Jahre zurück.

In einigen Fällen tritt der Prolaps nur während der Defäkation auf, nach der er sich entweder spontan zurückzieht oder mit manueller Hilfe reponiert werden muß. In schwereren Fällen tritt er spontan beim Gehen oder Stehen auf, und manchmal ist er permanent vorhanden. Neben Schleim- oder Blutabgang klagen etwa 50% der Patienten über eine Stuhlinkontinenz. Manchmal ist dies das einzige Symptom und der eigentliche Prolaps wird dem Patienten gar nicht bewußt.

Befunde. Neben dem allgemeinen körperlichen Untersuchungsbefund sollte auch der geistig-seelische Zustand des Patienten festgehalten werden. Im Bereich der unteren Extremitäten und im Bereich des Anus muß auf Zeichen einer neurologischen Erkrankung geachtet werden. Die Diagnose ergibt sich durch Inspektion des Afters unter Provokation des Prolaps. Dazu ist es oft nötig, den Patienten auf die Toilette zu begleiten. Manchmal läßt sich der Prolaps auch nur dadurch hervorrufen, daß man die Patienten im Stehen pressen läßt. Die abnorme Senkung des Beckenbodens beim Pressen, die schwache Willkürkontraktion der Levatoren, der Puborektalschlinge und des äußeren Sphinkters sowie die Abflachung des anorektalen Winkels machen die Schwäche der Beckenbodenmuskulatur deutlich. Der Ruhedruck im Analkanal ist gewöhnlich niedrig; ein klaffender Anus kann bei fast allen Patienten durch leichtes Auseinanderziehen des Analrings demonstriert werden.

Alle Patienten müssen rektoskopiert werden, da gelegentlich auch ein Karzinom vorhanden ist. Oft scheitert die Rektoskopie jedoch daran, daß die eingeblasene Luft nicht gehalten werden kann.

Hämorrhoiden, Mukosaprolaps und große, sessile Polypen im unteren Rektum können einen Rektumprolaps vortäuschen; eine Schleimhautrötung bei der Rektoskopie läßt an eine Proktitis denken. Alle verdächtigen Läsionen sollten biopsiert werden. Bei Kindern kann ein Rektumprolaps von einem Analprolaps dadurch unterschieden werden, daß man den Finger lateral des Invaginats in das Rektum einführen kann.

Untersuchung

Eine gründliche Untersuchung des gesamten Kolons ist immer dann indiziert, wenn sich Anhaltspunkte für eine höher gelegene Erkrankung ergeben. Besteht eine Inkontinenz, läßt sich durch Manometrie und EMG, falls vorhanden, die Sphinkterfunktion objektivieren.

Therapie

Bei Kindern sollte der Prolaps konservativ behandelt werden, einerseits, indem man einer Obstipation und damit einem Pressen vorbeugt, andererseits, indem man die Mutter dazu auffordert, das Kind immer nur kurze Zeit auf das Töpfchen zu setzen, sobald die Darmentleerung trainiert wird. Wenn der Prolaps auftritt, sollte er von der Mutter reponiert werden. Diese Behandlung führt gewöhnlich zum Erfolg, wenn nicht, hilft in einigen Fällen die Unterspritzung mit einem Sklerosierungsmittel.

Bei Erwachsenen wird operativ vorgegangen. Die transabdominale Rektopexie, bei der das Rektum hinten und seitlich mobilisiert wird, hat Fünfjahresheilungsraten von 90–95 %. Die verschiedensten Techniken, mit und ohne Implantation von Fremdkörpermaterial, sind beschrieben. Auch alte Menschen tolerieren die Operation gut. Tritt ein Rezidiv auf, kann der Eingriff wiederholt werden.

Die mannigfaltigen perinealen Operationsverfahren sind in bezug auf die Rezidivrate relativ weniger zuverlässig; sie liegt bei 30 % und darüber. Der Thiersch-Ring mit einer Draht- oder Silastikschlinge unterliegt einem hohen Infektionsrisiko und führt in vielen Fällen zur Obstipation. Oft werden weder die Inkontinenz noch der Prolaps behoben.

Etwa die Hälfte der Patienten, bei denen der Prolaps mit einer Abschlußschwäche einhergeht, wird nach einer transabdominalen Rektopexie auch wieder kontinent. Wenn nicht, sollte ein *post-anal repair* angeschlossen werden, vorausgesetzt, der Prolaps selbst konnte erfolgreich behandelt werden.

Mukosaprolaps

Überschüssige Schleimhaut des unteren Rektums kann beim Pressen in den Analkanal hineingedrückt werden. Dadurch entsteht entweder ein äußerlich sichtbarer oder aber lediglich ein innerer Prolaps, der nur proktoskopisch zu erkennen ist.

Wie man erwarten würde, ist der Mukosaprolaps oft mit prolabierenden Hämorrhoiden vergesellschaftet, und einige Fälle stellen vermutlich die Vorstufe eines kompletten Rektumprolapses dar. So können auch eine Beckenbodenschwäche, insbesondere eine Senkung des Beckenbodens, vorhanden sein.

Diagnose

Symptome. Die Symptome gleichen denen, die durch ein Hämorrhoidalleiden hervorgerufen werden, nämlich Nässen, Blutung, Prolaps, Juckreiz und Mißempfindungen. Mißempfindungen können ganz im Vordergrund stehen und werden oft als ein Gefühl von Schwere oder sogar eines Knotens tief im Perineum angegeben. Häufig klagen die Patienten über das Gefühl einer unvollständigen Entleerung mit vielen vergeblichen Toilettengängen, ähnlich wie beim Syndrom des solitären Ulkus.

Befunde. Läßt man die Patienten bei der Proktoskopie pressen, scheint ein gewisser Vorfall der Rektumvorderwandmukosa normal, da er sich bei der Mehrzahl der Patienten nachweisen läßt. Daher wird die Diagnose eines okkulten Mukosaprolapses vielleicht öfter gestellt, als die Symptomatik es rechtfertigt, da die Beurteilung des Ausmaßes des Schleimhautvorfalls subjektiv ist. Manchmal werden eine Beckenbodensenkung und Sphinkterschwäche deutlich.

Die prolabierte Mukosa ist oft gerötet, gelegentlich kann man erkennen, wie sie Schleim produziert. Auch eine Ulzeration oder Blutung kann sichtbar sein. Gewöhnlich sind Hämorrhoiden vorhanden. Die Differentialdiagnose entspricht der des vollständigen Rektumprolapses.

Untersuchungen

Spezielle Untersuchungen sind nicht notwendig. Eine Biopsie ist nur in Zweifels-
fällen angezeigt. Die histologischen Veränderungen sind mit denen identisch, die
man bei einem Rektumprolaps und beim solitären Ulkus findet.

Behandlung

Die Therapie besteht einerseits in einer lokalen Behandlung des Prolapses, andererseits in Maßnahmen, die eine Defäkation ohne Pressen ermöglichen sollen.
Dazu muß als erstes dem Patienten die Art des Leidens verdeutlicht werden sowie
die Notwendigkeit, jegliches Pressen zu unterlassen. Es sollten 1–2 Entleerungen
täglich angestrebt werden, ohne dabei zwischenzeitlich die Toilette aufzusuchen.
Bei manchen Patienten kann dieses Ziel nur durch Abführzäpfchen erreicht werden, die zu einer bestimmten Tageszeit zu nehmen sind. Der Patient muß wissen,
daß es, wenn er einmal sein Rektum entleert hat, keinen Grund mehr geben kann,
in den nächsten 12–24 h erneut die Toilette aufzusuchen, ganz gleich, welche
Sensationen er verspürt. Wenn dem Stuhldrang widerstanden und der Toiletten-
aufenthalt auf eine Minimum verkürzt wird, läßt sich ein übermäßiges Pressen
vielleicht vermeiden und es besteht Aussicht auf Besserung der Symptome. Falls
der Stuhl hart ist, sollten Quellmittel oder Weizenkleie verordnet werden. Zuviel
davon kann allerdings das Stuhlvolumen vergrößern und damit die Häufigkeit
der Entleerungen steigern.

Zu den lokalen Behandlungsmaßnahmen gehören die Sklerotherapie und die
Gummibandligatur. Es liegen keine Angaben darüber vor, wie erfolgreich der
Einsatz dieser Mittel ist, doch ohne Zweifel wird einigen Patienten damit geholfen. Allerdings treten die gleichen Symptome häufig nach wenigen Wochen oder
Monaten wieder auf. Bei einigen Patienten mit besonders hartnäckiger Symptomatik wurde eine operative Entfernung des Prolapses vorgenommen, aber auch
hier ist über die Ergebnisse nur wenig bekannt.

7 Polypen

Unter einem Polypen versteht man eine umschriebene, entweder gestielte oder breitbasige Vorwölbung einer epithelialen Oberfläche. Polypen des Kolons und Rektums sind häufig; und kommen bei etwa 10% aller Patienten vor, die eine proktologische Ambulanz aufsuchen. Sie treten entweder einzeln auf oder zu mehreren, als synchrone Polypen oder im Rahmen eines Polyposesyndroms. Vor dem Einzug der Doppelkontrasttechnik in die Röntgendiagnostik des Dickdarms sind vermutlich viele Polypen der Diagnostik entgangen. Mit Einführung der Koloskopie ließ sich nicht nur die diagnostische Ausbeute weiter steigern, sondern auch die Behandlung und Nachsorge der betroffenen Patienten wurden grundlegend beeinflußt.

Da der histologische Typ des Polypen über die Art des Vorgehens entscheidet, ist eine Klassifikation nach pathologischen Kriterien am nützlichsten (Tabelle 7.1). Die wichtigste Unterscheidung liegt zwischen neoplastischen und nicht-neoplastischen Polypen. Neoplastische Polypen können gutartig oder bösartig sein. Bei einem gutartigen Polyp spricht man von einem Adenom, bei einem bösartigen von einem Adenokarzinom. Die Bedeutung der Adenome liegt darin, daß sie potentiell maligne sind.

Tabelle 7.1. Klassifikation der kolorektalen Polypen (WHO)

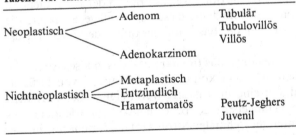

Nichtneoplastische Polypen

Metaplastische Polypen sind ein häufiger Befund; bei der Rektosigmoidoskopie sieht man sie in etwa 5–10% der Fälle. Sie entwickeln sich als eine Deformität des normalen Darmepithels, mit zystischer Erweiterung und Elongation der

Krypten. Die Zellen selbst unterscheiden sich dabei nicht von normalen Zylinderepithelzellen des Dickdarms. Die metaplastischen Polypen werden für harmlos gehalten, ihre Bedeutung liegt allein darin, daß sie mit einem Adenom verwechselt werden können.

Entzündliche Polypen (Pseudopolypen) werden bei Colitis ulcerosa und jeder anderen Darmerkrankung, die mit Ulzerationen einhergeht, angetroffen. Sie sind auf die ödematösen Prozesse zurückzuführen, die zwischen den ulzerierten Schleimhautbezirken zustandekommen.

Hamartomatöse Polypen sind selten. Es gibt 2 Arten, den juvenilen Polyp und den Peutz-Jeghers-Polyp. Obwohl sie sich histologisch unterscheiden, zeigen sie beide die typischen Merkmale der Hamartome, wozu das Bild morphologisch normaler Epithelzellen innerhalb eines stark vermehrten bindegewebigen Stromas gehört. Die glatten, juvenilen Polypen treten v.a. bei Kindern und im jungen Erwachsenenalter auf. In kleiner Zahl können sie sporadisch vorkommen, finden sie sich gehäuft, handelt es sich um eine erbliche Form (juvenile Polyposis coli). Auch Peutz-Jeghers-Polypen können im Rahmen eines erblichen Polyposesyndroms auftreten, wobei sie im Dünndarm am zahlreichsten sind.

Neoplastische Polypen

Adenome

Ein Adenom entwickelt sich in der Umgebung einer Krypte als eine Proliferation von Epithelzellen, die sich durch eine vermehrte Kernanfärbung, Pleomorphie und Mitoserate auszeichnen – Merkmale, die als Dysplasie umschrieben werden. Beim normalen Epithel liegen die Kerne durchweg am Boden der Zelle, dicht an der Basalmembran. Bei einem Adenom fehlt diese regelmäßige Struktur, die Kerne finden sich irgendwo zwischen der Basis und der Spitze der Zelle (Verlust der Kernschichtung).

Es gibt 2 Grundtypen eines Adenoms: das tubuläre und das villöse (Abb. 7.1). Ein tubuläres Adenom besteht aus einer kompakten Anhäufung von Drüsenschläuchen (hervorgerufen durch eine übermäßige Verzweigung der normalen Kryptendrüsen), die von Stroma umgeben sind. Bei einem villösen Adenom proliferiert das Epithel unter Mitnahme schmaler Stromazonen zottenartig in das Lumen hinein. Ein tubulovillöses Adenom zeigt beide morphologischen Muster.

Tubuläre und villöse Adenome differieren meistens in ihrem makroskopischen Erscheinungsbild. Die tubulären Adenome sind gewöhnlich gestielt, die villösen breitbasig. Letztere sind auch im ganzen größer, nehmen mehr Schleimhaut ein als die tubulären und entarten eher.

Oftmals treten Adenome zu mehreren auf; hierbei wird der Begriff synchron verwandt, um klarzumachen, daß gleichzeitig noch andere Veränderungen bestehen. Allerdings findet man selten bei einem beliebigen Individuum mehr als etwa 5 synchrone Adenome, es sei denn, es handelt sich um einen Fall familiärer

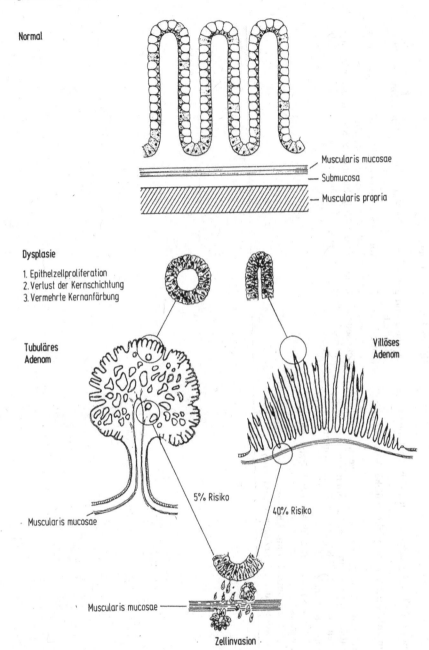

Normal

Muscularis mucosae
Submucosa
Muscularis propria

Dysplasie

1. Epithelzellproliferation
2. Verlust der Kernschichtung
3. Vermehrte Kernanfärbung

Tubuläres
Adenom

Villöses
Adenom

Muscularis mucosae

5% Risiko

40% Risiko

Muscularis mucosae

Zellinvasion

Abb. 7.1. Architektur tubulärer und villöser Adenome: Morphologie des invasiven Wachstums

Tabelle 7.2. Hinweise, die für die Adenom-Karzinom-Sequenz sprechen

Klinische Hinweise	Histopathologische Hinweise
In 30% der Fälle eines Dickdarmkarzinoms finden sich synchrone Adenome	Adenome und gut differenzierte Karzinome sind in ihrem Zellbild identisch
Adenome und Karzinome haben im Darm ein ähnliches Verteilungsmuster	Häufig finden sich in Adenomen karzinomatös entartete Herde, wobei eine Beziehung zur Größe der Adenome besteht
Ein metachrones Karzinom tritt doppelt so häufig auf, wenn im ursprünglichen Operationspräparat ein Adenom vorhanden war	Nicht selten sieht man in der Umgebung eines Karzinoms Adenomgewebe, häufiger bei Dukes-A-Tumoren (30%) als in Dukes-C-Fällen (5%)
Bei der familiären Adenomatosis Coli besteht ein Zusammenhang zwischen Adenom und Karzinom	
Der Altersgipfel der Adenomshäufigkeit geht dem der Karzinomhäufigkeit um 5 Jahre voraus	
Regelmäßige endoskopische Kontrollen mit Abtragung von Adenomen können das Vorkommen von Karzinomen vermindern	

Adenomatosis coli, bei der die Adenome zu Hunderten und Tausenden zusammenstehen können. Hat sich einmal ein Adenom gebildet, so besteht eine Tendenz, daß sich im Laufe der Zeit weitere Adenome (metachrone) entwickeln.

Maligne Entartung

Es gibt viele Hinweise, die dafür sprechen, daß die meisten Karzinome aus präexistenten Adenomen hervorgehen (Tabelle 7.2). Dieser Entstehungsmodus kann jedoch nicht auf alle Karzinome zutreffen. Zumindest diejenigen, die auf dem Boden einer Colitis ulcerosa entstehen, scheinen sich i. allg. nicht aus einem Adenom zu entwickeln.

Obwohl ein Adenom dysplastische Zellen aufweist, wird es erst dann zum Karzinom, wenn die Zellen durch die Muscularis mucosae in die Submukosa vordringen. Die Penetration der Muscularis mucosae ist das einzige Kriterium, an Hand dessen der Pathologe ein Karzinom diagnostiziert. Der Begriff Carcinoma in situ sollte nicht verwandt werden: Entweder es handelt sich um ein Adenom oder um ein Karzinom (s. Abb. 7.1).

Nach Invasion der Submukosa breitet sich das Karzinom auf direktem Wege aus; es durchbricht die Darmwand, um dann das extramurale Fettgewebe und die benachbarten Organe zu befallen. Dabei kommt es durch Infiltrationen der Blutgefäße und Lymphbahnen zur hämatogenen und lymphogenen Metastasierung. Wenn die Serosa überschritten wird, ist eine intraperitoneale Ausbreitung möglich.

Ein hochdifferenziertes Karzinom zeigt gutentwickelte tubuläre Formationen und eine fast normale Zellmorphologie, bei einem gering differenzierten Karzinom ist die tubuläre Architektur aufgehoben und die Zellen weichen stark von ihrer normalen Struktur ab. Bei den meisten Karzinomen liegt der Differenzierungsgrad zwischen diesen beiden Extremen.

Klinik

Symptome

Ob und wie sich Adenome bemerkbar machen, hängt von ihrer Größe ab. Die meisten Adenome mit weniger als 1 cm Durchmesser sind asymptomatisch und werden meist zufällig anläßlich einer Endoskopie oder eines Kolonkontrasteinlaufs entdeckt. Bei großen Adenomen ist das häufigste Symptom die Blutung, die gewöhnlich intermittierend und nur in geringen Mengen auftritt; heftige Blutungen machen ein Adenom als Blutungsquelle sehr unwahrscheinlich. Von den Massen-Screening-Tests auf okkultes Blut im Stuhl wissen wir heute, daß wie beim Karzinom Blutungen oft unbemerkt bleiben. Die Blutung aus einem Adenom des Kolons ist typischerweise dunkelrot und mit dem Stuhl vermischt. Ein Adenom des Rektums kann jedoch eine hellrote Blutung hervorrufen, die dem

Stuhl aufgelagert ist, so daß man sie nicht von einer Blutung aus dem Analkanal, wie z. B. bei einem Hämorrhoidalleiden, unterscheiden kann.

Manchmal bemerken Patienten mit einem Dickdarmadenom Schleim im Stuhl. Differentialdiagnostisch hat dieses Symptom jedoch kaum Bedeutung, da es auch bei einem Karzinom, einer Kolitis, einer Divertikulose, einem Rektumprolaps oder einem Hämorrhoidalleiden auftreten kann. Allerdings können villöse Adenome des Rektums und des Sigmas große Mengen eines wäßrigen Schleims produzieren – gelegentlich bis zu mehreren 100 ml täglich. Exzessive Flüssigkeits- und Kaliumverluste werden als klassische Symptome dieses Krankheitsbildes beschrieben, in Wirklichkeit sind sie aber überaus selten.

Bei einigen Patienten mit Adenomen treten Durchfälle auf, die wohl auf einer Verflüssigung der Fäzes infolge einer Durchmischung von Schleim und Stuhl beruhen.

Juvenile Polypen produzieren einen gelblich gefärbten Schleim. Sie besitzen einen schwachen, dünnen Stiel, der frei ist von Muscularis mucosae. Daher torquieren sie leicht, werden nekrotisch und fallen ab (Autoamputation). Manchmal wird ein solcher Polyp vom Patienten oder von der Mutter im Stuhl entdeckt.

Bei Patienten mit einem Peutz-Jeghers-Syndrom sind Bauchschmerzen das häufigste Symptom. Sie rühren daher, daß es zu einer Invagination des Dünndarms kommt, wenn der Polyp mit der Peristaltik vorangetrieben wird. Gewöhnlich bluten solche Polypen nicht.

Entzündliche Polypen rufen keine besonderen Symptome hervor, sie sind jedoch immer Hinweis auf eine schwere Schädigung der Schleimhaut im Rahmen der entzündlichen Erkrankung. Metaplastische Polypen sind asymptomatisch.

Befunde

Gutartige Polypen variieren in ihrer Größe von wenigen Millimetern bis zu mehreren Zentimetern. Kleinere Polypen mit einem Durchmesser von weniger als 5 mm haben gewöhnlich eine halbkugelige oder zipflige Form und sind ungestielt, da sie noch nicht ausreichend gewachsen sind, um einen Stiel zu bilden. Bei solchen Polypen handelt es sich gewöhnlich um metaplastische Polypen oder kleine Adenome. Der Kopf eines gestielten Adenoms hebt sich durch seine pinkrote Farbe meist deutlich von der normalen, eher gelblich getönten Schleimhaut ab. Der Stiel kann von einigen Millimetern bis zu mehreren Zentimetern lang werden; bei einem langen Stiel wird der Polyp im Lumen sehr beweglich. Während der Kopf aus dysplastischem Gewebe gebildet ist, besteht der Stiel aus normaler, ausgedünnter Mukosa und Muscularis mucosae. Erscheint der Stiel im Endoskop verdickt oder starr, kann mit einer malignen Entartung gerechnet werden. Der Kopf eines gutartigen Adenoms zeigt niemals Ulzerationen, obwohl im Lumen Blut vorhanden sein kann.

Ein seßhafter Polyp ist weniger leicht zu definieren. Er imponiert als eine ins Lumen hineinragende Gewebewucherung, besitzt aber keinen Stiel. Bei den meisten breitbasigen Polypen handelt es sich um villöse Adenome, in denen z.T. maligne Herde bestehen. Solange aber kein eigentliches Karzinom vorliegt, sind makroskopisch normalerweise keine Ulzerationen erkennbar. Die Polypen können sich jedoch über einen großen Schleimhautbereich erstrecken. Im Rektum werden sie häufiger angetroffen als in anderen Darmabschnitten. Meistens ist Schleim im Lumen vorhanden.

Natürlich lassen sich, wenn überhaupt, bei der digitalen Exploration des Rektums nur die Polypen ertasten, die innerhalb der Reichweite des Fingers liegen, d. h. bis zu 12 cm oberhalb der anokutanen Grenze. Kleine Polypen mit weniger als 5 mm Durchmesser sind häufig nicht zu palpieren, größere gestielte Polypen hingegen tastet man als mobilen Tumor. Da sie aus nur wenig Bindegewebe bestehen, sind sie gewöhnlich weich und können daher leicht dem untersuchenden Finger entgehen. Auch breitbasige Polypen fühlen sich normalerweise weich an; stößt man bei der Palpation auf einen harten Bezirk, muß man annehmen, daß es zu einem karzinomatösen Zelleinbruch in die Submukosa gekommen ist. Die Härte des Gewebes beruht dabei auf der bindegewebigen Reaktion in der Umgebung des Krebsherdes. Bei der Beurteilung rektaler Polypen spielt die digitale Untersuchung eine wesentliche Rolle, da sich maligne Veränderungen mit ihrer Hilfe am besten aufdecken lassen.

Klinische Anhaltspunkte für eine maligne Entartung

In manchen Fällen läßt sich eine maligne Entartung erst im histologischen Präparat erkennen. Es gibt aber eine Reihe von klinischen Merkmalen, die bereits vor der Abtragung des Polypen auf diese Möglichkeit hinweisen (Tabelle 7.3).

Größe: Ist ein Adenom größer als 25 mm im Durchmesser, so liegt mit hoher Wahrscheinlichkeit bereits ein fokales Karzinom vor.

Morphologie: Villöse Adenome haben eine größere Entartungstendenz als tubuläre Adenome.

Ulzerationen: Vorhandene Ulzerationen sprechen für Malignität.

Verhärtungen: Tastbare Verhärtungen deuten gewöhnlich auf eine maligne Entartung hin, es sei denn, sie lassen sich durch andere Faktoren, wie z. B. Vernarbung nach vorausgegangener Elektrokoagulation, erklären.

Einziehung der Polypenbasis: Verziehungen der Darmwand im Kolonkontrasteinlauf sprechen für invasives Wachstum.

Tabelle 7.3. Entartungsrisiko (%) der verschiedenen Adenomtypen (nach histologischem Befund koloskopisch abgetragener Polypen)

Durchmesser des Adenoms (mm)	Typ		
	Tubulär	Tubulovillös	Villös
< 10	0–1	0–1	0–1 (10)[a]
10–25	3	4	5 (10)[a]
> 25	10	11	38 (53)

[a] Die Ziffern in Klammern zeigen das Entartungsrisiko bei *operativ* entfernten villösen Adenomen des Rektums.

Diagnose und Therapie

Das therapeutische Vorgehen richtet sich v. a. nach dem histologischen Typ des Polypen. Da mehrere Polypen vorhanden sein können und bei Patienten mit Adenomen gleichzeitig ein Karzinom bestehen kann, sollte kein Polyp entfernt werden, bevor nicht der gesamte Dickdarm abgeklärt ist. Liegt kein Karzinom vor, können sämtliche Polypen abgetragen werden, womit Diagnostik und Therapie in einem erfolgen.

Die klinischen Behandlungsschritte umfassen daher die Identifikation eines Polypen, die Suche nach synchronen Polypen, die diagnostische Abtragung, die Erhebung der Familienanamnese und regelmäßige Verlaufskontrollen.

Identifikation

Meistens werden Polypen bei der initialen Rektosigmoidoskopie oder bei einem Bariumkontrasteinlauf erkannt. Bis vor einigen Jahren ließ sich die Schleimhaut des Dickdarms nur mit einem Rektoskop inspizieren, aber mit Einführung der flexiblen Sigmoidoskopie in die ambulante Routine werden immer mehr Polypen bereits während der ersten Untersuchung entdeckt. Kleine, nicht gestielte Polypen imponieren im Kolonkontrasteinlauf als Ringschatten, wobei differentialdiagnostisch Luftblasen und Stuhlreste in Frage kommen. Von der Seite her gesehen, zeichnen sich Kopf und Stiel eines gestielten Polypen als getrennte, ineinander übergehende Schattenfiguren ab. Von vorne betrachtet, können durch einen gestielten Polypen 2 konzentrische Schattenringe entstehen, wovon der eine den Kopf, der andere den Stiel darstellt. Ein seßhafter Polyp verursacht über die gesamte Breite seiner Basis einen Füllungsdefekt. Ist er gutartig, verlaufen die Konturen des normalen Darmschattens auf jeder Seite des Polypen linear. Hat eine karzinomatöse Entartung stattgefunden, werden diese Konturen unregelmäßig, da sich die Darmwand an der Basis des Polypen infolge einer Fibrose, verursacht durch die desmoplastische Reaktion, einzieht.

Synchrone Polypen

Hat man einmal einen Polypen gesichtet, gilt der nächste Schritt dem Ausschluß weiterer Polypen. Falls noch nicht geschehen, führt man dazu am besten eine Doppelkontrastdarstellung des Kolons durch. Mit dieser Technik erzielt man eine ausgezeichnete Darstellung der Schleimhaut, wobei sich etwa 90 % aller Polypen mit einem Durchmesser von weniger als 5 mm erkennen lassen. Allerdings können dem Untersucher polypöse Veränderungen auch entgehen, insbesondere wenn der Darm schlecht vorbereitet ist oder wenn es sich um Polypen des Sigmas handelt, wo die Beurteilung der Schleimhaut durch Überlappen des Darms und Verziehungen aufgrund von Divertikeln beeinträchtigt sein kann. Eine Koloskopie sollte den Fällen vorbehalten bleiben, in denen die röntgenologische Darstellung unzureichend ist oder negativ ausfällt, klinisch aber Verdacht auf weitere Veränderungen besteht.

Gelegentlich zeigen sich Hunderte von Polypen auf einmal – Anzeichen für ein Polyposesyndrom (s. u.). Bei dem einen oder anderen Patienten wird man auch ein Karzinom entdecken.

Abtragung

Die Art der Abtragung ist abhängig von der Lokalisation und der Morphologie des Polypen (gestielt/breitbasig).

Gestielte Polypen können mit der Diathermieschlinge abgetragen werden, je nach Sitz entweder rektoskopisch oder koloskopisch. Die Koloskopie hat den Vorteil, daß alle synchronen Polypen gleichzeitig entfernt werden können. Kleine Polypen von wenigen Millimetern Durchmesser lassen sich rektoskopisch in toto abtragen, indem man eine großmaulige Biopsiezange verwendet, und koloskopisch, indem man die „hot-biopsy-Technik" anwendet: Mit Hilfe einer Koagulationszange wird ein Teil des Polypen unbeschädigt abgetragen (Histologie), während gleichzeitig das polypoide Restgewebe durch den Koagulationsstrom zerstört wird.

Breitbasige Polypen des mittleren und unteren Rektums müssen sorgfältig nach harten Bezirken, die auf eine maligne Entartung hinweisen, abgetastet werden. Sind keine vorhanden, wird der Polyp transanal submukös exzidiert. Auf diese Weise lassen sich auch große sessile Polypen mit mehreren Zentimetern Durchmesser entfernen. Dabei sollte man sich unbedingt bemühen, das Exzisionspräparat in einem Stück zu gewinnen, einschließlich eines Saums normaler Schleimhaut.

Breitbasige Polypen im oberen Rektum und Kolon, die kleiner sind als 25 mm im Durchmesser, können mit der Schlinge entfernt werden, indem man durch leichten Zug an der Polypenbasis eine künstliche Stielbildung hervorruft. Diese Technik ist bei größeren Polypen gefährlich, da man entweder eine Perforation oder aber eine unvollständige Abtragung riskiert; hier ist eine Laparotomie mit Segmentresektion indiziert.

Histologische Diagnose

Dem Pathologen fallen 2 Aufgaben zu, zum einen die histologische Diagnose, zum anderen der Ausschluß invasiven Wachstums für den Fall, daß es sich um ein Adenom handelt. Als grundsätzliches Prinzip sollte daher die Abtragung eines Polypen als vollständige Exzisionsbiopsie erfolgen, so daß im basalen Randbereich auch Muscularis mucoase vorhanden ist. Bei einem gestielten Polypen ist es wichtig, mit dem Kopf auch einen Teil des Stiels zu entfernen. Bei einem seßhaften Polypen sollte das Präparat aus einem Stück bestehen und einen Randsaum von normaler Mukosa aufweisen. Hierbei ist es für den Pathologen äußerst hilfreich, wenn das Präparat so fixiert wird, daß es seiner Konfiguration in vivo ähnelt. Dazu sollte man das Untersuchungsstück sofort nach der Entnahme mit Stecknadeln auf einem Korkbrettchen festheften, um eine Schrumpfung und Verziehung vor der Fixierung zu vermeiden. Die Gefäße mit Formalin, die im Operationssaal aufbewahrt werden, müssen daher groß genug sein, um ein derartig fixiertes Untersuchungsmaterial aufzunehmen.

Alle Polypen müssen numeriert und in beschrifteten Gefäßen zur histologischen Untersuchung eingesandt werden. In den Operationsunterlagen muß genau festgehalten werden, welcher Polyp wo abgetragen wurde, um im Falle von Malignität die entsprechende Stelle genau identifizieren zu können.

Nachsorge

Die Notwendigkeit weiterer Maßnahmen hängt von dem histologischen Typ des Polypen ab. Metaplastische Polypen bedürfen keiner Nachkontrollen, hingegen aber hamartöse Polypen und Adenome. Patienten mit Adenomen haben ein erhöhtes Risiko, metachrone Adenome oder ein Karzinom zu entwickeln. Dieses Risiko kumuliert im Laufe der Jahre und beläuft sich wahrscheinlich auf 40 bzw. 10 % über einen Zeitraum von 20 Jahren. Dabei scheint das Risiko größer, wenn ursprünglich synchrone Adenome vorhanden waren und wenn das Alter der Patienten bei der Erstdiagnose über 60 Jahre lag. Manches spricht dafür, daß das Risiko ebenfalls größer ist, wenn unter den Angehörigen bereits ein Dickdarmkarzinom aufgetreten ist.

Noch ist nicht eindeutig geklärt, wie und zu welchen Zeiten Verlaufskontrollen am besten durchzuführen sind und ob sie bei Adenomträgern als Karzinomprophylaxe überhaupt effektiv sind. Von gewissen Zentren wird z. Z. eine komplette, möglichst koloskopische Abklärung des Dickdarms 1 – 3 Jahre nach Entdeckung eines Adenoms empfohlen, wobei das genaue Intervall von den jeweiligen Risikofaktoren abhängt. Dabei entsteht jedoch ein logistisches Problem, da Adenome häufig sind und regelmäßige Kontrolluntersuchungen all dieser Patienten das Gesundheitswesen extrem beanspruchen würden, während aber nur in wenigen Fällen mit einem verwertbaren Ergebnis zu rechnen ist.

Familienanamnese

Bei allen Patienten mit hamartomatösen Polypen oder Adenomen muß eine Familienanamnese erhoben werden, da immer die Möglichkeit eines Polyposessyndroms besteht und diese alle dominant vererbt werden. Allerdings kann es auch bei Patienten mit sog. sporadischen Adenomen eine familiäre Häufung kolorektaler Neoplasien geben.

Maligne kolorektale Polypen

Die Risiken, daß sich in einem Adenom ein invasiver Krebs entwickelt, wurden bereits diskutiert. Bei der Mehrzahl maligner Polypen reicht die Polypektomie (entweder mit der Schlinge oder durch lokale Exzision) therapeutisch aus, vorausgesetzt, das Präparat wird sorgfältig histologisch untersucht und gewisse histopathologische Kriterien werden strikt eingehalten.

Ist der entartete Polyp im Gesunden entfernt und wird er nicht als gering differenziert befundet, so sind, abgesehen von regelmäßigen Kontrollendoskopien, keine weiteren Maßnahmen notwendig. Gewöhnlich besteht in malignen Polypen kein gering differenziertes Karzinom, sollte es doch der Fall sein, ist das Risiko einer lymphogenen Metastasierung signifikant. Aus diesem Grund wird hier ebenso wie in den Fällen, in denen die Exzision unvollständig ist, eine Resektion notwendig.

Polyposesyndrome

Peutz-Jeghers-Syndrom

Ein Peutz-Jeghers-Syndrom wird an Hand der röntgenologischen Darstellung von Dünndarmpolypen und der typischen oralen und perianalen Pigmentflecken diagnostiziert. Besteht eine Invaginationssymptomatik, müssen die Polypen durch mehrere Dünndarmenterotomien entfernt werden. Große Dickdarmpolypen sind bei diesem Syndrom selten. Das Risiko, an einem Karzinom des Dickdarms oder des Magens zu erkranken, ist leicht erhöht.

Juvenile Polypose

Bei der juvenilen Polypose ist in erster Linie das Kolon befallen; das Karzinomrisiko ist geringfügig erhöht. Aufgrund ihres langen Stiels sind die Polypen leicht mit der Schlinge abzutragen. Ein größerer Eingriff wird bei diesen Patienten nicht notwendig. Kontrollkoloskopien sollten in 1- bis 2jährigen Abständen durchgeführt werden.

Familiäre Adenomatosis coli

Es steht heute fest, daß bei der familiären Adenomatosis coli der gesamte Gastrointestinaltrakt involviert sein kann. Die Adenome beginnen sich im Jugendalter zu formieren und nehmen rasch an Zahl zu. Bleiben die Patienten unbehandelt, entwickelt sich mit Sicherheit ein Dickdarmkrebs. Bei über 2/3 der Patienten, die mit Symptomen in die Sprechstunde kommen (gewöhnlich tauchen die ersten Symptome jenseits des 30. Lebensjahres auf), besteht bereits ein kolorektales Karzinom. Auch duodenale und periampulläre Karzinome sowie Karzinome des Gallengangs treten gehäuft auf.

Identifikation

Ist das Krankheitsbild voll entwickelt, finden sich im Kolon immer mehr als 100 Adenome. Darin liegt das wichtigste Unterscheidungsmerkmal gegenüber sporadischen Adenomen, von denen selten mehr als 5 gleichzeitig auftreten. Die Diagnose wird sich daher nach vollständiger Abklärung des Dickdarms stellen lassen. Da Adenome und Karzinome auch im Magen, Duodenum und Gallenwegsystem auftreten können, sollte ebenfalls eine Gastroduodenoskopie durchgeführt werden. Geht das Leiden mit mesenchymalen Tumoren, wie Fibromen, Osteomen, Leiomyomen oder Dermoidzysten einher, wird es als Gardner-Syndrom bezeichnet.

Behandlung

Da es praktisch unmöglich ist, sämtliche Polypen endoskopisch abzutragen, muß reseziert werden. Dabei ist eine Kolektomie mit ileorektaler Anastomose die Methode der Wahl, da einerseits der größte Teil des gefährdeten Dickdarms entfernt und andererseits ein Stoma umgangen wird. Der verbleibende Rektumstumpf läßt sich rektoskopisch ohne Schwierigkeiten kontrollieren. Bereits vorhandene bzw. neu auftretende Polypen können mit dem Elektrokauter zerstört werden.

Vor einem operativen Eingriff muß die Adenomdiagnose jedoch histologisch gesichert sein. Ansonsten läuft man Gefahr, bei Patienten mit metaplastischer oder juveniler Polypose einen unnötigen Eingriff durchzuführen.

Nachsorge

Nach einer Kolektomie mit ileorektaler Anastomose sind regelmäßige digitale und endoskopische Kontrolluntersuchungen des Rektumstumpfs wesentlicher Bestandteil der Behandlung. Verdächtige Indurationen oder Ulzerationen müssen biopsiert und neu entstandene Polypen abgetragen werden. Es empfiehlt sich, die rektoskopischen Kontrolluntersuchungen in einem Abstand von 3 Monaten durchzuführen, eine Gastroduodenoskopie ist alle 2–3 Jahre angezeigt. Trotz dieser Richtlinien werden bei einigen Patienten im Rektumstumpf Karzinome auftreten, allerdings selten: Nur bei 10 (6,8 %) von 148 Patienten, die in einem Zeitraum von über 33 Jahren am St. Mark's Hospital, London, behandelt wurden, entstand ein Rektumkarzinom, und nur 2 Patienten erlagen schließlich dem Leiden.

Patienten, bei denen abzusehen ist, daß sie die Nachsorgetermine nur sehr unzuverlässig wahrnehmen, sollten keine ileorektale Anastomose erhalten, da das Risiko einer Karzinomentwicklung im Rektumstumpf zu hoch ist. Bei diesen Patienten ist die Entfernung des gesamten Dickdarms indiziert. Durch eine restaurative Proktokolektomie mit ileoanaler Anastomose und Bildung eines Ileumreservoirs (Pouch) läßt sich heute ein Ileostoma vermeiden. Auch bei rasenartigen Polypformationen im Rektum, die lokal kaum zu kontrollieren sind, sollte man eine restaurative Proktokolektomie in Betracht ziehen.

Familienanamnese

Die familiäre Adenomatose wird autosomal dominant vererbt. Die Nachkommen unterliegen daher einem 50%igen Risiko, ebenfalls zu erkranken. Das verantwortliche Gen ist jedoch selten und tritt unter der Bevölkerung nur in einem Verhältnis von 1:20000 auf.

Daher muß es Ziel sein, alle gefährdeten Angehörigen zu erfassen, sowohl jetzt als auch in der Zukunft. Dazu führt man am besten ein Familienregister und stellt einen Stammbaum auf, in dem die Risikoträger kenntlich gemacht sind und der bei weiteren Nachkommen jeweils auf den neuesten Stand gebracht wird. Ein solches System ermöglicht es dann, alle potentiellen Genträger einer Untersuchung zuzuführen, in der Hoffnung, die Erkrankung zu diagnostizieren, bevor sich ein Karzinom entwickelt hat.

8 Karzinome

In den industrialisierten Ländern der westlichen Welt stellt das Karzinom des Dickdarms das zweithäufigste Malignom dar. Jährlich werden in Großbritannien über 20 000 neue Erkrankungsfälle – bei gleichzeitig 15 000 Todesfällen – registriert, in den USA sind es über 100 000 neue Fälle. In unterentwickelten Ländern und im Fernen Osten tritt das kolorektale Karzinom jedoch nur selten auf. Dieses geographische Verteilungsmuster läßt sich mit dem Konsum tierischer Fette und Proteine in Verbindung bringen, die ihrerseits wiederum mit Veränderungen in der Gallensäurenzusammensetzung des Stuhls zu tun haben können. Einige Gallensäuren wirken als Kokarzinogene, wobei man annimmt, daß diese durch abnorme bakterielle Fermentation entstehen.

Eines Tages wird uns die epidemiologische und biochemische Forschung vielleicht zu einem größeren Verständnis der Ätiologie des Dickdarmkarzinoms führen, bisher jedoch weiß man zu wenig, um in der Praxis einen größeren Nutzen davon zu haben. Offensichtlich ist allerdings, daß das kolorektale Karzinom familiär 3- bis 4mal häufiger auftritt als in der Durchschnittsbevölkerung. Auch Patienten mit lange bestehender Colitis ulcerosa, Polypose und Schistosomiase unterliegen einem erhöhten Risiko; allerdings sind diese 3 Erkrankungen nur mit 1–2 % an allen kolorektalen Karzinomfällen beteiligt. Insofern gibt es, abgesehen von einer positiven Familienanamnese, in der Mehrzahl der Fälle keine verwertbaren Kennzeichen, es sei denn, es hätte bereits ein Karzinom oder ein Adenom bestanden. In diesem Fall tritt bei 5 % der Patienten, wenn sie über einen Zeitraum von 10–15 Jahren nachbeobachtet werden, ein zweiter Tumor auf.

Der Dickdarmkrebs bevorzugt die linke Kolonhälfte und das Rektum; allerdings sprechen einige Anzeichen dafür, daß rechtseitige Tumoren häufiger werden. Die Geschlechtsverteilung ist annähernd gleich. Das Erkrankungsrisiko steigt mit zunehmendem Lebensalter, jedoch können junge Erwachsene, auch ohne daß prädisponierende Faktoren vorhanden sind, betroffen werden. Viele Karzinome des Dickdarms entstehen wahrscheinlich durch Entartung vorbestehender Adenome (s. S. 149). Synchrone Karzinome treten in etwa 2–3 % der Fälle auf.

Diagnose

Symptome

Zu den Symptomen gehören die Blutung, Veränderungen beim Stuhlgang und der Abgang von Schleim. Dunkles, mit dem Stuhl vermischtes Blut stellt einen ziemlich eindeutigen Hinweis dar, manchmal ist jedoch die Blutung aus einem tiefsitzenden Rektumkarzinom nicht von einer Hämorrhoidalblutung zu unterscheiden. Insbesondere rechtsseitige Kolonkarzinome führen manchmal zu einer okkulten Blutung, die von den Patienten nicht wahrgenommen wird und als Anämie in Erscheinung tritt. Linkssitzende Karzinome neigen eher zur Stenosierung als die der rechten Kolonhälfte oder des Rektums; sie können daher durch obstruktive Symptome oder Schmerzen auf sich aufmerksam machen.

Durch den Befall benachbarter Strukturen entstehen Schmerzen (nervale Infiltration), Ureterstenosen, Beckenvenenthrombosen, entero-enterale und enterokutane Fisteln sowie Fisteln in die Vagina, die Gebärmutter und die Blase. Ein aufgetriebener Leib beruht entweder auf einer Obstruktion oder auf einer Aszitesbildung bei intraperitonealer Aussaat. Anorexie und Gewichtsverlust lassen eine Metastasierung vermuten, sind manchmal aber auch auf eine Obstruktion zurückzuführen.

Befunde

Rektal-digitale Untersuchung, Endoskopie und Kolonkontrastdarstellung führen zur Diagnose. Die meisten Karzinome des Rektums lassen sich rektoskopisch erkennen. Mit dem flexiblen Sigmoidoskop kann man bereits bei der ersten Untersuchung auch die meisten Karzinome der linken Kolonhälfte, insbesondere die des Sigmas, diagnostizieren. Findet sich bei einer Rektoskopie Blut im Lumen, muß unbedingt ein Kolonkontrasteinlauf veranlaßt werden; fällt dieser negativ aus, muß eine Koloskopie folgen. Denn trotz Doppelkontrasttechnik werden röntgenologisch etwa 5 % der Karzinome nicht erkannt. Darunter fallen v. a. die Sigmakarzinome, die bei gleichzeitig bestehender Divertikulose oder wegen überlappender, kontrastmittelgefüllter Darmschlingen dem Auge des Untersuchers entgehen können. Patienten mit suspekter Darmblutung, bei denen sowohl die Rektosigmoidoskopie als auch die Kontrastmitteldarstellung des Kolons einen Normalbefund ergeben, müssen unbedingt koloskopiert werden: in 10–20 % der Fälle wird man dabei ein Karzinom finden. Wann immer möglich, sollte die Diagnose histologisch gesichert werden. Patienten, bei denen endoskopisch bereits ein Dickdarmkarzinom entdeckt wurde, sollten einen Bariumkontrasteinlauf erhalten, um ein synchrones Karzinom oder Adenom auszuschließen, es sei denn, es bestünde eine relevante Stenosierung.

Diagnostik (Tabelle 8.1)

Klinisches Stadium

Die Beurteilung des klinischen Stadiums kann Einfluß haben auf die Wahl des Operationsverfahrens und auf die Entscheidung, ob eine adjuvante Radiotherapie zur Anwendung kommen soll. Bei manchen Patienten mit fortgeschrittenem

Tabelle 8.1. Präoperative Diagnostik beim Karzinom des Dickdarms

Klinisches Stadium Metastasierung	Allgemeine Untersuchung Thoraxübersichtsaufnahme Sonographie von Leber und Abdomen Karzinoembryonales Antigen (CEA)
Lokale Ausdehung	Digitale Untersuchung (Rektumkarzinom) ± Computertomographie ±Intravenöses Ausscheidungsurogramm
Histologischer Differenzierungsgrad	Biopsie
Synchrone Tumoren	Bariumkontrasteinlauf ±Koloskopie
Operationsvorbereitung	Hämoglobin Blutgruppe und Antikörper Elektrokardiogramm ? Stomaberatung

Tumorleiden ergibt sich auch u. U. keine Indikation mehr zu einer spezifischen Behandlung.

Metastasierung

Eine Metastasierung kann dadurch offensichtlich sein, daß eine Lebervergrößerung, ein Aszites oder außer dem Primärtumor noch andere abdominale Resistenzen vorhanden sind, die vielleicht durch präaortale Lymphknoten – oder Netzmetastasen verursacht wurden. Metastasen im Bereich des Beckenbodens können via Rektum oder Vagina palpabel sein. Filiae der Lunge oder der Leber werden röntgenologisch bzw. szintigraphisch, sonographisch oder computertomographisch nachgewiesen. Mit Hilfe eines CT lassen sich auch Lebermetastasen identifizieren, die dem Palpationsbefund bei einer Laparotomie entgehen können (okkulte Lebermetastasen). Der präoperative Nachweis solcher Fernmetastasen hat bedeutenden Einfluß auf die Anlage und das Resultat klinischer Karzinomstudien.

Lokale Tumormerkmale

Die klinische Bedeutung der lokalen Tumormerkmale läßt sich nur auf der Grundlage einer pathologischen Stadiendefinition einschätzen.

Pathologisches Stadium. Die Prognose eines Karzinoms hängt nicht nur davon ab, ob es metastasiert hat oder nicht, sondern auch von der Tatsache, ob bereits ein lymphatischer oder venöser Einbruch stattgefunden hat. Darüber kann nur die histologische Untersuchung des Operationspräparats Auskunft geben. Um

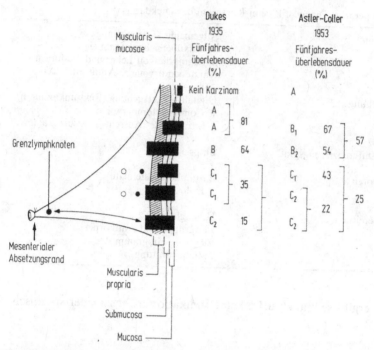

Abb. 8.1. Pathologische Stadieneinteilung des Rektumkarzinoms nach Dukes und Astler-Coller mit Fünfjahresüberlebensdauer (%)

Lymphknoten, Venen und den Bereich der größten Tumortiefe darzustellen, muß das gesamte Untersuchungsmaterial aufgearbeitet werden. Die Genauigkeit des Befundberichts hängt davon ab, wie sorgfältig der Pathologe dabei vorgegangen ist. Unzuverlässigkeiten im Staging machen es schwer, die Ergebnisse der einzelnen Kliniken miteinander zu vergleichen. Dazu kommt, daß die pathologische Stadieneinteilung nach Dukes auf verschiedene Weise modifiziert wurde, so daß z. Z. bedauerlicherweise kein weltweit einheitlicher Standard existiert. Die Mehrzahl der europäischen Pathologen benutzt allerdings die Klassifikation nach Dukes, während in den USA meistens das modifizierte Schema nach Astler-Coller verwandt wird. Beide Staging-Systeme arbeiten mit der ABC-Kennzeichnung. Trotz dieser Verwirrung ergibt sich ein klarer Zusammenhang zwischen dem Tumorstadium und der Fünfjahresüberlebensdauer, ganz gleich, welches System benutzt wird (Abb. 8.1).

Die pathologischen Stadieneinteilungssysteme sind eigentlich ein Versuch, 2 pathologische Tumormerkmale (Darmwand überschritten oder nicht, Vorhandensein oder Nichtvorhandensein von Lymphknotenmetastasen) und ihre Kombinationsmöglichkeiten in einer vereinfachten Zeichenskala darzustellen. Alle Systeme sind jedoch daran gescheitert, 2 andere Kriterien miteinzubeziehen, nämlich das Ausmaß der direkten extrarektalen Tumorinfiltration sowie die Tatsache, ob ein venöser Einbruch stattgefunden hat oder nicht.

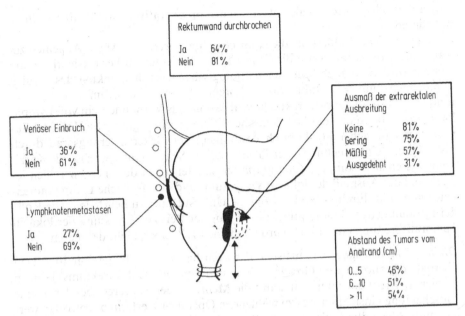

Abb. 8.2. Pathologische Kriterien mit Einfluß auf die Überlebensdauer; die Zahlen beziehen sich auf Fünfjahresüberlebensraten (%), die aus verschiedenen großen Operationsserien zusammengestellt wurden

Tabelle 8.2. Rektumkarzinom: Überlebenszeit und lokale Rezidivhäufigkeit in Beziehung zum extrarektalen Ausbreitungsgrad bei primär kurativem Operationsanspruch

	Extrarektaler Ausbreitungsgrad		
	Null	Gering	Hoch
Alterskorrigierte Fünfjahres-überlebensrate (%)	97	75	31
Lokale Rezidivrate (%)	1	6	17

All diese pathologischen Eigenschaften eines Tumors haben aber Einfluß auf die Überlebensdauer (Abb. 8.2). Außerdem besteht ein Zusammenhang zwischen dem Grad der lokalen Tumorausbreitung und der späteren Entwicklung von Lokalrezidiven (Tabelle 8.2). Es wird deutlich, daß das Ausmaß der extrarektalen Tumorausbreitung mit zu den wichtigsten prognostischen Parametern gehört.

Vorschlag zu einer klinischen Stadieneinteilung des Rektumkarzinoms. Vor allem beim Rektumkarzinom, wo die Art des operativen Vorgehens – Rektumexstirpation, anteriore Resektion oder lokale Exzision – zur Wahl stehen kann, würde es helfen, bereits präoperativ eine Vorstellung von der lokalen Tumorpathologie zu haben. Ein lokal weit fortgeschrittenes Karzinom ist möglicherweise inoperabel oder würde vielleicht von einer präoperativen Strahlenbehandlung profitieren.

Zwar hat jede Indikation die klinischen Faktoren wie Alter, Allgemeinzustand und Körperbau sowie die Wünsche des Patienten zu berücksichtigen, am meisten wird sie jedoch von den pathologischen Gesichtspunkten des lokalen Tumorwachstums beeinflußt. Dazu gehören der Abstand des Tumors vom Analrand, das Ausmaß der extrarektalen Infiltration, das Vorhandensein von Lymphknotenmetastasen und der histologische Differenzierungsgrad. Die Höhe des Tumorsitzes läßt sich rektoskopisch bestimmen, der Differenzierungsgrad durch histologische Untersuchung einer Probeexzision. Sehr extensiv wachsende Karzinome lassen sich computertomographisch darstellen, in den meisten Fällen jedoch sind das Ausmaß des lokalen Wachstums und eine fragliche Lymphknotenbeteiligung nur durch eine rektal-digitale Untersuchung zu beurteilen. Die Rolle der intraluminären Sonographie, die in jüngster Zeit zur Erfassung der lokalen Tumorausbreitung eingeführt wurde, läßt sich z.Z. noch nicht definieren.

Digitale Untersuchung. Die meisten Tumoren bis zu einer Höhe von 10–12 cm oberhalb der anokutanen Grenze (d. h. in den unteren 2/3 des Rektums) können palpiert werden; darunter fällt somit die Mehrzahl der Tumoren, bei denen eine Entscheidung hinsichtlich des zu wählenden Operationsverfahrens getroffen werden muß. Allein durch die klinische Beurteilung von Mobilität und extrarektaler Ausdehnung, wie sie palpatorisch durch die gesunde Rektumwand hindurch möglich ist, lassen sich in etwa 80 % der Fälle nichtextensiv wachsende Tumore (Stadium 1) von extensiv wachsenden Tumoren (Stadium 2) korrekt unterscheiden.

Im Stadium 1 ist das Wachstum auf die Rektumwand beschränkt oder es hat sie nur geringgradig überschritten. Im Stadium 2 handelt es sich um eine ausgedehnte

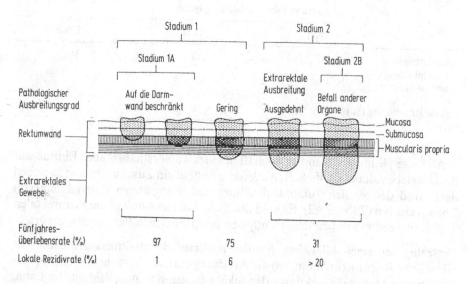

Abb. 8.3. Vorschlag zu einer klinischen Stadieneinteilung des Rektumkarzinoms; Fünfjahresüberlebensdauer und lokale Rezidivhäufigkeit

Infiltration des extrarektalen Gewebes mit der Möglichkeit, daß Nachbarorgane befallen sind und daß der Tumor inoperabel ist. Jedes Stadium umfaßt eine Untergruppe, nämlich Stadium 1A, wenn der Tumor auf die Rektumwand beschränkt ist, und Stadium 2B, wenn ein Nachbarorgan befallen ist. Die postoperativen Überlebens- und Rezidivraten korrelieren mit dem klinischen Stadium (Abb. 8.3).

Bei der digitalen Untersuchung sollte auch immer nach vergrößerten Lymphknoten hinter dem Rektum gefahndet werden. Obwohl dieser Aspekt nur eine relativ ungenaue Aussage zuläßt, kann ein positiver Befund im einzelnen Fall durchaus von Bedeutung sein, v. a. dann, wenn der Primärtumor für eine lokale Exzision in Betracht gekommen wäre. Es ist ein Irrglaube anzunehmen, es bedürfe besonderer Fähigkeiten, vergrößerte Lymphknoten zu palpieren.

Behandlung

Primäre Therapie

Die Fünfjahresüberlebensraten für alle Patienten mit einem Karzinom des Dickdarms liegen in der Literatur zwischen 20 und 40 %. Dabei haben initial bereits 30 % aller Patienten Metastasen, und von den restlichen 70 %, bei denen ein Eingriff mit kurativem Anspruch vorgenommen wird, lebt nach 5 Jahren noch etwa die Hälfte. Seit mehreren Jahrzehnten hat sich an der Überlebensdauer kaum etwas geändert. Auch deutet nichts darauf hin, daß die Chemo- oder Radiotherapie irgendeinen Einfluß gehabt haben. Mit einer Strahlenbehandlung läßt sich vielleicht die Häufigkeit von Lokalrezidiven reduzieren, der endgültige wissenschaftliche Beweis mit geeigneten Kontrollgruppen steht jedoch noch aus.

Operative Therapie

Resektion. Die operative Entfernung des tumortragenden Darmabschnitts bietet die beste Heilungschance. Beim Kolon ist die Strategie eindeutig: Entfernung des Primärtumors mit ausreichendem Sicherheitsabstand auf beiden Seiten (etwa 5 cm) unter Mitnahme der mesenterialen Gefäß- und Lymphbahnen, soweit anatomisch möglich. Jedes lokalinfiltrierte Organ sollte en bloc entfernt werden.

Rektum. Aufgrund der Nähe der Schließmuskulatur stellt das Rektum einen besonderen Fall dar.

Für eine Anastomosierung des Kolons mit dem Rektumstumpf oder dem Analkanal stehen eine Reihe von Techniken zur Verfügung, und die Indikationen zu einer anterioren Resektion werden mehr von pathologischen Gesichtspunkten bestimmt als von irgendwelchen Mängeln in den vorhandenen Anastomosenverfahren. Der Hauptunterschied zwischen der anterioren Resektion und der totalen Rektumexstirpation liegt in der Menge an Gewebe, die distal des Tumors entfernt wird. Eine Aussaat maligner Zellen von mehr als 1 cm über den unteren Tumorrand hinaus ist sehr ungewöhnlich, vorausgesetzt, es handelt sich nicht um ein gering differenziertes Karzinom, und ein distaler Sicherheitsabstand von 3 cm scheint auszureichen, ohne daß der Erfolg gefährdet wird. Somit sind alle Karzinome des oberen Rektums und auch die meisten des mittleren Drittels, d. h. bei denen der Abstand mehr als 8 cm zum Analrand beträgt, für eine anteriore Resektion geeignet.

Auch der extrarektale Ausbreitungsgrad beeinflußt die Wahl des Operationsverfahrens, denn es ist nicht ratsam, eine tiefe Anastomose anzulegen, wenn man einen ausgedehnt wachsenden Tumor des Stadiums 2B entfernt hat, der höchstwahrscheinlich lokal rezidivieren wird, oder wenn man weiß, daß die lokale *clearance* nicht vollständig ist. Andererseits können einige Tumoren des Stadiums 1B, die im oberen Teil des unteren Rektumdrittels sitzen, durchaus für eine tiefe Resektion in Frage kommen, ohne daß die Heilungsaussichten geschmälert würden.

Man sollte zwar jeden vernünftigen Versuch unternehmen, dem Patienten eine bleibende Kolostomie zu ersparen, es kann jedoch Monate dauern, bis nach einer tiefen anterioren Resektion wieder eine akzeptable Entleerungsfunktion zustande kommt. Bei Patienten mit Lebermetastasen kann dieser Zeitraum die Lebenserwartung überschreiten, so daß es in solchen Fällen oft besser ist, gleich eine Rektumexstirpation durchzuführen.

Lokale Exzision. Kleine gestielte Karzinome können mit der Schlinge abgetragen werden. Die Karzinomdiagnose wird häufig erst nach der koloskopischen Abtragung histologisch gesichert. Verlaufskontrollen haben für diese Fälle Fünfjahresüberlebensraten von 90 % und mehr ergeben, so daß hier von einem weiteren Eingriff Abstand genommen werden sollte, sofern die Abtragung im Gesunden erfolgt ist. Dabei müssen endoskopische Kontrollen in 6monatigen bis 1jährigen Abständen erfolgen. Besteht allerdings koloskopisch Verdacht auf Tumorrestgewebe oder zeigt sich histopathologisch, daß das Karzinom nicht im Gesunden entfernt wurde, muß nachreseziert werden.

Bei breitbasigen Karzinomen kommt eine lokale Exzision nur für eine selektierte Gruppe von Patienten mit kleinen Tumoren des Rektums in Frage, bei denen die einzige Alternative eine Rektumexstirpation mit bleibender Kolostomie wäre oder die einen größeren Eingriff voraussichtlich nicht überstehen würden. Die lokale Exzision ist keine Alternative zur anterioren Resektion. Sie verspricht in den Fällen Erfolg, in denen das Karzinom noch nicht in die lokalen Lymphknoten gestreut hat und bei denen ein Lokalrezidiv nicht zu erwarten ist. Die Selektion von Tumoren,die für eine lokale Exzision geeignet sind, hängt hauptsächlich von 2 pathologischen Faktoren ab: Erstens darf die Rektumwand nicht überschritten sein, und zweitens darf es sich nicht um ein undifferenziertes Karzinom handeln. Unter diesen Bedingungen liegt die Wahrscheinlichkeit einer lymphogenen Streuung bei weniger als 10 %, im Vergleich zu 50 % für diejenigen Karzinome, die die Rektumwand bereits durchbrochen haben. Somit müßte sich der Tumor theoretisch in 90 % der Fälle durch eine adäquate lokale Exzision entfernen lassen, was die klinischen Ergebnisse auch bestätigen.

Tumoren, die sich für eine lokale Exzision eignen, sind daher solche des Stadiums 1 A (ohne tastbare Lymphknoten), die so klein sind (3 cm oder weniger), daß eine lokale Exzision technisch möglich ist, und die transanal erreichbar sind, d. h. im unteren Rektum liegen. Derartige Karzinome treten in der Praxis nur selten auf, sie machen in chirurgischen Serien weniger als 5 % aus.

Die histologische Untersuchung des exzidierten Karzinoms ist wesentlicher Bestandteil der Therapie. Hier entscheidet sich, ob die präoperative klinische Beurteilung und der Differenzierungsgrad korrekt waren, wenn nicht, ist die Entfernung des Rektums angezeigt. Kommen andere lokale Therapieformen, z. B. Radiotherapie oder Elektrokoagulation, zur Anwendung, ist eine histologische Verifizierung aufgrund fehlenden Untersuchungsmaterials nicht möglich.

Radiotherapie

Im Gegensatz zu den meisten anderen Fällen von Dickdarmkrebs ist beim Rektumkarzinom aufgrund der fixierten Position des Rektums in der Kreuzbeinhöhle eine Strahlentherapie möglich. Kommt sie als Monotherapie zur Anwendung, liegen die Heilungschancen bei etwa 25 %. In einer hohen Zahl der Fälle (annähernd 75 %) gelingt es jedoch nicht, den Tumor lokal unter Kontrolle zu halten, insbesondere bei ausgedehntem Wachstum. Die erfolgversprechendste Rolle spielt die Strahlenbehandlung als adjuvante Therapie in Kombination mit einem chirurgischen Eingriff und als Versuch, die Erfolgschancen einer lokalen Behandlung zu verbessern.

Bei präoperativer Anwendung kann sich die Größe des Primärtumors verringern und ein primär inoperabler Tumor kann in ein resezierbares Stadium gebracht werden. Möglicherweise werden auch die Häufigkeit von Lokalrezidiven herabgesetzt und bereits vorhandene Lymphknotenmetastasen sterilisiert. Es gibt jedoch keine klinischen Studien, die überzeugend demonstrieren können, daß die Überlebensrate nach präoperativer adjuvanter Bestrahlung ansteigt; auch diejenigen Studien, die eine niedrigere Quote an Lokalrezidiven aufweisen, sind nicht ausreichend genug kontrolliert. Somit läßt sich z. Z. der Stellenwert einer präoperativen Strahlenbehandlung noch nicht genau bestimmen. Sie sollte immer dann ernsthaft in Erwägung gezogen werden, wenn der Tumor lokal weit fortgeschritten ist. In anderen Fällen sollte eine Anwendung jedoch nur im Rahmen einer prospektiven klinischen Studie erfolgen.

Auch über den Wert einer postoperativen Strahlenbehandlung liegen noch wenig wissenschaftliche Informationen vor. Schuld daran ist einerseits der Mangel an adäquaten Kontrollgruppen und andererseits die Heterogenität der klinischen Behandlungsgruppen. Dazu kommt, daß bei einer postoperativen Radiotherapie das Risiko eines Strahlenschadens am Dünndarm größer ist als bei präoperativer Anwendung.

Chemotherapie

Chemotherapie als Adjuvans zur operativen Behandlung führt zu keiner Verbesserung der Überlebenschance. Mit großer Wahrscheinlichkeit liegt der Grund darin, daß es kein effektives Zytostatikum gegen Dickdarmkrebs gibt.

Nachsorge

Regelmäßige Verlaufskontrollen haben einen 4fachen Zweck: Behandlungsfehlschläge rechtzeitig zu entdecken, in der Hoffnung, noch einen rettenden Eingriff durchführen zu können, der Primärdiagnostik entgangene Zweittumoren aufzudecken, neue auftretende Karzinome zu identifizieren und die Überlebenszeiten und das erkrankungsfreie Intervall nach der primären Behandlung festzustellen. Alle 6 Monate sollte eine klinische Kontrolluntersuchung einschließlich Rektoskopie stattfinden und etwa alle 2–3 Jahre ein Kolonkontrasteinlauf oder eine Koloskopie. Die Aussichten, hiermit frühzeitig ein Rezidiv zu erkennen, sind jedoch gering, können aber mit Hilfe regelmäßiger CEA-Bestimmungen verbessert werden.

Behandlungsmißerfolge

Metastasen

Die meisten Patienten mit Metastasen sterben an ihrem Krebsleiden, wobei manche noch einige Jahre überleben können; dabei steht die Überlebensdauer in Relation zur Zahl der vorhandenen Metastasen. Die durchschnittliche Lebenserwartung von Patienten mit einem multiplen einseitigen Befall der Leber liegt etwa bei 6, mit einem multiplen zweiseitigen Befall bei 12, und mit solitären Lebermetastasen bei 18 Monaten. Bei solitären Leberfiliae, und in einigen Fällen auch bei multiplem einseitigen Befall der Leber, bietet eine Teilresektion Aussicht auf eine deutliche Verlängerung der Lebenserwartung (20–40 % Fünfjahresüberlebensrate). Die Fünfjahresüberlebensrate nach Resektion solitärer Lungenmetastasen liegt ähnlich. Die Schwierigkeit solcher Metastasenchirurgie liegt darin, die in Frage kommenden Patienten herauszufinden, denn sie machen nur etwa 5 % der Gesamtzahl aller Patienten mit einem Dickdarmkarzinom aus. Will man sie identifizieren, müssen alle Patienten festgelegten Verlaufskontrollen unterzogen werden, die häufige und regelmäßige CEA-Bestimmungen und Computertomogramme einschließen: ein kostenträchtiges Unterfangen.

Die Rolle der Chemotherapie beim metastasierenden Dickdarmkarzinom ist intensiv erforscht worden. Zwar sprechen 20 % der Patienten auf eine Behandlung mit 5-Fluorouracil teilweise klinisch an (bei Behandlung mit Methyl-CCNU und Mitomycin C sind es 15 %), es fehlt jedoch der Beweis, daß diejenigen, die auf die Therapie ansprechen, wirklich längere Überlebenszeiten im Vergleich zu unbehandelten Kontrollgruppen aufweisen. Deshalb gibt es für Zytostatika kaum eine Indikation, es sei denn, es bestünden metastasenbedingte Schmerzen, wobei eine Rückbildung Erleichterung bringen könnte, oder man würde sie im Rahmen einer wissenschaftlichen klinischen Studie einsetzen.

Lokalrezidive

Lokalrezidive treten etwa bei der Hälfte aller Patienten auf, bei denen erstmalig ein Dickdarmkarzinom reseziert wird. Ihre Häufigkeit korreliert mit der lokalen

Behandlung

Ausdehnung des Primärtumors. Obwohl sie für ein Großteil an Morbidität verantwortlich sind, sind sie für die tumorbedingte Letalität weniger ausschlaggebend als die Metastasierung. In einer detaillierten Studie aus Malmö (Schweden) waren postmortal nur 8 % aller Patienten mit Lokalrezidiven metastasenfrei. In der Mehrzahl der Fälle (80 %) flackert der Tumor innerhalb der ersten beiden postoperativen Jahre wieder auf. Um zuverlässiges statistisches Zahlenmaterial zu gewinnen, ist es wichtig, die Diagnose möglichst immer histologisch zu sichern, wenn nötig, mit Hilfe einer Nadelbiopsie unter Anästhesie.

Lokalrezidive imponieren entweder als tastbare Resistenzen, oder sie treten durch den Effekt einer lokalen Infiltration (Schmerzen, Obstruktion, Fistel) in Erscheinung. Bei männlichen Patienten sind Beckenrezidive nach totaler Rektumexstirpation manchmal schwer zu diagnostizieren; hier kann ein CT weiterhelfen. Bei Frauen läßt sich das kleine Becken gut durch eine vaginale Untersuchung beurteilen.

Über die Ergebnisse von Re-Eingriffen bei Lokalrezidiven, sei es im Rahmen einer Second-look-Strategie, sei es, daß das Rezidiv klinisch entdeckt wurde, liegt heute ein umfangreiches Zahlenmaterial vor. Hieraus ergibt sich, daß nur etwa 10–15 % aller Lokalrezidive vollständig zu resezieren sind und daß von diesen Patienten nur etwa 10 % mehr als 2 Jahre überleben. Diese „Heilungsrate" von weniger als 5 % ist ähnlich hoch wie die Operationsletalität bei diesen Eingriffen.

Es wird argumentiert, daß die schlechten Resultate verbessert werden könnten, wenn es gelänge, das Rezidiv vor der klinischen Manifestation zu entdecken. Regelmäßige CEA-Bestimmungen haben ergeben, daß ein Titeranstieg der klinischen Symptomatik des wiederaufflackernden Tumors manchmal um Monate vorausgeht. Vorläufig deutet einiges darauf hin, daß bei einem Wiedereingriff aufgrund eines CEA-Anstiegs eine größere Aussicht besteht, das vorhandene Tumorgewebe vollständig zu entfernen, die endgültige Bestätigung steht jedoch noch aus. Oft ist der CEA-Spiegel nicht erhöht, wenn der Tumor ohne größere metastatische Streuung rezidiviert.

Symptome lokaler Beckenrezidive, wie Schmerzen oder Blutungen, können durch eine Bestrahlung gemildert werden; die Aussichten auf eine Verlängerung der Lebenserwartung sind jedoch äußerst gering. In einigen Fällen läßt sich eine symptomatische Reaktion für nur wenige Wochen oder Monate aufrecht erhalten.

9 Entzündliche Darmerkrankungen

Die Ursachen einer entzündlichen Darmerkrankung sind vielfältig (Tabelle 9.1).
In den westlichen Industrienationen spielen M. Crohn und Colitis ulcerosa die
größte Rolle, in den Tropen und den Mittelmeerländern sind sie jedoch selten.
Hier stehen infektiöse Krankheiten, wie Amöbiasis und bakterielle Dysenterien,
im Vordergrund.

Die endgültige Diagnose kann oft nur durch Kombination der Histologie mit
den klinischen, radiologischen und bakteriologischen Befunden gestellt werden.
Bei der Untersuchung von Biopsien und Operationspräparaten kann man zwar
spezifische histologische Merkmale finden (z. B. Granulome beim M. Crohn), das
Reaktionsmuster des Kolons auf einen entzündlichen Reiz scheint aber begrenzt,

Tabelle 9.1. Die verschiedenen Typen einer entzündlichen Darmerkrankung

Idiopathisch	Colitis ulcerosa M. Crohn

Infektiös	Bakterielle Dysenterien:
	  Shigellose, Salmonel-
	  lose
	Amöbenkolitis
	Campylobacterproktolitis
	Pseudomembranöse Koli-
	tis
	Sexuell übertragbare
	Krankheiten
	Tuberkulose
	Wurmerkrankungen

Traumatisch	Rektumprolaps Solitäres Rektumulkus Instrumentell
Ischämisch	Ischämische Kolitis
Radiogen	Enteritis Proktokolitis
Medikamente	Abführmittel Antibiotikaassoziiert

so daß es zu ziemlich gleichartigen Befunden kommen kann. Die Ätiologie von Colitis ulcerosa und M. Crohn sind unbekannt.

Diagnose

Symptome

Gewöhnlich klagen die Patienten über Durchfälle, häufig mit Blut- und Schleimbeimengungen; auch Allgemeinsymptome wie Gewichtsverlust, Anorexie und Anämie können vorhanden sein. Patienten mit Colitis ulcerosa oder M. Crohn sind gelegentlich auch obstipiert. Die Schwere der Symptomatik ist ein direkter Hinweis auf die Schwere der Erkrankung.

Manchmal ergeben sich aus der Anamnese Anhaltspunkte für eine infektiöse Ursache, z. B. Kontakt mit Personen, die an Durchfällen leiden, oder Aufenthalt in einem Endemiegebiet. Bei einer radiogenen Enteritis kann die ursächliche Strahlenbehandlung im Bereich des Abdomens oder des Beckens Jahre zurückliegen. Bei 5–10 % aller Patienten mit M. Crohn oder Colitis ulcerosa stößt man auf eine positive Familienanamnese. Bei der Medikamentenanamnese sind v. a. Laxanzien und vor kurzer Zeit eingenommene Antibiotika zu berücksichtigen.

Klinische Zeichen

In den meisten Fällen einer entzündlichen Darmerkrankung sind weder ein abdominaler Befund noch allgemeine Krankheitszeichen vorhanden. Schwerere Krankheitsformen können jedoch mit Elektrolytverlusten, toxischen Symptomen, Mangelernährung und extraintestinalen Komplikationen einhergehen. Bei einigen Patienten mit M. Crohn können abdominale Resistenzen oder Fisteln vorhanden sein; häufig treten auch anale Läsionen auf. Meistens kommt eine entzündliche Darmerkrankung bei einer Rektoskopie oder weiterer Untersuchung des Dickdarms ans Licht. Das Fallspektrum läßt sich danach unterteilen, ob eine Proktitis vorhanden ist oder nicht. Tabelle 9.2 zeigt die diagnostischen Schritte bei Patienten, bei denen sich eine Proktitis findet.

Proktitis vorhanden

Manchmal läßt sich rektoskopisch nicht sicher beurteilen, ob die Rektumschleimhaut entzündet ist oder nicht. Das empfindlichste Zeichen ist der Verlust der normalen Gefäßzeichnung infolge eines Schleimhautödems. In schwereren Fällen aber imponieren eine Schleimhautrötung, Kontaktblutungen und Ulzerationen sowie Eiter oder Schleim im Lumen. Eine feine Schleimhautkörnung ist Hinweis auf ein akutes Stadium, eine grobe Ganulation dagegen ist Ausdruck einer chro-

Tabelle 9.2. Diagnostisches Vorgehen bei Patienten mit Proktitis

---

1. Anamnese und allgemeine Untersuchung

2. Rektoskopie und flexible Sigmoidoskopie
   Proktitis: ja/nein
   Erscheinungsbild: Fleckförmig oder diffus?
   Bestimmung der proximalen Grenze

3. Mikrobiologische Untersuchung
   Stuhl
   Rektumabstrich
   ± Vaginale und urethrale Abstriche

4. Röntgen
   Bei systemischen Krankheitszeichen
   Stationäre Aufnahme
   Abdomenübersichtsaufnahme
   Kolondilatation?

   Ohne systemische Krankheitszeichen
   Proximale Grenze der Entzündung rekto-
   sigmidoskopisch nicht bestimmbar:
   Bariumkontrasteinlauf ohne Vorbereitung
   Proximale Grenze bestimmbar, aber
   Verdacht auf weitere Erkrankungsherde:
   Bariumkontrasteinlauf mit vollständiger
   Darmvorbereitung
   Kontrastmitteldarstellung des Dünndarms

5. Histologie: Rektumbiopsie

---

nischen Erkrankung, wo bereits Reparationsvorgänge mit Regeneration der Schleimhaut stattgefunden haben.

Ein wichtiges Kriterium ist das Verteilungsmuster der entzündlichen Veränderungen. Breiten sie sich kontinuierlich vom oberen Analkanal nach proximal aus, wird es sich wahrscheinlich um eine Colitis ulcerosa handeln. Fleckige Veränderungen, die sich mit normalen Schleimhautbezirken abwechseln, sprechen eher für einen M. Crohn. Charakteristisch für eine gonorrhoische Proktitis ist eitriges, an der Mukosa adhärentes Exsudat mit hier und da geringer Rötung oder Blutung. Selten überschreiten die entzündlichen Veränderungen das untere Rektum. Kolitiden auf dem Boden einer Infektion mit Campylobacter oder Entamoeba histolytica sind manchmal von einer Colitis ulcerosa nicht zu unterscheiden.

Untersuchungsgang. Wird die Diagnose einer Proktitis gestellt, müssen die anatomische Ausdehnung der Entzündung und die exakte pathologische Diagnose bestimmt werden.

Ausdehnung der Erkrankung. Beschränkt sich die Entzündung auf das Rektum und untere Sigma, genügt normalerweise die Rektoskopie, um den Ausbreitungsgrad festzustellen. Dehnen sich die entzündlichen Veränderungen auch auf das

Colon descendens aus, bietet sich eine flexible Sigmoidoskopie an; mit einem Kolonkontrasteinlauf hat man jedoch den Vorteil, einerseits gleichzeitig das gesamte Kolon abklären zu können und andererseits ein bleibendes Dokument zur Hand zu haben. Dabei muß man sich zwischen einem Bariumkontrasteinlauf ohne Vorbereitung und einem Einlauf mit vollständiger Reinigung des Darms entscheiden. Breiten sich die entzündlichen Veränderungen kontinuierlich vom Rektum nach proximal aus, ist eine Kontrastmitteluntersuchung ohne vorherige Vorbereitung geeignet; zeigen sich die entzündlichen Veränderungen jedoch fleckenhaft verteilt (wie beim M. Crohn), muß der Darm vorher gereinigt werden, da zwischen den entzündlich befallenen Darmabschnitten normale stuhlgefüllte Segmente vorhanden sein können. Bei schwer erkrankten Patienten, insbesondere bei toxischer Kolondilatation, ist ein Bariumeinlauf kontraindiziert. Bei Patienten mit M. Crohn ist eine Bariumbreipassage des Dünndarms angezeigt.

Pathologische Diagnose. Bei jeder Proktitis sollten Stuhlproben eingeschickt werden. Besteht Verdacht auf eine Amöbiasis, muß die mikrobiologische Untersuchung innerhalb von 3–4 h erfolgen. Bei gonorrhoischer Proktitis müssen neben rektalen auch urethrale und hohe vaginale Abstriche entnommen werden.

Wesentlich ist eine Biopsie der entzündeten Schleimhaut. Da Radiologen vor Ablauf von 10 Tagen nach einer Biopsie nur ungern einen Bariumeinlauf durchführen, sollten die Patienten, bei denen ein Kolonkontrasteinlauf ohne Darmvorbereitung aussagekräftig scheint, zuerst geröntgt werden.

Proktitis nicht vorhanden

Finden sich im Rektum keine Entzündungszeichen, entsteht das Problem, eine proximal gelegene entzündliche Darmerkrankung von anderen Krankheitsbildern zu unterscheiden, die mit ähnlichen Symptomen einhergehen. Darunter fallen, was das Kolon betrifft, die ischämische und radiogene Kolitis, Tumoren, Divertikulose und funktionelle Darmerkrankungen. Zu den Krankheiten, die ihren Sitz im Dünndarm oder Pankreas haben, gehören ebenfalls Tumoren, die radiogene Enteritis und die Malabsorption. Auch internistische Krankheiten wie Hyperthyreose oder Diabetes mellitus können in ihrem klinischen Bild einer entzündlichen Darmerkrankung ähneln. Viele Medikamente erzeugen als Nebenwirkung Diarrhöen. Psychiatrische Störungen, wie Anorexia nervosa und Angstneurosen, rufen gelegentlich ebenfalls eine Symptomatik hervor, die an eine Kolitis denken lassen kann.

Ein Kolonkontrasteinlauf muß in diesem Fall immer nach vollständiger Darmreinigung erfolgen; fällt er normal aus, wird eine Bariumbreipassage des Dünndarms angeschlossen. Besteht Verdacht auf M. Crohn, sollte immer eine Rektumbiopsie vorgenommen werden, selbst dann, wenn die Rektumschleimhaut normal erscheint, da mikroskopische Entzündungsherde vorhanden sein können. Eine Koloskopie ist immer dann indiziert, wenn radiologisch eine Erkrankung des Kolons nicht auszuschließen war oder wenn eine Biopsie erforderlich ist. Auch Resorptionstests können notwendig werden.

Beurteilung des Schweregrades

Ist die Diagnose einer entzündlichen Darmerkrankung gesichert, muß man sich über die Schwere des Krankheitsbildes klar werden, um die geeignete Behandlungsform wählen zu können. Der Schweregrad läßt sich an Hand der folgenden Parameter einschätzen:

- Ausdehnung des Schleimhautbefalls
- Schwere der Symptomatik
- Ernährungs- und Entwicklungszustand
- Extraintestinale Komplikationen
- Hämoglobingehalt und andere Laborwerte
- Wasser- und Elektrolythaushalt
- Toxämiezeichen
- Abdominale Überblähung und Druckempfindlichkeit
- Anale Läsionen (M. Crohn).

Tabelle 9.3. Nichtinfektiöse entzündliche Darmerkrankung: Extraintestinale Manifestationen

Lokalisation	Häufigkeit bei schwerem Verlauf	Manifestation
Gelenke	~ 20 %	Spondylarthritis ankylopoetica (M. Bechterew) Seronegative Polyarthritis[a]
Leber	5–10 % abnorme Leberfunktionstests	Parenchymatöse Lebererkrankung: Leichtere histologische Anomalien Aktive chronische Hepatitis Zirrhose ($\pm$ portale Hypertension) Sklerosierende Cholangitis Gallensteine Gallengangkarzinom
Haut	~ 5 %	Pyodermia gangraenosum[a] (Colitis ulcerosa) Erythema nodosum[a] (M. Crohn)
	~ 20 %	Trommelschlegelfinger (besonders bei M. Crohn)
Augen	− 5 %	Anteriore Uveitis[a] Episkleritis[a]
Mund	20–30 %	Stomatitis aphthosa
Lungen	Unbekannt	? Bronchiektasien ? Autoimmunkrankheiten der Lunge

[a] Abhängig von der Aktivität der Erkrankung.

Die Ausdehnung des entzündlichen Schleimhautbefalls wird endodskopisch und radiologisch bereits im Verlauf der Diagnosestellung bestimmt. Die Symptomatik besteht auf der einen Seite aus darmspezifischen Symptomen (z. B. Stuhlfrequenz, imperativer Stuhldrang, Blutverlust und abdominale Schmerzen), auf der anderen Seite aus systemischen Auswirkungen wie Appetitlosigkeit, Gewichtsverlust, Abgeschlagenheit und anderen Merkmalen von Anämie oder Mangelernährung. Aus Gewicht und Größe (in Beziehung zum Alter, falls es sich um ein Kind handelt) läßt sich auf den Ernährungs- und Entwicklungsstand schließen; verdickte Hautfalten sind ein indirektes Zeichen für einen Mangel an Körperfett. Extraintestinale Komplikationen deuten auf eine schwere Erkrankung hin; einige dieser Komplikationen gehen bei einer Remission zurück, andere nicht (Tabelle 9.3).

Colitis ulcerosa und M. Crohn neigen zu einem chronisch rezidivierenden Verlauf mit Exazerbationen und Remissionen. Die Häufigkeit und Heftigkeit der Schübe und das Ausmaß der Invalidisierung stellen daher bei Patienten mit chronischer Verlaufsform wichtige Parameter dar, um den Schweregrad der Erkrankung abzuschätzen. Sie werden am besten daran gemessen, wie sehr der Patient in seinen normalen Aktivitäten (Arbeit, Sport usw.) eingeschränkt ist und wie oft eine stationäre Behandlung notwendig wird.

Klinische Klassifikation

Der klinische Verlauf der Erkrankung kann als leicht, mittelschwer oder schwer klassifiziert werden (Tabelle 9.4). Patienten mit leichter oder mittelschwerer Verlaufsform können gewöhnlich ambulant betreut werden. Schwere Verläufe, insbesondere wenn ein akuter Schub vorliegt, erfordern eine stationäre Aufnahme und in manchen Fällen einen operativen Eingriff.

Akute schwere Kolitis

Bei etwa 5–10 % der Patienten mit Colitis ulcerosa und M. Crohn des Dickdarms tritt eine akute fulminante Verlaufsform auf. Es ist wichtig, diese Fälle zu erkennen, da die Mortalität hoch ist, wenn die Behandlung verzögert wird. Der schwere Verlauf ist auf 3 Faktoren zurückzuführen: Mangelernährung, Flüssigkeits- und Elektrolytverluste und Toxämie. Durch den Proteinverlust im Stuhl, kombiniert mit ungenügender Nahrungsaufnahme, entsteht eine negative Stickstoffbilanz. Das diarrhöbedingte Defizit an Flüssigkeit, Natrium und Kalium führt zur Hypovolämie und zu Elektrolytstörungen, die letztendlich ein Kreislaufversagen zur Folge haben. Durch Zusammenbruch der normalen Schleimhautbarriere des Kolons kann eine Septikämie entstehen; bei fortschreitender Erkrankung können sich die befallenen Darmabschnitte massiv erweitern (toxische Dilatation), mit der Gefahr der Perforation und Peritonitis.

Bei akutem fulminanten Verlauf einer Kolitis bestehen schwerste Symptome, wie exzessiv gesteigerte Stuhlfrequenz (z. B. 10/24 h), ständige Blutstühle, Gewichtsverlust von mehr als 10 % des Normalgewichts und Abwehrspannung des

Tabelle 9.4. Nichtinfektiöse entzündliche Darmerkrankung: Klinische Klassifikation des Schweregrades

	Leicht	Mittelschwer	Schwer
Manifestationsform	Lokalisiert	Mittelgradiger Befall	Dickdarm zum größten Teil befallen
(Colitis ulcerosa)	(Rektum)	(Rektum und Sigma)	(Colon transversum und weiter proximal)
Symptome			
Lokal	+	+ +	+ +
Allgemein	−	−	+
Extraintestinale Manifestation	−	−	±
Mangelernährung einschließlich Anämie und Wachstumsstörungen	−	−	+
Toxämie, Flüssigkeits- und Elektrolytverluste	−	−	+

Abdomens. Es können eine Anämie, eine Hypalbuminämie, eine Tachykardie und Zeichen eines Wasser- und Natriumdefizits vorhanden sein. Oft liegen auch extraintestinale Komplikationen vor. Der Dickdarm ist gewöhnlich langstreckig befallen.

Toxisches Megakolon

Die toxische Dilatation des Kolons verursacht eine Auftreibung des Abdomens und geht gewöhnlich mit hohem Fieber und Abwehrspannung einher, allerdings nicht immer, insbesondere dann nicht, wenn eine Steroidbehandlung vorausgegangen ist. Die Überblähung des Kolons läßt sich am besten durch eine Leeraufnahme des Abdomens demonstrieren, wobei ein Darmlumen von mehr als 6 cm Breite als pathologisch gilt. Weitere röntgenologische Zeichen eines toxischen Megakolons sind das Fehlen eines Kotschattens im Zökum, verdickte Darmwände und umschriebene Schattenfiguren als Hinweis auf vorhandene ödematöse Schleimhautinseln.

Nichtinfektiöse entzündliche Darmerkrankung

Colitis ulcerosa und M. Crohn treten überall in der Welt und bei allen Rassen auf; beide Krankheitsbilder finden sich jedoch gehäuft bei Juden, die in Europa und den USA leben. Die Geschlechtsverteilung ist bei der Colitis ulcerosa annähernd gleich, beim M. Crohn überwiegt das weibliche Geschlecht. Die Häufigkeit des M. Crohn scheint zuzunehmen, während die Inzidenz der Colitis ulcerosa gleichbleibt.

Die Ätiologie ist unbekannt, allerdings treten beide Krankheiten bei nahen Verwandten von Morbus-Crohn-Kranken gehäuft auf. Bisher wurde weder ein spezifischer Erreger isoliert, noch ließ sich eine immunologische Störung aufdekken, die als Ursache in Frage käme. Zwar weisen einige Patienten abnorme Immunreaktionen auf, vermutlich sind diese aber eher Folge der schweren Erkrankung als ein pathogenetischer Faktor. Von einigen wird der M. Crohn mit dem Dauerkonsum raffinierter Nahrung in Verbindung gebracht. Ob diese Ansicht richtig ist, werden weitere Untersuchungen zeigen müssen.

Colitis ulcerosa oder M. Crohn?

Die charakteristischen klinischen und radiologischen Zeichen von Colitis ulcerosa und M. Crohn spiegeln die pathologischen Unterschiede wider, deren Grundzüge in Tabelle 9.5 gegenübergestellt sind. Die wesentlichen Unterschiede sind das Ausmaß ihrer potentiellen Manifestation im Bereich des Gastrointestinaltrakts, das fleckförmige, diskontinuierliche Verteilungsmuster des M. Crohn im Vergleich zum diffusen Befall bei einer Colitis ulcerosa und die transmurale Entzündungsform des M. Crohn im Gegensatz zum reinen Schleimhautbefall bei der Colitis ulcerosa. Das kontinuierliche Entzündungsmuster ist ein sehr wichtiges

Tabelle 9.5. Die wichtigsten pathologischen Unterschiede zwischen M. Crohn und Colitis ulcerosa

	M. Crohn	Colitis ulcerosa
Allgemeine pathologische Merkmale	Manifestation im gesamten Gastrointestinaltrakt möglich	Nur Dickdarm
	Diskontinuierlich	Diffus
	Transmural	Auf die Schleimhaut beschränkt
Rektum	Oft ausgespart	Fast immer befallen
Anale Komplikationen	Häufig	Eher selten

Zeichen, das sowohl radiologisch als auch endoskopisch und histologisch erfaßt werden kann; für den Pathologen stellt es überhaupt das brauchbarste Kriterium dar. Zeigt sich mikroskopisch ein Bezirk relativ normaler Kryptendrüsen in der Nähe entzündlich veränderter Krypten, so handelt es sich eher um einen M. Crohn. Sowohl mikroskopisch als auch makroskopisch stellt das Nebeneinander von normalen und entzündlich veränderten Schleimhautbezirken das Hauptmerkmal eines M. Crohn dar. Daneben gibt es gewisse andere histologische Merkmale, die helfen, die Diagnose zu sichern (Abb. 9.1 und 9.2).

Bei einer Colitis ulcerosa ist das Rektum fast immer betroffen, beim M. Crohn dagegen nur in 50 % der Fälle. Bei der Colitis ulcerosa scheint sich die Erkrankung von distal nach proximal auszubreiten. Das prozentuale Verhältnis von Patienten mit unterschiedlichem Manifestationsgrad bei Aufnahme zeigt Abb. 9.3.

Beim M. Crohn führt der transmurale Befall zur Fibrosklerose mit Bildung von Strikturen und Stenosen. Ulzerationen brechen durch die Darmwand und führen zu Fissuren, die sich in die Serosa hinein vertiefen. Dadurch kommt es zu einer lokalen peritonealen Entzündungsreaktion mit Ausbildung perienteraler Abszesse, die nach spontaner oder operativer Eröffnung in adhärente Strukturen der Umgebung fisteln.

Bei etwa 1/3 aller Patienten mit M. Crohn manifestiert sich die Erkrankung am Dickdarm, wobei die Symptome von denen einer Colitis ulcerosa nicht zu unterscheiden sind. In etwa 15 % der Fälle nichtinfektiöser Kolitiden ist es unmöglich, sich für eine der beiden möglichen Diagnosen zu entscheiden. Meistens wird jedoch im Laufe der Zeit die Diagnose klar, und in der Mehrzahl der Fälle stellt sich dann heraus, daß es sich um einen M. Crohn handelt. Anale Läsionen, ein Erythema nodosum, Trommelschlegelfinger und Aphthen der Mundschleimhaut sprechen eher für einen M. Crohn.

Bei 2/3 aller Crohn-Kranken ist der Dünndarm befallen. In 20 % der Fälle scheinen die entzündlichen Veränderungen auf den Dünndarm beschränkt, aber in 40 % und mehr sind sowohl das terminale Ileum als auch das Colon ascendens betroffen. Durch den pathologischen Prozeß, der zu Strikturen und zu Abszedierungen führt, wird ein klinisches Bild hervorgerufen, das sich von dem einer Crohn-Kolitis unterscheidet. Obstruktive Symptome (gewöhnlich chronischer Art), Abszesse und Fistelbildungen sind die häufigsten klinischen Erscheinungsformen eines M. Crohn des Dünndarms oder der Ileozäkalregion.

Behandlung

Etwa 80 % der Patienten mit Colitis ulcerosa können konservativ behandelt werden, wohingegen 80 % aller Crohn-Patienten zu irgendeinem Zeitpunkt im Verlauf der Krankheit einen operativen Eingriff benötigen. Bei der Behandlung kann man zwischen einer Kolitistherapie und der Therapie eines M. Crohn mit Befall anderer Partien des Gastrointestinaltrakts unterscheiden. (Detailliertere Beschreibungen liefern die Lehrbücher der Gastroenterologie und Chirurgie.) Die

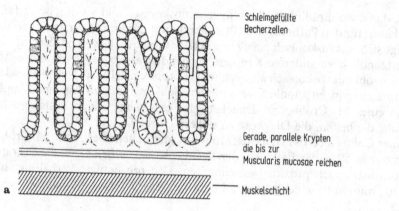

Schleimgefüllte
Becherzellen

Gerade, parallele Krypten
die bis zur
Muscularis mucosae reichen

a   Muskelschicht

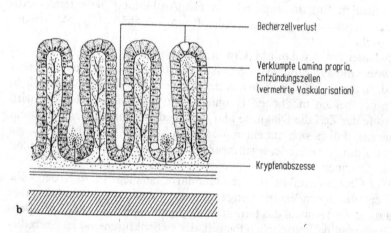

Becherzellverlust

Verklumpte Lamina propria,
Entzündungszellen
(vermehrte Vaskularisation)

Kryptenabszesse

b

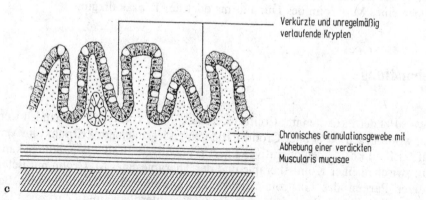

Verkürzte und unregelmäßig
verlaufende Krypten

Chronisches Granulationsgewebe mit
Abhebung einer verdickten
Muscularis mucusae

c

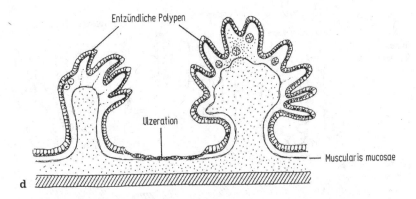

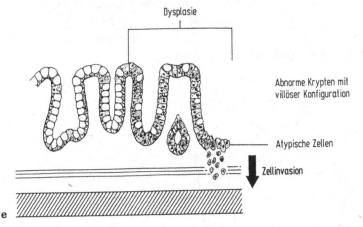

Abb. 9.1 a–e. Histologische Veränderungen bei der Colitis ulcerosa. **a** Normaler Schleimhautbefund, **b** akute Colitis ulcerosa, **c**, **d** chronische Colitis ulcerosa, **e** Dysplasie und Karzinom

enge Zusammenarbeit zwischen Internisten und Chirurgen spielt oft die wichtigste Rolle, wenn es gilt, die korrekte Entscheidung zum richtigen Zeitpunkt zu treffen.

Kolitis (Tabelle 9.6)

Konservative Therapie

Leichte und mäßig schwere Kolitisformen und auch viele Fälle mit schwerem Verlauf lassen sich konservativ beherrschen. Die medikamentöse Therapie von Colitis ulcerosa und M. Crohn ist die gleiche und läßt sich in antientzündliche Pharmaka, symptomatische Therapie, Substitutionstherapie und diätetische Maßnahmen unterteilen.

Antientzündliche Pharmaka. Eine antientzündliche Therapie hat das Ziel, zunächst eine Remission hervorzurufen und diese dann aufrecht zu erhalten. Das

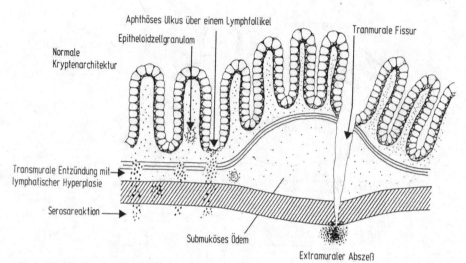

Abb. 9.2. Histologische Veränderungen beim M. Crohn

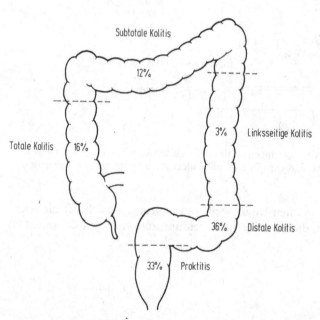

Abb. 9.3. Manifestationsgrad der Colitis ulcerosa bei der Erstvorstellung (% der Fälle)

medikamentöse Spektrum umfaßt Kortikosteroide, Salazosulfapyridin und Azathioprin. Es gibt keinen Hinweis dafür, daß Antibiotika bei einer Kolitis einen
Einfluß auf den entzündlichen Prozeß haben. Dinatriumcromoglycicum hat sich
als nicht wirksam erwiesen.

Kortikosteroide. Kortikosteroide induzieren eine Remission der Erkrankung. Sie
können entweder systemisch oder lokal in Form eines Zäpfchens oder eines

Tabelle 9.6. Nichtinfektiöse entzündliche Darmerkrankung: Zusammenfassung der Therapie

	Ambulant	Stationäre Aufnahme	Operation
Alleinige Proktitis	Lokale Steroid-behandlung Salazosulfapyridin	–	–
Linksseitige Kolitis	Lokale Steroid-behandlung Salazosulfapyridin ± Antidiarrhoika ± Eisensubstitution	Gelegentlich notwendig	Selten
Totale Kolitis	Perorale systemische Steroidbehandlung Salazosulfapyridin Antidiarrhoika Eisen Kalorienzufuhr	Unter Umständen notwendig	Unter Umständen notwendig (als Effektiveingriff)
Akute schwere Kolitis	–	*Unbedingt* Intravenöse Steroidbehandlung Flüssigkeits- und Elektrolyt-substitution Kalorienzufuhr (? parenteral) ± Bluttransfusionen	Häufig notwendig (mit relativer Dringlichkeit)
Toxisches Megakolon	–	*Unbedingt* Stabilisierung der vitalen Funktionen	Zwingend (hohe Dringlichkeit)

Klistiers verabreicht werden, je nach Sitz und Ausdehnung der Entzündung. Bei einer Proktitis genügen u. U. Prednisolon Suppositorien (5 mg). Erstreckt sich die Entzündung jedoch weiter nach proximal in das obere Rektum oder Sigma hinein, sollten Einläufe verabreicht werden. Vorgefertigte Klysmen sind im Handel (Betnesol, Predisol, Colifoam). Manche Internisten empfehlen jedoch, daß die Patienten ihre eigenen Einläufe zubereiten, indem sie Prednisolon-21-Phosphat (10–40 mg) in 50–100 ml Leitungswasser auflösen. Zäpfchen oder Klysmen sollten nur abends genommen werden, wobei die Höhe der Dosis sich nach der Ausdehnung und dem Schweregrad der Erkrankung richtet.

Patienten mit weitstreckiger Kolitis oder systemischen Symptomen sollten Prednisolon peroral erhalten, anfangs in einer Dosierung von 30–60 mg täglich. Schwerkranke Patienten mit akuter Verlaufsform müssen stationär aufgenommen und intravenös therapiert werden. Wann immer möglich, sollte eine Steroidtherapie reduziert und schließlich abgesetzt werden, sobald es zur Remission kommt. In einigen Fällen ist es jedoch notwendig, eine Erhaltungsdosis zu belassen.

Salazosulfapyridin. Salazosulfapyridin hat sich in der Rezidivprophylaxe der Colitis ulcerosa als wirksam erwiesen, die Wirksamkeit beim M. Crohn ist weniger sicher. Es handelt sich um eine chemische Verbindung aus Sulfapyridin und 5–Aminosalizylsäure, die im Dickdarm durch bakterielle enzymatische Reaktionen in ihre Bestandteile aufgespalten wird. Dabei scheint die Salizylsäure die eigentlich wirksame Komponente zu sein. Die Dosis von 2–4 g/Tag wird in mehrere Gaben aufgeteilt. Die bisweilen auftretende gastrointestinale Unverträglichkeit läßt sich durch eine Verordnung der teuren magensaftresistenten Dragees vermeiden.

Andere unerwünschte Nebenwirkungen sind allergische Hautmanifestationen, Knochenmarkschädigungen und hämolytische Anämie. Für die Nebenwirkungen ist in erster Linie die Sulfonamidkomponente verantwortlich. Salazosulfapyridin wird zu Beginn der Behandlung in Kombination mit Kortikosteroiden verabreicht und nach Eintreten einer Remission in einer Erhaltungsdosis auf unbestimmte Zeit weitergegeben. Es ist nicht bekannt, wie lange eine solche Therapie beibehalten werden soll.

Azathioprin. Einige klinische Studien haben gezeigt, daß Crohn-Kranke bei Anwendung von Azathioprin eine größere Chance haben, keinen operativen Eingriff zu benötigen. Als Dauermedikation über Monate besitzt dieses Mittel offensichtlich eine antientzündliche Wirkung und erlaubt damit, die Erhaltungsdosis von Glukokortikoiden zu senken. Azathioprin kann jedoch eine plötzliche und schwere Suppression des Knochenmarks verursachen, insbesondere der Granulopoese, so daß eine sorgfältige Überwachung des Blutbildes mit monatlichen Kontrollen unverzichtbar ist. Der Einsatz dieses Mittels sollte auf Patienten mit schwerem Verlauf beschränkt bleiben, die bereits eine Resektion hinter sich haben oder die auf Steroide nur ungenügend ansprechen.

Symptomatische Therapie. Zur Beherrschung von Durchfällen eignen sich Loperamid (Imodium) und Kodeinphosphat. Wird eine Langzeittherapie erforderlich, ist die Gefahr einer Kodeinabhängigkeit zu berücksichtigen.

Substitutionstherapie. Bei Patienten mit einer Eisenmangelanämie muß Eisen substituiert werden. Nach resezierenden Eingriffen oder infolge einer vermehrten bakteriellen Besiedlung des Dünndarms kann es zur Malabsorption von Vitamin B_{12} und zu einem Folsäuremangel kommen.

Diätetische Maßnahmen. Eine besondere Diät ist nicht erforderlich, abgesehen von 3 Ausnahmen. Einige Kolitispatienten (etwa 5%) haben einen Laktasemangel und sollten daher Milch und Milchprodukte vermeiden. Patienten mit Strikturen sollten keine Nahrungsmittel zu sich nehmen, die als Bolus zu einer Obstruktion führen können, z.B. die Haut von Würsten, Tomaten oder die faserigen Anteile von Früchten und Gemüse. Bei Crohn-Patienten mit Befall des Dünndarms tritt gelegentlich eine Malabsorptionssymptomatik auf. Diarrhöen lassen sich in diesem Falle durch eine Diät mit niedrigem Fettanteil reduzieren. Die Annahme, daß faserreiche Kost im Rahmen der Behandlung eines M. Crohn einem Rückfall vorbeugen könnte, ist unbewiesen.

Akute schwere Kolitis. Patienten mit einer akuten schweren Kolitis müssen stationär aufgenommen werden; die Flüssigkeits- und Elektrolytverluste sind im Rah-

Behandlung

men einer intravenösen Infusionsbehandlung zu korrigieren. Bei schwerer Anämie können Bluttransfusionen notwendig werden. Eine Therapie mit Steroiden ist angezeigt und sollte intravenös erfolgen. Die Patienten müssen sorgfältig überwacht werden, wobei insbesondere Kreislaufparameter, Temperatur und abdominale Symptomatik engmaschig zu kontrollieren sind. Durch Leeraufnahmen des Abdomens läßt sich das Ausmaß der Kolondilatation beurteilen. Eine Operation ist immer dann indiziert, wenn nicht innerhalb weniger Tage eine Besserung eintritt oder wenn sich ein toxisches Megakolon entwickelt.

Operation

Eine Operation kann als Notfalleingriff oder als elektiver Eingriff indiziert sein (Tabelle 9.7); mit wenigen Ausnahmen ist sie nur bei Patienten mit ausgedehntem Befall des Dickdarms erforderlich.

Notfalleingriff. Die Indikationen zu einem Notfalleingriff sind einfach zu definieren. Zwar hängt die Wahl des Zeitpunkts vom Allgemeinzustand des Patienten ab, doch ist es besser, eher früher als später einzugreifen. Die Operation der Wahl ist eine Kolektomie mit endständigem Ileostoma unter Belassung des Rektumstumpfes. Die Letalität bei diesem Vorgehen ist niedriger als bei einer notfallmäßigen Proktokolektomie. Die Entscheidung, was mit dem Rektumstumpf geschehen soll, kann auf einen späteren Zeitpunkt verschoben werden. In Fällen einer schweren Kolitis, bei denen die primäre, intensive medikamentöse Therapie versagt, ist eine Operation mit relativer Dringlichkeit indiziert.

Elektiveingriff. Um bei Patienten mit chronischem Verlauf die Indikation zu einer Operation zu stellen, braucht man Erfahrung und Einblick in die individuellen Lebensumstände und die Gemütslage des Patienten. Anale Komplikationen als Grund für einen operativen Eingriff spielen fast ausschließlich beim M. Crohn eine Rolle.

Colitis ulcerosa. Bei der Colitis ulcerosa stehen 3 Operationsverfahren zur Verfügung, nämlich die totale Proktokolektomie mit endständigem Ileostoma, die Kolektomie mit ileorektaler Anastomose und die restaurative Proktokolektomie mit Ileumreservoir und ileoanaler Anastomose. Eine partielle Kolektomie ist unzu-

Tabelle 9.7. Nichtinfektiöse Kolitis: Indikation zur Operation

Notfallmäßig	Toxisches Megakolon
	Blutung (selten)
Effektiv	Versagen der konservativen Therapie
	Unbeherrschbarer akuter Schub
	Wiederholte Exazerbationen
	Chronischer Krankenstatus
	Unbeherrschbare Symptomatik
	Wachstums- und Entwicklungsstörungen
	Karzinom/schwere Dysplasien
	Anale Komplikationen (M. Crohn)

friedenstellend, da die Wahrscheinlichkeit eines Rezidivs in den verbleibenden Kolonabschnitten zu groß ist. Bei der totalen Proktokolektomie handelt es sich um ein kuratives Verfahren, da das pathologische Substrat vollkommen entfernt wird; dafür muß der Patient aber das endständige Ileostoma in Kauf nehmen. Mit einer Kolektomie und ileorektaler Anastomose läßt sich zwar ein Ileostoma vermeiden, in 25–35 % der Fälle muß jedoch aufgrund eines rektalen Rezidivs oder eines Karzinoms nachreseziert werden, d. h. Exstirpation des Rektums und Anlage eines endständigen Ileostomas. Bei einer restaurativen Proktokolektomie mit Ileumreservoir wird die gesamte Darmschleimhaut ohne Anlage eines Ileostomas entfernt, wobei in den meisten Fällen eine zufriedenstellende Entleerungsfunktion erhalten bleibt.

Eine Kolektomie mit ileorektaler Anastomose scheidet für die Patienten aus, bei denen eine schwere Entzündung oder Stenosierung des Rektums besteht, und für diejenigen, bei denen bereits schwere Dysplasien oder ein Karzinom vorhanden sind. Die Entscheidung für eine permanente Ileostomie oder für eine restaurative Proktokolektomie hängt von den Wünschen des Patienten ab, vorausgesetzt, ein M. Crohn ist sicher ausgeschlossen und der Patient ist sich der möglichen Komplikationen (einschließlich einer Versagerquote von 5–10 %) und der u. U. längeren Behandlungszeit nach einer restaurativen Proktokolektomie voll bewußt.

Crohn-Kolitis. Die Wahl des operativen Vorgehens bei der Crohn-Kolitis hängt von der Ausdehnung und der Lokalisation der entzündlichen Veränderungen ab. Bei umschriebenem Befall kommt eine segmentale Resektion in Frage; schwere Veränderungen des Rektums und der Analregion erfordern allerdings die Exstirpation des Rektums. Bei exzessivem Befall des gesamten Dickdarms sollte eine totale Proktokolektomie vorgenommen werden. Bestehen im Rektum keine oder nur geringe entzündliche Veränderungen, ist eine ileorektale Anastomose angezeigt. Eine restaurative Proktokolektomie mit Ileumreservoir ist beim M. Crohn kontraindiziert. Die Behandlung der analen Komplikationen wird auf S. 110 diskutiert.

Im Gegensatz zur Colitis ulcerosa läßt sich die Crohn-Kolitis operativ nicht heilen; häufig folgt ein Rezidiv, gewöhnlich im terminalen Ileum, das in vielen Fällen erneut operativ angegangen werden muß. Nach segmentaler Resektion oder ileorektaler Anastomose beläuft sich die Rezidivrate über einen Zeitraum von 5 Jahren auf 50 %. Sie fällt jedoch deutlich niedriger aus, wenn ein Stoma angelegt wird (10–30 %).

Krebsrisiko

Das Krebsrisiko liegt bei der Colitis ulcerosa beträchtlich höher als beim M. Crohn, begrenzt sich aber fast ausschließlich auf die Fälle, in denen die Erkrankung sehr ausgedehnt ist. Praktisch gesehen sind die Patienten gefährdet, die nicht operiert sind und medikamentös behandelt werden, sowie diejenigen, bei denen eine Kolektomie mit ileorektaler Anastomose vorgenommen wurde. In der ersten Gruppe stellt das gesamte Kolon einen Risikofaktor dar, während in der zweiten

Gruppe nur das Rektum prädisponiert ist. Die Karzinominzidenz korreliert mit der Dauer der Erkrankung und nicht mit dem Alter bei Ausbruch der Krankheit.

Bei der Colitis ulcerosa beläuft sich das kumulative Krebsrisiko über einen Zeitraum von 20 Jahren auf etwa 5–10 % und steigt danach gleichmäßig weiter an. Während der ersten 10 Jahre nach Diagnosestellung ist das Risiko zu vernachlässigen, danach müssen die Patienten in 6monatigen Abständen endoskopisch und bioptisch überwacht werden. Bei vollständig erhaltenem Dickdarm ist eine Koloskopie erforderlich, bei Patienten mit ileorektaler Anastomose genügt eine Rektoskopie.

Außer einem voll ausgeprägten Karzinom lassen sich histopathologisch auch präkanzeröse Stadien (schwere Dysplasien) erkennen (s. Abb. 9.1e). Werden solche Veränderungen bei 2 aufeinanderfolgenden Kontrollen, z.B. in 6monatigen Abständen, gefunden, ist eine Operation indiziert, um der drohenden malignen Transformation zuvorzukommen.

M. Crohn des Dünndarms

Genausowenig wie am Dickdarm läßt sich auch am Dünndarm ein M. Crohn nicht chirurgisch heilen. Daher sollte man jeden operativen Eingriff allein als Mittel betrachten, eine lokale Komplikation anzugehen. In der Praxis sind es Stenosen und Fistel- oder Abszeßbildungen, die eine operative Intervention erfordern. Ein akuter, unter die Haut reichender Abszeß sollte drainiert werden; in den meisten Fällen entsteht jedoch eine enterokutane Fistel, die im weiteren Verlauf eine Resektion erforderlich macht. Die Rezidivhäufigkeit nach segmentaler Resektion wegen eines M. Crohn des Dünndarms oder der Ileozökalregion ist groß; bei einem Nachbeobachtungszeitraum von 5–10 Jahren liegt die Rate der Re-Eingriffe bei etwa 50–80 %. Einige Chirurgen haben behauptet, daß sich die Rückfallquote durch eine ausgedehnte Resektion des Dünndarms senken ließe. Eine klinische Studie, die die Ergebnisse nach radikaler und sparsamer Resektion gegenüberstellt, wurde jedoch nie veröffentlicht. Eine radikale Chirurgie hat den greifbaren Nachteil, die Entstehung eines Kurzdarmsyndroms zu begünstigen, ohne auf lange Sicht einen deutlichen Vorteil zu bieten, die Krankheit unter Kontrolle zu bringen.

Infektiöse entzündliche Darmerkrankungen

Bakterienruhr

Die Bakterienruhr ist ein hochkontagiöses Krankheitsbild, das durch Erreger der Shigellengruppe verursacht wird. Diese Enterobakterien kommen nur im Gastrointestinaltrakt vor und werden in hoher Konzentration mit dem Stuhl ausgeschieden. Der Krankheitsprozeß erfaßt das gesamte Kolon; rasch zunehmend entwikkeln sich hyperämische, ödematöse Schleimhautveränderungen mit hämorrhagischen Bezirken. Später können Epithelnekrosen mit Bildung diphtherieartiger Membranen auftreten.

Klinik

Die Inkubationszeit liegt bei 1–7 Tagen. Danach entwickelt der Patient hohes Fieber, abdominale Koliken und wäßrige, blutig tingierte Durchfälle. Eine Arthritis oder entzündliche Affektion der Augen können die akute Attacke begleiten. Leicht wird das klinische Bild mit einer Colitis ulcerosa oder einem M. Crohn verwechselt. Meistens ergeben sich jedoch aus der Anamnese Anhaltspunkte für einen infektiösen Kontakt, sei es, daß es sich um eine lokal begrenzte Epidemie handelt, sei es, daß der Patient sich in einem Land aufgehalten hat, in dem die bakterielle Ruhr endemisch vorkommt. Die endgültige Diagnose erfolgt durch den kulturellen Nachweis des Erregers im frischen Stuhl.

Behandlung

In schweren Fällen wird es nötig, die Flüssigkeits- und Elektrolytverluste auszugleichen. Gewöhnlich genügt die orale Substitution, manchmal aber wird auch eine Infusionstherapie notwendig, insbesondere bei Kleinkindern.

Sofern die Schwere des Krankheitsbildes nicht eine unverzügliche Therapie erfordert, sollte man mit dem Einsatz von Antibiotika abwarten, bis der spezifische Erreger nachgewiesen ist. Im allgemeinen sind die Organismen auf nichtresorbierbare Sulfonamide und Tetrazykline empfindlich. Auch Ampicillin und Chloramphenicol sind wirksam. Die Wahl des Antibiotikums muß sich nach der Empfindlichkeit des jeweiligen Erregers richten, da die einzelnen Stämme unterschiedlich ansprechen.

Amöbenkolitis

Die Zysten des Protozoon Entamoeba histolytica gelangen durch kontaminierte Nahrungsmittel und Getränke in den menschlichen Körper. Durch gastrointestinale Enzyme wird die Zystenwand zerstört; damit wird die bewegliche Form der Amöbe (Magnaform) freigesetzt, die in die Mukosa und Submukosa eindringen kann. Dort verursachen sie oberfächliche und tiefe Ulzera, die eine bakterielle Superinfektion entwickeln. Über den portalen Kreislauf können sie in die Leber wandern und einen Leberamöbenabszeß hervorrufen.

Klinik

Nach einer Inkubationszeit von 7–10 Tagen entwickelt der Patient schwere, blutige Durchfälle, die zur Dehydratation und Elektrolytverarmung führen. Die akute Attacke klingt entweder nach einigen Tagen spontan ab, oder sie persistiert, wobei sie in ein toxisches Megakolon mit gewöhnlich letalem Verlauf übergehen kann. Hat sich die akute Erkrankung beruhigt, kann es zu Rückfällen kommen und zum Bild der chronischen Amöbendysenterie, das von intermittierenden Durchfällen und Fieberattacken sowie von Strikturen des Kolons infolge von Narbengranulomen gekennzeichnet ist. Aus Rekonvaleszenten können Zystenträger werden, die die Zysten mit dem Stuhl ausscheiden. Doch nicht alle Zystenausscheider haben auch eine akute Krankheitsattacke hinter sich. Die Diagnose erfolgt an Hand des Amöben- oder Zystennachweises im Eiter oder Stuhl.

Behandlung

Zur Therapie wird 5 Tage lang Metronidazol (Flagyl, Clont), in einer Dosierung von 800 mg/Tag, verteilt auf 3 Tagesdosen, verabreicht. Bei schwerkranken Patienten und Kleinkindern empfiehlt sich eine Kombination mit Tetrazyklinen, um die bakterielle Superinfektion zu bekämpfen.

Ein Amöbenabszeß der Leber wird ebenfalls mit Metronidazol behandelt; ist er groß, wird er punktiert und entleert.

Schistosomiase (Bilharziose)

Die Schistosomiase trifft über die ganze Welt verstreut Millionen von Menschen; im Mittleren und Fernen Osten sowie in Zentral- und Südamerika kommt sie endemisch vor. Vor allem 3 Spezies führen häufig zu intestinalen Manifestationen: Schistosoma mansoni, S. intercalatum und S. japonicum. S. masoni und S. intercalatum kommen im Mittleren Osten und in Afrika vor, S. japonicum ist im Fernen Osten verbreitet.

Verschiedene Arten von Süßwasserschnecken bilden den Zwischenwirt. In ihnen entwickelt sich das infektionsfähige Larvenstadium, die Zerkarie, die die Schnecke verläßt und den Menschen, der mit dem Wasser in Berührung kommt, durch Penetration der Haut infiziert. Über die Blutbahn via Herz und Lunge erreichen die jungen Würmer schließlich die Mesenterialgefäße, wo sie zu erwachsenen Formen heranreifen, die sich paaren und zahlreiche Eier ablegen. Von diesen gelangt ein Teil in das Darmlumen, andere erreichen über den allgemeinen Kreislauf die Lunge, das Gehirn, Rückenmark und Harnwegsystem. Aus den ausgeschiedenen Eiern schlüpfen unreife Larven aus, die, falls sie ihren Weg in ein Gewässer finden, den Zwischenwirt infizieren.

Klinik

Die initiale Infektion hat systemische Auswirkungen. Das erste Zeichen, ein pete-chiales Exanthem an der Eintrittsstelle der Zerkarien, hält nur wenige Tage an. Nach 4 Wochen tritt eine allgemeine allergische Reaktion mit Fieber, Unwohlsein und Muskelschmerzen auf. Nach einem symptomlosen Intervall von einigen Monaten kommt es zu immer wieder aufflackernden blutigen Diarrhöen. Polypenartige Tumoren im Bereich der Pfortaderwurzel können eine portale Hypertension verursachen (tropische Splenomegalie). Auch eine pulmonale Hypertension und Rückenmarkschädigungen als Folge der mikrovaskulären Invasion sind möglich.

Die Wand des Dickdarms fibrosiert und verdickt sich. Im Zuge dieser granulomatösen Gewebeveränderungen kann es auch zu Ulzerationen und papulomatösen Wucherungen kommen. Ein Pfortaderhochdruck verursacht Aszites, Splenomegalie und Ösophagusvarizen.

Die Diagnose wird durch den Nachweis von Eiern im Stuhl oder eine Dickdarmbiopsie gesichert. Jede Erregerart kann an Hand ihrer charakteristischen Eier identifiziert werde. Komplementbindungsreaktion (KBR) und Intrakutantests sind weniger empfindliche Nachweismethoden. Die Therapie erfolgt mit Praziquantel (Biltricide).

Campylobacterenterokolitis

Erst vor kurzer Zeit entdeckte man, daß als Ursache einer Enterokolitis auch eine Infektion mit Bakterien vom Typ Campylobacter in Frage kommt; inzwischen liegen verschiedene Berichte über Epidemien vor, die durch infizierte Nahrungsmittel, insbesondere durch gewisse Fleisch- und Milchprodukte, ausgelöst wurden. In Nordeuropa ist Campylobacter wahrscheinlich der häufigste Erreger infektiöser Diarrhöen, v.a. unter jungen Erwachsenen und Schulkindern. Die Übertragung erfolgt durch Fleisch, Milch und Hunde, eine Ansteckung von Mensch zu Mensch ist ungewöhnlich. Das Bakterium nistet sich sowohl in der Dünndarm- als auch in der Dickdarmschleimhaut ein und produziert Endotoxine, von denen einige auch bei einer Infektion mit Vibrio cholerae gefunden werden.

Bei den meisten Patienten tritt nach einer Inkubationszeit von bis zu 5 Tagen ein Prodromalstadium mit Abgeschlagenheit und Unwohlsein auf. Kurz darauf folgen Durchfälle mit wäßrigem Stuhl und Blutbeimengungen. Häufig imponieren abdominale Schmerzen, gelegentlich entwickelt sich eine akute Appendizitis. Im allgemeinen klingt die Erkrankung nach etwa 1 Woche von selbst ab. Die rektoskopischen Erscheinungen sind von denen einer Colitis ulcerosa nicht zu unterscheiden.

Diagnostiziert wird die Erkrankung durch Isolation des Erregers aus dem Stuhl. Normalerweise ist keine spezifische Therapie erforderlich; hält das Krankheitsbild jedoch 1 Woche oder länger an, sollte man Erythromycin geben. Kommt der Arbeitsplatz als Erregerquelle in Frage, müssen entsprechende Untersuchungen und Vorsichtsmaßnahmen veranlaßt werden.

Pseudomembranöse Kolitis

Antibiotikainduzierte Diarrhöen sind ein seit vielen Jahren beobachtetes Phänomen; in ihrer schwersten Form führen sie zu epithelialen Nekrosen, die mit einer endoskopisch erkennbaren Membranbildung einhergehen. Das klinische Bild reicht von leichten Durchfällen bis hin zum Megakolon und systemischen Manifestationen.

Antibiotika unterdrücken die normale Darmflora, wodurch eine Vermehrung pathogener Keime begünstigt wird. Verantwortlich für die Erkrankung ist das Toxin des Clostridium difficile, das sich normalerweise unter anderen Erregern nicht behaupten kann. Unter die Antibiotika, denen die Erkrankung angelastet wird, fallen das Clindamycin, Lincomycin und Ampicillin. Zur Therapie dient Metronidazol oder Vancomycin.

Andere Infektionen

Zu den Infektionen, die mit einer Affektion des Dickdarms einhergehen können, zählen außerdem die Yersinienenterokolitis, die nichtschistosomalen Wurminfektionen, die Aktinomykose, die Lambliasis und die Tuberkulose. Eine Infektion mit Yersinia ist für einige Fälle terminaler Ileitis verantwortlich, die spontan wieder abklingt. Eine summarische Übersicht über die Infektionen mit Rundwürmern (Nematoden) und Bandwürmern (Cestoden) liefert Tabelle 9.8. Vollständige Abhandlungen sind den Lehrbüchern der Infektions- und Tropenkrankheiten zu entnehmen. Die sexuell übertragbaren Krankheiten sind in Kap. 5 beschrieben.

Radiogene Enterokolitis

Eine Radiotherapie mit Gesamtdosen von 40 Gy oder mehr kann zu Schäden des Intestinaltrakts führen, wobei das Ausmaß je nach Bestrahlungsart und Dauer sowie nach Größe und Lokalisation des Bestrahlungsfeldes variiert. Multiple, kleine fraktionierte Dosen werden von normalem Gewebe besser vertragen, da sie dem Darmepithel mit seiner hohen Mitoserate eine Regeneration erlauben. Mit einer Hochvoltbestrahlung lassen sich die Dosen genauer auf das zu bestrahlende Gewebe konzentrieren. Was das Bestrahlungsfeld betrifft, so wird z. B. der Dünndarm bei einer Bestrahlung im Bereich des Abdomens erheblich mehr geschädigt als nach einer Bestrahlung im Bereich des kleinen Beckens.

Beim Karzinom der Gebärmutter und der Blase hat die Radiotherapie bereits seit Jahren ihre feste Indikation. In jüngerer Zeit wird sie auch bei immer mehr Patienten mit einem Rektumkarzinom eingesetzt; hierbei hat sich gezeigt, daß, insbesondere bei postoperativer Anwendung, die radiogene Enteritis einen bedeu-

Tabelle 9.8. Infektionen durch Rund- und Bandwürmer

Spezies	Größe der Form (mm)	Zwischenwirt	Lokalisation des intestinalen Befalls beim Menschen	Befall anderer Organe	Symptome	Diagnose	Therapie
Nematoden							
Ascaris	100 (+)	–	Dick- und Dünndarm	Lunge; Leber	Intestinale Obstruktion; Husten bei Durchwanderung der Lunge; Ikterus	Eier im Stuhl	Piperazin
Enterobius (Madenwurm)	20	–	Dickdarm; terminales Ileum	–	Pruritus ani	Eier im Stuhl oder auf der Haut	Piperazin
Trichuris (Peitschenwurm)	25 (+)	–	Dickdarm	–	Gewöhnlich keine	Eier im Stuhl	Mebendazol
Strongyloides	2–3	–	Duodenum; Dünndarm	Lunge; Haut	Anorexie; Gewichtsverlust; Diarrhö	Larven im Stuhl oder Duodenalsaft	Thiabendazol, Mebendazol, Bephenium
Ancylostoma Necator (Hakenwurm)		–	Dünndarm	Lunge	Anämie	Eier im Stuhl	Mebendazol

Cestoden		Obligatorisch					
Taenia solium	2000	Schwein	Dünn- und Dickdarm	Muskulatur; Gehirn (Zystizerkose)	Gewöhnlich keine; Unterernährung	Eier und Proglottiden im Stuhl	Niclosamid
Taenia saginata	2000	Rind	Dünn- und Dickdarm	–	Gewöhnlich keine; Unterernährung	Eier und Proglottiden im Stuhl	Niclosamid
Diphyllobothrium latum	9000	Fisch	Dünn- und Dickdarm	Muskulatur; Zysten	Vitamin-B_{12}-Defizit	Eier und Proglottiden im Stuhl	Praziquantel
Echinococcus		Schaf → Hund	Dünn- und Dickdarm	Leber; Lunge; Pankreas; Milz	Zystische Tumoren	Komplementbindungsreaktion	Mebendazol ± Operation

tenden Risikofaktor darstellt. Sie droht um so eher, wenn es infolge von Adhäsionen zu einer Fixation von Dünndarmschlingen im Bereich des Bestrahlungsfeldes
gekommen ist.

Pathologie

Jede Radiotherapie ruft eine akute entzündliche Reaktion hervor, die innerhalb
weniger Tage in Erscheinung tritt und in den darauffolgenden Wochen wieder
abklingt. In einigen Fällen kommt es zu einer chronischen Reaktion, die erst nach
einem Intervall von Monaten und Jahren manifest wird und in Gestalt einer
Schleimhautentzündung, einer intramuralen Fibrose oder einer Nekrose auftreten kann.

Dünndarm

Handelt es sich vorwiegend um einen Schaden der Schleimhaut, stehen Durchfälle
und die Folgen einer Malabsorption im Vordergrund. Eine Fibrose führt zu
Strikturen und Adhäsionen und verursacht obstruktive Symptome.

Die Diagnose stellt sich an Hand der Anamnese und aufgrund von Auffälligkeiten bei der Kontrastmittelpassage des Dünndarms. Die hierbei auftretenden
Veränderungen sind manchmal nur schwer von den Zeichen eines Karzinomrezi-
divs zu unterscheiden, so daß u.U. weitere Untersuchungen notwendig werden.
Auch können gleichzeitig am Dickdarm Strahlenfolgen bestehen.

Durchfälle lassen sich oft schwer beherrschen; beruhen sie auf einem diffus
geschädigten Dünndarmsegment, sollten sie medikamentös angegangen werden.
Eine Diät mit niedrigem Fettanteil kann helfen. In Fällen einer Obstruktion ist
eine Laparotomie mit Resektion der Strikturen oder Adhäsiolyse angezeigt, es sei
denn, die Verschlußsymptomatik wäre spontan rückläufig oder würde nur in
tolerablen Intervallen auftreten. Trifft letzteres zu, rät man den Patienten, gewisse
Nahrungsbestandteile zu meiden, z. B. die Haut von Würsten, die fasrigen Anteile
von Früchten und andere unverdauliche Stoffe, die zu einem Bolusileus führen
können. Resektionen und Anastomosen am strahlengeschädigten Darm sind risikoreich, da Blutversorgung und Heilungseigenschaften gestört sind.

Dickdarm

Rektum und Rektosigmoid sind die Segmente des Dickdarms, die bei einer Radiotherapie am häufigsten in Mitleidenschaft gezogen werden, da sie innerhalb

des Bestrahlungsfeldes von Karzinomen der Gebärmutter, der Blase und des Rektums selbst liegen. Wie beim Dünndarm lassen sich auch hier grob klinisch 3 Erscheinungsformen differenzieren.

Radiogene Proktitis

Schleimhautschädigung und Fibrosierung der Rektumwand führen zu Durchfällen, häufig in Verbindung mit Blutungen, die sehr stark sein können. Zu den rektoskopischen Zeichen gehören das diffuse Erythem, Kontaktblutungen und Ulzera; histologisch imponieren unspezifische entzündliche Veränderungen. Eine radiogene Proktitis läßt sich weder durch Antiphlogistika noch durch Anlage eines Deviationskolostomas beeinflussen. Sind die Blutungen sehr stark, sind eine Rektumexstirpation oder bestimmte Durchzugsverfahren indiziert.

Obstruktion

Kommt es als Folge der Fibrose zu Strikturen, entsteht eine gewöhnlich chronische und inkomplette Verschlußsymptomatik. Die Diagnose einer radiogenen Striktur wird endoskopisch und röntgenologisch gestellt, nachdem ein Karzinom und andere Ursachen für eine Stenosierung ausgeschlossen worden sind. Laxanzien bringen manchmal Erleichterung, oft wird jedoch ein operativer Eingriff notwendig. In einigen Fällen ist eine Dilatation durchführbar, persistierende Symptome machen jedoch eine Resektion erforderlich.

Fistelbildung

Durch tiefgreifende Nekrosen der Darmwand können Fisteln in benachbarte Organe entstehen. Sie treten v. a. nach extrem hohen Strahlendosen auf; typisch ist die rektovaginale Fistel nach intrakavitärer Radiatio eines Zervixkarzinoms, durch die es zur Stuhlinkontinenz kommt. Beim Mann kann die Bestrahlung eines Blasenkarzinoms eine rektovesikale Fistel zur Folge haben. Rektovaginale und rektovesikale Fisteln lassen sich transrektal palpieren oder radiologisch darstellen. Jeder Versuch, eine solche Fistel auf direktem Wege zu verschließen, ist zum Scheitern verurteilt. Will man den Patienten ein permanentes Kolostoma ersparen, liegt die einzige Aussicht auf Erfolg in einer Durchzugsoperation, mit der gesunder Darm vor die Fistelöffnung gebracht wird.

Detaillierte Ausführungen zum operativen Vorgehen bei einer radiogenen Proktokolitis sind den Standardwerken zu entnehmen.

10 Störungen der Darmfunktion

Divertikelkrankheit

Die Divertikulose und ihre entzündlichen Komplikationen stellen die häufigste organische Erkrankung des Kolons dar. Ihr Auftreten steigt mit der Zahl der Lebensjahre: bei Patienten unter 30 Jahren sind Divertikel selten, jenseits des 6. Lebensjahrzehnts zeigen sie sich jedoch bei 1/3 aller Patienten, die einen Kolonkontrasteinlauf erhalten. Bei Patienten unter 50 Jahren sind es Männer, die häufiger betroffen werden; in dieser kleinen Gruppe kommt es allerdings eher zu Symptomen und Komplikationen, die einen chirurgischen Eingriff erfordern (50%). Im Alter dominiert das weibliche Geschlecht; eine Operation wird hier nur selten nötig.

Klassifikation

Viele Divertikelträger sind frei von Symptomen und werden nur zufällig anläßlich eines Kolonkontrasteinlaufs identifiziert. Bei denen, die an Symptomen leiden, läßt sich die Erkrankung in eine unkomplizierte und eine komplizierte Form unterteilen. Die zweite Form ist seltener; die möglichen Komplikationsursachen sind in Tabelle 10.1 aufgelistet. In den meisten Fällen kompliziert sich das Krankheitsbild durch Entzündung der Divertikel, die zum Bild einer akuten Divertikulitis, zur Perforation, zur Abszeß- und Fistelbildung oder zur Stenose führen kann.

Tabelle 10.1. Divertikelkrankheit: Klassifikation

Asymptomatisch

Symptomatisch
    Unkomplizierte Form
    Komplizierte Form
        Akute Divertikulitis
        Perforation
            Lokaler Abszeß
            Generalisierte Peritonitis
        Fistel
        Stenose
        Massive Blutung

Divertikelblutungen treten nicht so häufig auf, sind aber eine der Hauptursachen für eine massive Blutung aus dem Dickdarm. In über 90 % der Fälle ist das Sigma befallen, in 2/3 der Fälle stellt es die einzige Lokalisation der Erkrankung dar. Im Rektum kommen keine Divertikel vor.

Ätiologie

Es gibt Hinweise dafür, daß Divertikel als Folge einer gestörten Darmmotilität entstehen. Man nimmt an, daß innerhalb einer segmentalen Kontraktionswelle kurze Darmabschnitte ausgeschlossen bleiben, wodurch es zu einem abnorm hohen Darminnendruck kommt, der dann zu einer Herniation der Schleimhaut an den schwächsten Stellen der Muskulatur führt, nämlich im Bereich der Gefäß-muskellücken. Die Spannkraft der Muskulatur läßt im Alter nach.

Diese Theorie wird gestützt durch die Tatsache, daß bei Patienten mit Diverti-kulose nach Stimulierung des Kolons mit Opiaten gesteigerte intraluminale Drücke im Sigma nachgewiesen wurden, obwohl unter Ruhebedingungen die intraluminalen Drücke die gleichen waren wie bei Kontrollpersonen. Es heißt, daß sich das Frühstadium der Divertikelkrankheit röntgenologisch erkennen läßt, und zwar wenn das Lumen enggestellt ist und statt der glatten Haustrierung ein sägezahnartiges Muster in Erscheinung tritt, als dessen Ursache eine Hyper-trophie der Ring- und Längsmuskulatur des Darms angenommen wird.

Epidemiologisch besteht ein Zusammenhang zwischen dem Auftreten von Di-vertikeln und dem Ballaststoffgehalt der Nahrung. Bei einem Vergleich mit Grup-pen von Individuen aus Afrika und England hat sich gezeigt, daß bei den Proban-den der zivilisierten Welt das tägliche Stuhlgewicht niedriger lag und die Darm-passagezeit länger war. Man nimmt an, daß die Ursache hierfür auf einem Man-gel an faserreicher Kost beruht, der zu einer erhöhten Darmaktivität im Bereich des Sigmas führt, mit der Folge, daß die glatte Muskulatur hypertrophiert und die intraluminalen Drücke ansteigen. Werden jedoch innerhalb der gleichen Zivilisa-tionsgruppe gesunde Kontrollpersonen mit Divertikelträgern verglichen, treten diese Unterschiede weniger deutlich hervor. Auch lassen sich solche Studien kriti-sieren, da nicht die normalen täglichen Schwankungen von Stuhlgewicht und Darmpassagezeit des einzelnen Menschen berücksichtigt werden.

Einige Autoren haben versucht, die Motilität auf der Basis eines Index zu vergleichen, der sich aus Messungen der Darmaktivität in Ruhe, nach Nahrungs-aufnahme und nach Stimulation mit Prostigmin oder Morphinen zusammensetzt. Die Ergebnisse der einzelnen Arbeiten variieren erheblich: von Indexerhöhung bei Patienten mit Divertikulose bis zur Indexgleichheit bei Kranken und Ge-sunden. Gallensalze stimulieren die Darmmotilität, und einige Autoren berichten über eine höhere tägliche Produktionsrate bei Patienten mit Divertikulose im Vergleich zu gesunden Kontrollgruppen.

Asymptomatische Divertikelkrankheit

Auf Röntgenaufnahmen führen Divertikel manchmal zu Verziehungen der Darmkonfiguration und erschweren damit den Ausschluß eines Neoplasmas. Vorausgesetzt, der Kliniker ist sich sicher, daß es sich lediglich um Divertikel handelt, bleibt nichts weiter zu tun. Eine ballastreiche Kost zu empfehlen, kann nicht schaden, es gibt jedoch keine Beweise dafür, daß damit der Entwicklung von Symptomen vorgebeugt würde.

Symptomatische Divertikelkrankheit

Unkomplizierte Form

Diagnose. Zu dem großen Spektrum von Beschwerden gehören Leibschmerzen, Blähungen, Verstopfung und Durchfälle. Einigen Patienten fallen Schleimbeimengungen im Stuhl auf; Abgänge kleiner Mengen von Blut sind jedoch untypisch und deuten eher auf ein Karzinom hin. Die Schmerzen sind in ihrer Qualität meistens dumpf und konzentrieren sich auf die untere Abdomenhälfte, mehr links als rechts. Sie können sich beim Essen verschlimmern und nach einer Defäkation oder einem Abgang von Winden leichter werden; gewöhnlich halten sie mehrere Stunden an.

Häufig ist eine Druckdolenz über dem Sigma palpabel. Auch die rektal-digitale Untersuchung kann schmerzhaft sein; manchmal läßt sich eine Resistenz tasten.

Patienten mit Divertikulose können auch an einem M. Crohn oder an einem Karzinom leiden. Daher sollten anale und rektale Veränderungen ausgeschlossen werden, und neben einem Kolonkontrasteinlauf sind auch eine Kontrastmitteldarstellung des Dünndarms und eine Koloskopie indiziert, falls immer noch Zweifel an der Diagnose bestehen.

Behandlung. Die größte diagnostische Schwierigkeit liegt in der Frage, ob die geklagte Syptomatik wirklich der Divertikulose anzulasten ist. Vor 20 Jahren wurde häufig aufgrund von Symptomen reseziert, die Ergebnisse waren aber nicht befriedigend. Etwa 20 % aller Patienten konnte operativ geholfen werden, Schmerzen persistierten jedoch bei der Mehrzahl. Aller Wahrscheinlichkeit nach waren hier die Symptome in vielen Fällen Ausdruck eines irritablen Darmsyndroms. Auch heute noch läßt sich diese Unterscheidung nur auf rein klinischer Ebene treffen.

Faserreiche Kost führt bei vielen Patienten zu einer Linderung der Beschwerden; frühere unkontrollierte Studien berichten über eine Besserung der Symptomatik in 70 % der Fälle. Vor dem Hintergrund des postulierten pathogenetischen Mechanismus (hohe intraluminale Drücke und hoher Motilitätsindex) scheint die faserreiche Kost ein logisches Therapiekonzept, da Ballaststoffe zu einer Herabsetzung der Darmmotilität und der Darmpassagezeit führen. Aus kontrollierten Studien jüngeren Datums geht jedoch hervor, daß es auch bei Präparaten mit Plazeboeffekt zu einer symptomatischen Besserung kommt. Daher läßt sich der wirkliche Wert einer ballastreichen Kost nur schwer bestimmen.

Grobe Kleie hat einen hohen Ballaststoffgehalt, höher als Vollkorn- oder Knäckebrot. Es empfiehlt sich der tägliche Verzehr von 20 g (etwa 2 Teelöffel) zusammen mit ausreichend Flüssigkeit. Auch mit Sterculia und Ispaghula läßt sich die Symptomatik bessern. Ein chirurgischer Eingriff ist dann angezeigt, wenn sich eine schwere Symptomatik konservativ nicht beeinflussen läßt und andere mögliche Ursachen ausgeschlossen sind.

Komplizierte Form

Akute Divertikulitis. Patienten mit akuter Divertikulitis klagen über Schmerzen im Unterbauch, Abgeschlagenheit, Appetitlosigkeit und tägliche kurzdauernde Fieberattacken. Sehr häufig besteht eine Obstipation, auch dysurische Beschwerden kommen vor. Gewöhnlich imponieren im linken Unterbauch Zeichen einer lokalen Peritonitis, oftmals zusammen mit einer druckdolenten Resistenz. Auch bei der rektal-digitalen Untersuchung läßt sich manchmal ein vor dem Rektum gelegener druckdolenter Tumor palpieren; Fluktuation deutet darauf hin, daß sich ein Abszeß gebildet hat. Auf der Abdomenübersichtsaufnahme stellt sich fast immer ein stuhlgefülltes Kolon dar, manchmal zeigt sich auch ein weicher Gewebeschatten mit Verdrängung des Sigmas. Die Leukozytenzahl ist erhöht.

Differentialdiagnostisch kommen sämtliche Erkrankungen in Frage, die ein akutes Abdomen hervorrufen können, auch gynäkologische Affektionen; deshalb sollte man niemals die vaginale Untersuchung unterlassen. Stationäre Aufnahme und antibiotische Behandlung sind notwendig. Entwickelt sich ein Abszeß, sollte dieser drainiert werden.

Perforation. Eine gedeckte Perforation äußert sich als Abszeß (s. o.). Kommt es zur freien Perforation in die Bauchhöhle, entsteht eine generalisierte Peritonitis, die eine unverzügliche Laparotomie erforderlich macht.

Fisteln. Wenn sich ein Abszeß gebildet hat, der in benachbarte Strukturen eingebrochen ist, kann der Attacke einer akuten Divertikulitis eine Fistel folgen; sie kann aber auch ohne jegliche Vorboten in Erscheinung treten. Am häufigsten ist die Blase betroffen, aber auch Fisteln zur Gebärmutter, zur Vagina, zum Dünndarm und zur Haut kommen vor. Eine kolovesikale Fistel verursacht rezidivierende Harnweginfektionen und eine Pneumaturie. Gelegentlich gehen durch die Urethra kleine Stuhlfetzen ab. Mit dem Symptom einer Pneumaturie steht die Diagnose fest, ganz gleich, ob sich die Fistel röntgenologisch nachweisen läßt oder nicht.

Zystoskopisch imponiert ein geröteter Schleimhautbezirk, gewöhnlich im Bereich des Blasendachs, die eigentliche Fistelöffnung läßt sich jedoch nur selten erkennen. Auf jeden Fall sollten immer ein Kolonkontrasteinlauf und ein Ausscheidungsurogramm durchgeführt werden. Enterokutane Fisteln lassen sich durch eine Fistolographie darstellen. Die Behandlung besteht in der Resektion des befallenen Darmabschnitts und des Fistelgangs.

Stenose. Dickdarmstenosen als Folge einer Divertikulitis sind eher selten und sollten daher immer an ein koexistentes Karzinom denken lassen. Häufiger kommt es zu einer Stenose des Dünndarms, die darauf zurückzuführen ist, daß einzelne Schlingen im Bereich des entzündlichen Prozesses miteinander verkleben.

Blutung. Blutungen sind bei einer Divertikulose eher selten. Treten dennoch welche auf, so sind sie meistens stärker (bis hin zum Kreislaufschock). Immer, wenn große Mengen frischen Blutes oder frische Blutklumpen abgesetzt werden, sollte man eine Divertikulose als Ursache in Betracht ziehen. Bestehen Blutungen, erstreckt sich die Divertikulose oft über beide Kolonhälften; dabei wird angenommen, daß in der rechten Hälfte des Kolons sitzende Divertikel mit einer hier lokalisierten Angiodysplasie in Verbindung stehen können.

Als andere Ursachen einer schweren Hämorrhagie kommen ein Karzinom, eine entzündliche Darmerkrankung und ein Hämorrhoidalleiden in Betracht. In jedem Fall sollte der Patient stationär aufgenommen werden. Eine Blutungsquelle im oberen Gastrointestinaltrakt muß gastroskopisch ausgeschlossen werden. Bei einer aktiven Blutung gelingt es u. U. mit Hilfe einer selektiven Angiographie die Blutungsquelle zu lokalisieren. Gewöhnlich sistiert die Blutung spontan, wenn nicht, muß laparotomiert werden. Dabei sollte man total kolektomieren, da es sowohl aus der rechten wie aus der linken Kolonhälfte bluten kann.

Irritables Darmsyndrom

Das irritable Darmsyndrom ist das häufigste gastroenterologische Leiden, bei dem keine organische Ursache bekannt ist. Es handelt sich hierbei um eine bestimmte klinische Entität, die einen Komplex von Symptomen umfaßt, bei der aber sämtliche Untersuchungen ohne Befund bleiben. Obwohl es sich um ein gutartiges Leiden handelt, können die Symptome das Leben der Patienten erheblich beeinträchtigen. Zu den alternativ gebrauchten Begriffen zählen: funktionelle Darmerkrankung, Colon irritabile, spastisches Kolon, Colitis mucosa. Das Krankheitsbild beschränkt sich jedoch nicht auf das Kolon, es können auch Symptome in Erscheinung treten, die sich auf jeden beliebigen Teil des Gastrointestinaltrakts beziehen lassen.

Ätiologie

Die Ätiologie ist unbekannt. Es fällt jedoch auf, daß die meisten Patienten eine ängstliche, gespannte oder aggressive und manchmal auch deprimierte Grundstimmung zeigen. Einige Patienten führen den Beginn der Symptomatik auf eine „Nahrungsmittelvergiftung" oder eine akute Durchfallattacke zurück; 15 % der Betroffenen werden einen Laxanzienabusus zugeben, was auf eine lang bestehende Störung schließen läßt. Als Antwort auf emotionelle oder medikamentöse Reize konnte eine gesteigerte motorische Aktivität des Kolons nachgewiesen werden, und bei manchen Patienten führen krampflösende Mittel tatsächlich zu einer Linderung der Symptomatik. Viele sehen in dem Erkrankungsbild einen Ausdruck überschießender normaler Darmfunktion mit gestörter und unkoordinierter Motilität. Dabei ist interessant, daß ein normaler Darm auf experimentell induzierten Streß mit einer Steigerung der Motilität, Hyperämie und überschießenden Mycinausschüttung reagiert. Die laufenden Forschungen, die sich mit der Frage nach hormonellen, myoelektrischen und biochemischen Veränderungen bei Patienten mit irritablem Darmsyndrom befassen, werden uns vielleicht zu einem besseren Verständnis dieser Funktionsstörung verhelfen.

Diagnose

Symptome

Frauen sind doppelt so häufig betroffen wie Männer; bei manchen sind abdominale Eingriffe vorausgegangen, z. B. eine gynäkologische Operation oder eine Appendektomie.

Die Beschwerden der Patienten wechseln zwischen Schmerzen, Blähungen, Durchfällen und Obstipation. Über Leibschmerzen wird fast immer irgendwann geklagt. Sie können überall im Abdomen auftreten, werden aber meistens in die linke Flanke und den linken Unterbauch lokalisiert. Auch außerhalb des Abdomens, z. B. in der Brust, im Rücken und über dem Gesäß, können Schmerzen vorkommen, wobei sie sich durch Überblähung des Kolons bei Insufflation von Luft während einer Koloskopie provozieren lassen. Nahrungsaufnahme kann zur Verschlimmerung der Schmerzen führen, und einige Patienten scheinen eine ganz besondere Nahrungsmittelunverträglichkeit zu entwickeln. Die Nachtruhe ist fast immer ungestört. Neben schmerzhaften Blähungen können auch eine chronische Obstipation mit kleinen, harten und flüssigkeitsarmen, schafkotartigen Stühlen sowie Diarrhöen mit manchmal explosionsartigem Charakter in Erscheinung treten. Gelegentlich wird nach einer Entleerung reiner Schleim abgesetzt. Manche Patienten klagen über Verdauungsstörungen, Völlegefühl und Übelkeit nach den Mahlzeiten.

Sämtliche Symptome des irritablen Darmsyndroms können auch durch eine ernsthafte Erkrankung verursacht sein. Eine organische Ursache liegt v. a. dann nahe, wenn die Symptome erst nach dem 40. Lebensjahr auftreten, wenn die Symptomatik zunimmt und auch nachts vorhanden ist und wenn es zu einer Gewichtsabnahme oder zu Blutungen kommt.

Untersuchungen

Das Abdomen kann überbläht sein, manchmal lassen sich druckschmerzhafte Darmschlingen palpieren, meistens im rechten Unterbauch. Die anorektale Untersuchung bleibt unauffällig. Im Kolonkontrasteinlauf imponieren zwar manchmal deutlich prominente Haustren in Verbindung mit Bezirken segmentaler Spasmen, ein umschriebener Befund läßt sich jedoch nicht erheben. Gewöhnlich relaxiert der Darm nach intravenöser Gabe von Spasmolytika, wobei sich auch die kontrahierten Segmente füllen. Eine Kontrastmittelpassage des Dünndarms, eine Cholezystographie und ein Ausscheidungsurogramm können notwendig werden, um eine Erkrankung der entsprechenden Organe auszuschließen.

Therapie

Der nützlichste Aspekt der Behandlung bsteht darin, dem Patienten seine Angst vor einem schweren organischen Leiden, v. a. einer Krebserkrankung, nehmen zu können. Da die Ursache der funktionellen Beschwerden unklar ist, fällt es schwer, eine spezifische Therapie zu empfehlen. Einigen Patienten ist damit geholfen, wenn sie wissen, daß ihre Symptome als überschießende Streßreaktion anzusehen sind. Spasmolytika, Anticholinergika, Sedativa, Minzölpräparate und Antidepressiva können bei Schmerzen und Blähungen Erleichterung bringen. Einer Verstopfung sollte mit Quellmitteln begegnet werden, Laxanzien, die die glatte Muskulatur stimulieren, sind zu vermeiden. Durchfälle lassen sich bei einigen Patienten mit Kodeinphosphat oder Loperamid beherrschen.

Im ganzen gesehen sind die Behandlungsergebnisse jedoch enttäuschend, da nur etwa 1/3 der Patienten von den Symptomen befreit wird.

Chronische Obstipation mit verlängerter Darmpassagezeit

Man hat erkannt, daß es unter Patienten mit schwerer chronischer Obstipation eine Gruppe gibt, bei denen der Kolonkontrasteinlauf normal, der rektosphinktäre Reflex intakt, die Darmpassagezeit aber verlängert ist. Betroffen sind fast ausschließlich Frauen, die zumeist in den frühen Erwachsenenjahren Hilfe suchen. Die Pathogenese dieses Krankheitsbildes ist unbekannt; es können aber Funktionsanomalien der glatten Darmmuskulatur vorhanden sein, und bei einigen weiblichen Patienten ist eine Amenorrhö mit abnormen Spiegeln der Geschlechtshormone beschrieben worden.

Den meisten Patienten kann mit einer diätetischen Stuhlregulierung oder Laxanzien geholfen werden. Versagt die konservative Behandlung, kann eine Operation helfen; die Kolektomie mit ileorektaler Anastomose ist das operative Vorgehen der Wahl, wobei etwa die Hälfte der Patienten auf Dauer symptomfrei bleibt.

Chronische Obstipation mit normaler Darmpassagezeit

Bei den meisten Patienten mit chronischer Obstipation fallen der rektosphinktäre Reflex, der Kolonkontrasteinlauf und auch die Darmpassagezeit normal aus. Hierbei handelt es sich wahrscheinlich um eine Variante des irritablen Darmsyndroms mit Entleerungsschwierigkeiten als führendes Symptom. Oft berichten die

Patienten über angestrengtes Pressen bei der Defäkation und häufige kleine, hasenkotähnliche Stühle, oder sie klagen über intermittierende Attacken explosiver Diarrhöen. Einige Patienten entwickeln eine Beckenbodenschwäche, möglicherweise als Folge des chronischen Pressens.

Therapeutisch sollte man konservativ vorgehen, mit diätetischer Stuhlregulierung und Verordnung von Quellstoffen als Laxans (Kleie, Ispaghul und Sterculia). Imponieren abdominale Symptome, kommen Sedativa und Spasmolytika in Frage.

Megakolon

Aganglionäres Megakolon

Es existieren 2 Formen des aganglionären Megakolons: Der M. Hirschsprung beruht auf einer kongenitalen Aganglionose, bei der Chagas-Krankheit handelt es sich um ein erworbenes Leiden, wobei die Ganglien des Plexus myentericus durch Trypanosoma cruzi zerstört werden.

M. Hirschsprung

Meistens manifestiert sich ein M. Hirschsprung bereits in der Kindheit, gelegentlich kommen die Patienten aber erst im Jugend- oder Erwachsenenalter zur Behandlung. Das männliche Geschlecht dominiert (9:1); in 10% der Fälle ist ein weiteres Mitglied der Familie betroffen. Es besteht eine Verbindung zum Down-Syndrom.

Pathologie. Histologisch imponieren 2 Anomalitäten. Erstens fehlen im Plexus myentericus des befallenen Darmabschnitts die Ganglienzellen, zweitens findet sich in der Submukosa eine Zunahme der marklosen Nervenfasern. Der distale Anteil des Rektums ist immer involviert; nach proximal ist die Ausdehnung der Aganglionose variabel. In 10% der Fälle trifft sie lediglich das Rektum, und in 95% der Fälle wird das proximale Sigma nicht überschritten. Selten werden das gesamte Kolon und Rektum erfaßt. Gelegentlich mißt der aganglionäre Abschnitt im distalen Rektum nur wenige Zentimeter (ultrakurzes Segment).

Im Bereich des proximalen Endes des betroffenen Darmsegments tauchen wieder Ganglienzellen auf. Ihre Zahl nimmt über eine Strecke von wenigen Zentimetern allmählich zu, bis schließlich normale Verhältnisse erreicht sind. Der aganglionäre Darmabschnitt ist ständig enggestellt und wird als das spastische Segment bezeichnet. Dadurch wird die Stuhlpassage gebremst, und der normale, proximal gelegene Darmanteil erweitert sich.

Diagnose. In allen Fällen kommt es zu einer chronischen Obstipation, deren Schwere zu einem gewissen Grad von der Länge des spastischen Segments abhängt. Das Abdomen ist überbläht, die stuhlgefüllten Schlingen sind leicht zu palpieren. Die Überblähung kann ein solches Ausmaß annehmen, daß die Thoraxexkursionen, und damit die Atmung, behindert werden. Es kommt zu keinem Stuhlschmieren. In der Kindheit imponiert das Krankheitsbild gewöhnlich als intestinale Obstruktion mit Gewichtsabnahme und Anorexie. Im Alter muß die Obstipation nicht so schwerwiegend sein, aber sogar bei Erwachsenen läßt sie sich fast immer bis in die frühe Kindheit zurückverfolgen.

Bei 1/3 der Patienten tastet man einen enggestellten Sphinkter; oft ist das Rektum kollabiert und scheint den untersuchenden Finger richtiggehend zu umgreifen. Auch rektoskopisch wird häufig ein kollaptisches Rektum deutlich, wobei es manchmal möglich ist, den dilatierten Darm oberhalb des spastischen Segments einzusehen.

Untersuchungen. Die Differentialdiagnose bewegt sich zwischen anderen Formen eines Megakolons (Tabelle 10.2) und Erkrankungen, die ebenfalls eine Obstipation hervorrufen.

Schon die Abdomenleeraufnahme zeigte eine erhebliche Dilatation des Kolons mit stuhlgefüllten Schlingen, die fast immer bis zum Sigma reicht, anders als bei der Divertikulose, dem irritablen Darmsyndrom oder bei internistischen Erkrankungen wie einer Hypothyreose. Durch eine Bariumkontrastdarstellung läßt sich die Dilatation oberhalb des enggestellten distalen Segments demonstrieren. Dabei spielt die Seitenansicht des Rektums eine wichtige Rolle, da sie die Übergangszone (Konus) zwischen spastischem und dilatiertem Darm oft am besten zu erkennen gibt. Um nicht ein Karzinom zu übersehen, muß dieser Übergangszone bei Erwachsenen besonderes Augenmerk geschenkt werden.

Der rektosphinktäre Reflex fehlt beim M. Hirschsprung, womit er eindeutig von anderen Formen einer chronischen Obstipation oder eines Megakolons abgegrenzt werden kann. Der Test ist empfindlicher als alle anderen diagnostischen Kriterien (Abb. 3.3, s.S. 45). Die Diagnose muß jedoch auch histologisch gesi-

Tabelle 10.2. M. Hirschsprung und idiopathisches Megakolon: Differentialdiagnose

	M. Hirschsprung	Idiopathisches Megakolon
Klinische Kriterien		
Beginn der Obstipations-anamnese	Gewöhnlich im Kindesalter	Im Kindesalter oder später
Stuhlschmieren	Nie	Häufig
Schließmuskulatur	Tonisiert	Schlaff
Rektum	Kollaptisch	Balloniert
Untersuchungsbefunde		
Kolonkontrasteinlauf	Spastisches Segment ± Konus	Ballonisiertes Rektum
Rektosphinktärer Reflex	Fehlt	Vorhanden
Histologie	Vermehrung cholinerger Nervenfasern; fehlende oder nur vereinzelte Ganglienzellen	Normal

chert werden. Bei Kindern genügt eine Schleimhautbiopsie, bei Erwachsenen braucht der Pathologe jedoch ein Exzidat der vollen Rektumwand, das in Vollnarkose und direkt oberhalb der Anorektallinie entnommen werden muß. Ein falsch-positives Resultat ist möglich, wenn im Analkanal biopsiert wird, wo auch bei Gesunden keine Ganglienzellen vorhanden sind.

Behandlung. Die Behandlung besteht in der Resektion des betroffenen Darmabschnitts. Der Leser sei auf die einschlägigen Lehrbücher verwiesen. Die verschiedenen Operationsverfahren zielen sämtlich darauf ab, von dem aganglionären Teil des Darms so viel wie möglich zu entfernen und durch gesunden Darm zu ersetzen, ohne die Funktion des Beckenbodens zu kompromittieren. In den seltenen Fällen eines ultrakurzen Hirschsprung-Segments genügt eine erweiterte innere Spinkterotomie. Akute Fälle, mit denen man in einer proktologischen Ambulanz kaum zu rechnen hat, treten nur bei Kindern auf; sie erfordern eine spezielle pädiatrische Behandlung.

Chagas-Krankheit

Die Chagas-Krankheit ist in Brasilien weit verbreitet und wird durch das Protozoon Trypanosoma cruzi verursacht. Als Erregerreservoir kommen Hunde und Katzen in Betracht, übertragen wird die Infektion von der blutsaugenden Raubwanze.

Die Destruktion der Ganglienzellen, die vermutlich durch ein Toxin verursacht wird, trifft den gesamten Körper. Am ausgeprägtesten ist der Effekt am Myokard, am Ösophagus und am Enddarm, wobei es zur Kardiomyopathie, zu ösophagealen Motilitätsstörungen und zu einem Megakolon oder Megarektum kommen kann. Obstipation und Überblähung des Abdomens nehmen mit der Zeit zu. Es existiert keine spezifische Therapie; bei schwerer Obstipation kann eine Resektion des Kolons erforderlich werden.

Idiopathisches Megakolon

Bei der Diagnostik der chronischen Obstipation wird man auf Patienten treffen, die eine Dilatation des Kolons oder Rektums oder auch von beiden zeigen, ohne daß eine Ursache offensichtlich oder eine histologische Anomalie vorhanden wäre. Dabei lassen sich die Fälle danach unterscheiden, ob eine Dilatation des Rektums vorliegt oder ob es sich um eine Dilatation des Kolons bei normalem Rektum handelt.

Megarektum

Ein Megarektum manifestiert sich gewöhnlich in der Kindheit und entsteht vermutlich durch ein Ignorieren des Stuhldrangs, was zur Überdehnung der Ampulle und zum Verlust der Füllungswahrnehmung führt. Dabei kann die Angst vor dem

Stuhlgang eine Rolle spielen, insbesondere wenn ein schmerzhaftes Analleiden (z. B. eine Fissur) vorhanden ist. Eine familiäre Häufung läßt sich nicht beobachten, auch zeigt sich keine Geschlechtspräferenz, sofern sich das Krankheitsbild in der Kindheit manifestiert, im Erwachsenenalter überwiegt jedoch das männliche Geschlecht. Etwa 20 % der Patienten sind geistig zurückgeblieben oder weisen eine Persönlichkeitsstörung auf; häufig ergeben sich aus der Anamnese auch Hinweise auf eine gestörte Kindheit oder psychische Belastungen. Im Gegensatz zum M. Hirschsprung ist Stuhlschmieren ein typisches Merkmal.

Meistens finden sich ein lascher Afterschluß und ein voluminöses, voll mit Stuhl gefülltes Rektum. Histologisch zeigen sich keine Besonderheiten, die Ganglienzellen im Plexus myentericus sind normal. Auf der Abdomenübersichtsaufnahme erkennt man häufig Kotmassen im Rektum und distalen Kolon. Mit einer Kolonkontrastdarstellung läßt sich die Diagnose eines Megarektums sichern. Der rektosphinktäre Reflex ist normal.

Behandlung

Das Megarektum ist schwer zu behandeln, die Erfolgsaussichten sind jedoch größer, wenn die Anamnese kurz ist. Als erstes muß der Darm mit Hilfe von Einläufen und manchmal auch manuell entleert werden. Danach gilt es, einen regelmäßigen Entleerungsrhythmus aufzubauen, wozu einerseits das Verständnis der Patienten bzw. deren Eltern für die Problematik und andererseits die regelmäßige Einnahme eines Abführmittels wie Magnesiumsulfat erforderlich ist. Auch Glyzerin- oder Bisacodyl-Suppositorien (Dulcolax) oder Phosphatklysmen können verordnet werden, um das Rektum leer zu halten. Die Aussichten einer chirurgischen Therapie sind schlecht. Wichtig ist v. a., den psychogenen Ursachen auf den Grund zu gehen.

Megakolon

Das idiopathische Megakolon ist selten und tritt fast nur bei Frauen auf. Es manifestiert sich später als ein Megarektum, gewöhnlich im Alter zwischen 20 und 50 Jahren. Die Ursache ist unbekannt. Röntgenologisch zeigt sich entweder eine Dilatation des gesamten Kolons oder einzelner Partien.

Behandlung

Therapeutisch sollten Magnesiumsulfat oder Bisacodyl als Abführmittel eingesetzt werden; in einigen Fällen helfen zusätzlich Suppositorien oder Klysmen. Eine chirurgische Intervention sollte man vermeiden, es sei denn, die medikamentöse Therapie bringt keinen Erfolg; in diesem Falle kann einigen Patienten mit einer Kolektomie und ileorektalen Anastomose geholfen werden.

11 Vaskuläre Krankheitsbilder

Mißbildungen

Die Entwicklung der selektiven Angiographie und flexiblen Endoskopie führte zu der Erkenntnis, daß Gefäßmißbildungen eine wichtige Ursache für das Auftreten von Dickdarmblutungen sind. Wie häufig sie wirklich sind, ist nicht bekannt, da sie nur im Rahmen einer Blutungsabklärung diagnostiziert werden. Zum gegenwärtigen Zeitpunkt scheint es vernünftig, zwischen kongenitalen und erworbenen Mißbildungen zu unterscheiden. Angeborene Formen sind selten, während erworbene Anomalien – i. allg. als Angiodysplasie bezeichnet – recht häufig zu sein scheinen.

Kongenitale Mißbildungen

Einige Hämangiome sind angeboren. Manchmal läßt sich anamnestisch eine chronische Anämie bis in die Kindheit zurückverfolgen; bei wenigen Patienten besteht auch eine positive Familienanamnese. Gelegentlich gehen intestinale Gefäßmißbildungen mit oralen oder kutanen Veränderungen einher (hereditäre Teleangiektasie, M. Osler), sehr selten mit ähnlichen Veränderungen in den Extremitäten (Weber-Klippel-Trénaunay-Syndrom).

Die Patienten fallen entweder durch eine Anämie auf, die auf chronischen Blutverlust zurückzuführen ist, oder es kommt zu einer schweren Blutung. Jeder Teil des Gastrointestinaltrakts kann betroffen sein, v. a. aber der Dünndarm (50 %), gefolgt vom Magen (40 %) und vom Dickdarm (25 %). Es kann sich um solitäre oder multiple Herde handeln, die zwischen Stecknadelkopfgröße und mehreren Zentimetern Durchmesser variieren; manchmal erstrecken sie sich über ein längeres Darmsegment. Zwar kann die gesamte Darmwand beteiligt sein, diejenigen Gefäßveränderungen aber, die Blutungen verursachen, liegen innerhalb der Submukosa und Mukosa. Eine Ausbreitung in das umgebende Fettgewebe und in Nachbarorgane ist möglich. Auch Kalzifikationen, gewöhnlich als Folge einer Phlebolithenbildung, können vorkommen.

Die Diagnose ergibt sich entweder durch eine endoskopische Untersuchung oder durch eine selektive Angiographie. Ein Bariumkontrasteinlauf ist wertlos. Kavernöse Hämangiome des Rektums imponieren rektoskopisch als dilatierte, geschlängelte Venenkonvolute der Submukosa.

Erworbene Mißbildungen

Angiodysplasie

Angiodysplasien des Darms wurden erst nach Einführung der selektiven Angiographie entdeckt. Entsprechende Kolonresektate zeigen makroskopisch keinen auffälligen Befund, histologisch jedoch lassen sich die Veränderungen durch Injektion einer Mischung aus Silikonkautschuk und Bariumbrei darstellen. Normalerweise sind sie nur wenige Millimeter groß und bestehen aus dilatierten submukösen Gefäßräumen. Auch die Schleimhaut kann involviert sein; arteriovenöse Shunts werden beschrieben. Fast immer treten Veränderungen im Zökum und Colon ascendens auf.

Man hält die Angiodysplasie für ein erworbenes Leiden, das möglicherweise auf einer Degeneration der Gefäßwände beruht. Im allgemeinen begegnet man der Erkrankung bei alten Menschen, aber auch junge Erwachsene können betroffen sein. Man nimmt an, daß es durch venöse Stauung, die auf eine gesteigerte intramurale Muskelspannung zurückgeführt wird, zu einer Dilatation der submukösen Venen kommt. Möglicherweise beruht der Zusammenhang zwischen Blutungen und Divertikeln der rechten Kolonhälfte auf einer gleichzeitig bestehenden Angiodysplasie.

Diagnose. Häufig haben die Patienten bereits Untersuchungen zum Ausschluß rezidivierender gastrointestinaler Blutungen hinter sich. Auch findet sich in der Anamnese nicht selten eine vorausgegangene abdominale Operation wie eine Gastrektomie oder partielle Kolektomie.

Die Diagnose sollte immer dann in Erwägung gezogen werden, wenn geringe, intermittierende Blutungen bestehen, eine Kontrastdarstellung des Kolons aber ohne Befund bleibt. Bei der in diesem Falle indizierten Koloskopie zeigt sich dann am häufigsten doch ein Neoplasma, in 30–50 % dieser Fälle wird man jedoch auf eine Angiodysplasie stoßen. Dabei sieht man entweder eine umschriebene Schleimhautrötung ohne Ulzerationen oder einen kleinen Bezirk geschlängelter und dilatierter Gefäße der Submukosa.

Bleibt die Koloskopie auch bei persistierender Blutung unauffällig, muß der obere Gastrointestinaltrakt abgeklärt werden (Gastroskopie, Dünndarmkontrastdarstellung). Ergibt sich auch hier kein Befund, sollte eine selektive Angiographie durchgeführt werden, womit sich u. U. im Gefäßbaum der rechten Kolonhälfte angiodysplastische Veränderungen demonstrieren lassen.

Bei einer schweren transanalen Blutung empfehlen einige Endoskopiker die sofortige notfallmäßige Koloskopie, andere halten sie für wenig sinnvoll, da die Sicht durch die Mengen an Blut meistens behindert ist. Nach Durchführung einer Gastroskopie bietet sich hier als Untersuchungsmethode der Wahl die selektive Angiographie an. Kontrastdarstellungen mit Barium sind kontraindiziert, da Bariumreste die Aussage eines Angiogramms zunichte machen können. Der Sitz einer Blutung läßt sich an Hand des aufschießenden Kontrastmittelextravasats lokalisieren, sofern die Menge des Blutverlustes mehr als 1 ml/min beträgt. Zur Lokalisation der Blutungsquelle wird in den letzten Jahren auch die Szintigraphie mit radiomarkierten Erythrozyten verwandt. Bei einer okkulten aktiven Blutung stellt sie heute die Untersuchungsmethode der Wahl dar.

Therapie. Der Blutungsherd muß operativ beseitigt werden. Im elektiven Fall reicht eine rechtsseitige Hemikolektomie aus. Bei einer akuten Blutung aber, die nicht von selbst zum Stillstand kommt, ist eine totale Kolektomie das operative Verfahren der Wahl, da der Blutung auch eine andere Ursache als eine Angiodysplasie zugrundeliegen kann (z. B. Divertikulose).

Ischämische Kolitis

Während der proximale Teil des Kolons über Äste der A. mesenterica superior versorgt wird, erhält der distale Dickdarmanteil seinen arteriellen Blutzufluß aus Ästen der A. mesenterica inferior und der A. iliaca interna. Im Gegensatz zum Dünndarm, der über eine Reihe vaskulärer Arkaden versorgt wird, ist die Blutversorgung des Dickdarms relativ bescheiden. Sie hängt zum großen Teil von den Randarterien ab, insbesondere wenn ein größeres Gefäß verschlossen ist. Die „Wasserscheide" zwischem dem Versorgungsgebiet der A. mesenterica superior und der A. mesenterica inferior liegt in Höhe der linken Kolonflexur; daher werden ischämische Läsionen am ehesten in diesem Bereich beobachtet.

Ätiologie

In Tabelle 11.1 sind die Ursachen für eine Ischämie des Dickdarms zusammengefaßt. Ein Verschluß der A. mesenterica inferior durch atheromatöse Plaques ist zwar häufig, wird aber normalerweise durch einen ausreichenden Kollateralkreislauf kompensiert. Wird dieser jedoch unterbrochen oder in irgendeiner Weise beeinträchtigt, kann eine Ischämie entstehen. Ischämien nach Resektion eines Aortenaneurysmas stellen eher ein ungewöhnliches Ereignis dar, da bei der Mehrzahl der Patienten die A. mesenterica inferior bereits thrombosiert ist. Nach

Tabelle 11.1. Ischämie des Kolons: Ursachen

Okklusion größerer Blutgefäße	Intraoperative Ligatur Atheromatose Spontane Thrombose Embolie Trauma
Okklusion kleiner Blutgefäße	Polyarthritis Rheumatoide Arthritis Bindegewebeerkrankungen Radiotherapie
Mitwirkende Faktoren	Darmverschluß Zirkulationsstörungen Intravaskuläre Gerinnung

Radiotherapie oder im Rahmen allgemeiner vaskulärer Erkrankungen kann es zur Okklusion kleiner Blutgefäße kommen. Kritisch wird die Blutversorgung dann, wenn der Zustrom aufgrund einer Herzinsuffizienz, einer intravasalen Gerinnung oder einer intestinalen Obstruktion zusätzlich vermindert ist. Auch eine ausgedehnte venöse Thrombosierung kommt als Ursache einer Ischämie des Kolons in Betracht; es gibt Anhaltspunkte, daß hierbei orale Antikonzeptiva eine Rolle spielen.

Pathologie

Meistens sind einzelne Darmabschnitte im Bereich der linken Kolonflexur, des Sigmas oder des Rektosigmoids betroffen; der ischämische Bezirk kann sich von einigen Zentimetern bis über die gesamte linke Kolonhälfte erstrecken. Das Rektum ist nur selten befallen.

Die Schwere der ischämischen Veränderungen hängt von dem Grad und der Dauer des Verschlusses ab. Besteht ein adäquater Kollateralkreislauf oder verbessert sich die Herzleistung, kann sich der erkrankte Darm erholen. Die Auswirkungen einer Ischämie beruhen z. T. auf der Besiedlung des Darms mit Bakterien, die das Auftreten von Nekrosen beschleunigen. Eine komplette, anhaltende Ischämie führt zur transmuralen Gangrän, wohingegen eine flüchtige, ischämische Attacke ein entzündliches Krankheitsbild hervorruft, das sich vollständig wieder beheben kann oder mit Ausbildung einer fibrösen Striktur narbig verheilt. Die Mukosa, die am empfindlichsten auf eine Ischämie reagiert, wird in der akuten Phase einer nichtgangränösen ischämischen Kolitis ödematös und nekrotisch, und es kommt zu intramuralen Einblutungen. Schweren Schäden, bei denen aber die Ischämie nicht stark genug war, eine Gangrän zu verursachen, folgt eine bindegewebige Organisation und Fibrose. Pigmentierte Makrophagen mit großen Mengen an Hämosiderin stellen histologisch ein charakteristisches Kennzeichen dar.

Diagnose

Symptome

Bei den Betroffenen handelt es sich gewöhnlich um ältere Patienten; häufig leiden sie an kardialen Problemen. Die klinischen Auswirkungen einer Ischämie hängen von ihrem Schweregrad ab. Tritt eine Gangrän ein, kommen die schwerkranken Patienten notfallmäßig zur Aufnahme. Die Attacke einer transitorischen ischämischen Kolitis präsentiert sich als akutes Krankheitsbild mit plötzlichem Beginn, mit fast immer linksseitig lokalisierten Abdominalschmerzen und mit Durchfällen sowie blutigen und schleimigen Stühlen. Die Krankheitszeichen halten wenige Tage bis zu 1 Woche an und verschwinden normalerweise wieder vollständig. Bildet sich eine Striktur aus, kommt es zur chronischen Verschlußsymptomatik, sobald sich das akute Zustandsbild beruhigt hat.

Klinische Zeichen

Klinisch imponieren eine Tachykardie, Fieber und eine lokalisierte Druckdolenz mit Abwehrspannung im Bereich des betroffenen Darmabschnitts. Meistens besteht eine Leukozytose, die sehr hohe Werte erreichen kann.

Das befallene Darmsegment liegt fast immer zu weit proximal, um rektoskopisch eingesehen werden zu können; häufig sind jedoch im Lumen Blut, Schleim und dünnflüssiger Stuhl erkennbar. Eine Affektion des Rektums selbst ist unwahrscheinlich. Den ischämischen Bezirk erreicht man mit dem flexiblen Endoskop, wobei sich ausgedehnte Zonen blutender, ödematöser und nekrotischer Schleimhaut zeigen können.

Untersuchungsmaßnahmen

Falls kein Anhalt für eine Perforation besteht, kann ein Kolonkontrasteinlauf mit Barium durchgeführt werden. Aufgrund der ödematösen Schwellung, der intramuralen Einblutungen und des Muskelspasmus ist das Darmlumen eingeengt. Das Profil des Lumens erscheint unregelmäßig engekerbt, was oft, verursacht durch das Schleimhautödem, wie polypoide Füllungsdefekte aussehen kann („thumb prints"). Durch die Spastik kommt es nicht nur zur Engstellung, sondern auch zum Verlust der typischen Haustrierung und zu einer fehlenden Entfaltung des Lumens bei der Untersuchung. Diese Veränderungen sind u.U. schon auf einer Abdomenleeraufnahme zu erkennen, wobei Luft als Kontrastmedium wirkt.

Differentialdiagnose

Im akuten Stadium kann die ischämische Kolitis der akuten Exazerbation einer Colitis ulcerosa oder eines M. Crohn, der akuten Divertikulitis, einer Darmperforation, einer akuten Pankreatitis oder einem perforierten Aortenaneurysma ähneln. Differentialdiagnostisch helfen v.a. folgende Merkmale: konkomitante kardiovaskuläre Erkrankung, plötzlicher Beginn, normales Rektum, fehlende anale Läsionen, Beschränkung der röntgenologischen Veränderungen auf einen einzelnen Darmabschnitt. Normalerweise sind die einzelnen röntgenologischen Zeichen im Bereich des betroffenen Darmsegments charakteristisch, in manchen Fällen kann es jedoch schwierig sein, einen M. Crohn auszuschließen.

Behandlung

Die Patienten sollten stationär aufgenommen werden. Bei ischämischer Gangrän muß nach Stabilisierung des Kreislaufs sobald wie möglich laparotomiert werden.

Bei nichtgangränösem Zustandsbild wird unter einer Infusionsbehandlung abgewartet und auf Zeichen einer Verschlimmerung geachtet. Gewöhnlich flaut die Symptomatik langsam ab und gibt Gelegenheit zu weiteren Untersuchungen, um die Diagnose zu erhärten. In etwa 3/4 der Fälle verschwinden die klinischen und röntgenologischen Zeichen vollkommen. In 1/4 der Fälle bleiben eine gewisse Engstellung oder Deformität bestehen, die Resektion einer Striktur wird aber nur selten erforderlich.

12 Extraintestinale Erkrankungen des Beckens

Es wird immer wieder vorkommen, daß man bei einigen Patienten, die in eine proktologische Ambulanz überwiesen werden, auf Erkrankungen des Beckens trifft, die von extraintestinalen Strukturen und Organen ausgehen. Daher ist es bei der Erhebung der Anamnese wichtig, auch auf Einzelheiten der Menstruation, auf abnorme vaginale Blutungen und auf urologische Symptome einzugehen.

Gynäkologische Erkrankungen

Descensus uteri

Bei einer Reihe von Patienten mit Rektumprolaps oder Stuhlinkontinenz wird man entweder eine Rektozele, eine Zystozele oder einen kompletten Descensus uteri vorfinden. Die Ätiologie kann die gleiche sein, und es mag vielleicht überraschen, daß, betrachtet man die operative Behandlung, zwischen Gynäkologen und Proktologen wenig an gemeinsamer Basis besteht. Je besser wir die Physiologie des Beckenbodens verstehen lernen, um so eher wird sich hier vielleicht ein Wandel vollziehen.

Zystozele

Bei einer Zystozele prolabiert die vordere Wand der Vagina durch die Vulva nach außen, insbesondere beim Husten und Pressen. Da hierbei die Blase nach unten gezogen wird, kann es zu Miktionsbeschwerden, wie Streßinkontinenz und Restharnbildung, kommen. Falls solche Symptome bestehen, sollte man zu einer vorderen Scheidenplastik raten.

Rektozele

Bei einer Rektozele prolabiert die hintere Scheidenwand durch die Vulvaöffnung und zieht das Rektum mit sich. In der so entstehenden Rektumtasche können sich Stuhlreste sammeln, wodurch Symptome einer inkompletten Entleerung und perineale Mißempfindungen hervorgerufen werden. Mit einer hinteren Scheideplastik wird der Prolaps behoben.

Uterus prolaps

Beim kompletten Descensus uteri prolabiert der Uterus durch die Levatorenschenkel hindurch und stülpt die Vagina nach außen. Ursache ist eine Schwäche der transversalen Zervixligamente, die zwischen Sakrum, Zervix und dem lateralen Scheidengewölbe verlaufen. Im allgemeinen klagen die Patientinnen darüber, daß „etwas nach unten fällt", gelegentlich werden sie daher auch mit der Verdachtsdiagnose Rektumprolaps überwiesen. Die operative Korrektur wird häufig mit einer Hysterektomie kombiniert.

Karzinom der Gebärmutter

Wenn der Darm bereits ausgedehnt infiltriert ist, können bei einem Karzinom der Gebärmutter die intestinalen Symptome dominieren. Gewöhnlich treten aber auch Zwischenblutungen oder postkoitale Blutungen auf. Ein Zervixkarzinom fällt manchmal einzig und allein bei einer rektalen Untersuchung als anteriore Resistenz auf, v. a. wenn es schon auf das Rektum übergegriffen hat. Tumoren des Corpus uteri rufen selten andere Symptome hervor als eine Blutung, manchmal infiltrieren sie aber auch das obere Rektum, das Sigma oder eine Ileumschlinge und verursachen Symtpome einer Stenose oder Ulzeration. Zur Diagnostik gehören die vollständige gynäkologische Untersuchung, Abstriche der Zervix und eine bioptische Kürettage des Uterus.

Patientinnen, die wegen eines Karzinoms der Gebärmutter bestrahlt worden sind, können mit einer Proktitis, einer Stenose oder einer Fistel in die proktologische Sprechstunde kommen.

Endometriose

Als Endometriose wird die Proliferation funktionierenden Endometriumgewebes außerhalb des Cavum uteri bezeichnet. Die Ätiologie ist unbekannt. Das Leiden tritt nur im gebärfähigen Alter auf, gewöhnlich sind die Patienten aber über 30 Jahre alt. Häufig kann man eine positive Familienanamnese erheben. Viele Patientinnen sind unfruchtbar.

Eine Endometriose kann sich im Bereich des Gastrointestinaltrakts, des Harnwegsystems, des Scheidengewölbes und seltener auch außerhalb des Beckens, im Nabel, in Laparotomienarben und Lymphknoten manifestieren. Der Darmtrakt wird am häufigsten im Bereich des rektovaginalen Septums in Mitleidenschaft gezogen, aber auch die seitlichen Aufhängebänder des Rektums oder die Umgebung des Sigmas können befallen sein. Gewöhnlich handelt es sich um typische Schokoladenzysten, die verstreut auf der Serosa liegen, den Darm aber auch ringförmig umgeben können, und damit eine Stenose hervorrufen, die bei einem

Bariumkontrasteinlauf oder selbst bei einer Laparotomie nicht von einem Karzinom zu unterscheiden ist.

Klinik

Das häufigste Symptom eines Endometriosebefalls des Darms sind Schmerzen im Becken oder Rektum. Diese können konstant sein, verschlimmern sich aber oft bei der Defäkation und stehen meist in Beziehung zur Menstruation. Manchmal läßt sich eine Resistenz palpieren. Einige Chirurgen raten, die Patientinnen 24 h vor dem Einsetzen der Menstruation zu untersuchen, da zu dieser Zeit die Endometrioseherde manchmal deutlicher hervortreten und druckempfindlicher sind. Soll eine medikamentöse Behandlung durchgeführt werden, ist zur Sicherung der Diagnose eine Laparoskopie unerläßlich.

Behandlung

Eine Endometriose kann medikamentös oder operativ angegangen werden. Jahrelang verabreichte man den Patientinnen konstante Dosen eines Östrogen-Progesteron-Präparats, um eine Pseudoschwangerschaft zu induzieren. Als Alternative kann heute auf zyklische orale Antikonzeptiva mit einem hohen Anteil an Progesteron zurückgegriffen werden. In jüngster Zeit wird ein synthetisches Äthinyltestosteronderivat (Danazol) eingesetzt, das eine Pseudomenopause hervorruft. Dabei können leichte androgene Nebenwirkungen auftreten. Patientinnen mit Darmstenosen müssen auf jeden Fall operativ behandelt werden. Sitzen die Endometrioseherde sehr weit distal, kann dies eine tiefe anteriore Resektion bedeuten.

Ovarialtumoren

Ähnlich wie das Gebärmutterkarzinom können auch maligne Tumoren des Ovars durch intestinale Symptome auf sich aufmerksam machen, wenn sie bereits in den Darm eingebrochen sind. Gewöhnlich sind diese obstruktiver Natur. Gelegentlich lassen sich Ovarialtumoren bei der digitalen Untersuchung des Rektums tasten; besteht ein diesbezüglicher Verdacht, muß vaginal untersucht werden. Pathologie und Behandlung der Ovarialtumoren werden in den gynäkologischen Lehrbüchern beschrieben.

Urologische Erkrankungen

Einige Darmerkrankungen können die ableitenden Harnwege in Mitleidenschaft ziehen. Rektumkarzinome infiltrieren manchmal die Blase und die Prostata; Blasenfisteln können außerdem beim M. Crohn oder bei einer Divertikulitis auftreten. Ein Karzinom kann auch eine Ureterstenose verursachen.

Patienten mit Prostatitis geben manchmal perineale und anale Schmerzen an. Harnwegsymptome können, müssen aber nicht vorhanden sein. Eine druckempfindliche Prostata legt den Verdacht auf eine Entzündung nahe. In diesem Fall sollte Mittelstrahlurin zur bakteriologischen Untersuchung eingesandt werden. Patienten mit einem Prostatakarzinom können auch über Schmerzen im Beckenbereich klagen, die von Metastasen herrühren. Selten umwächst ein Tumor zirkulär das Rektum, so daß man ihn für ein Rektumkarzinom halten könnte. Die Schleimhaut ist aber normalerweise nicht ulzeriert. Die Untersuchungsmaßnahmen bei Erkrankungen der Prostata sind in den urologischen Lehrbüchern beschrieben.

Präsakrale Tumoren und Zysten

Die seltenen präsakralen Tumoren sind entweder zystisch oder solide. Einige verursachen anorektale Symptome, andere sind asymptomatisch, wieder andere äußern sich durch Schmerzen, die meist auf einer Kompression oder Infiltration nervaler Strukturen beruhen.

Man kann zwischen genetisch bedingten Fehlbildungen (60 %) und neurogenen (10 %), ossären (5–10 %) und anderen Tumoren unterscheiden. Zu den häufigsten gehören folgende:

– Chordome
– knöcherne Tumoren des Sakrums oder des Beckens
– retrorektale Dermoide
– Duplikatur des Rektums.

Allerdings kann sich jeder Tumor des Nerven- oder Bindegewebes im präsakralen Raum entwickeln. Die Liste der verschiedenen pathologischen Typen ist lang!

Diagnose

Symptome

Die Symptomatik ist abhängig von der Größe und Lage des Tumors und davon, ob eine Infektion vorhanden ist oder nicht. Oft sind solche Tumoren asymptomatisch und werden nur zufällig bei einer Untersuchung aus anderem Anlaß entdeckt.

Schmerzen sind normalerweise ein Kennzeichen maligner oder infizierter Zysten. Sie werden entweder in die Lumbosakralregion oder ins Rektum projiziert. Bei nervaler Beteiligung können sie auch ins Gesäß, in die Hüften oder in die Beine ausstrahlen. Eine Infektion kann Fieber und lokale Schmerzen verursachen und in rezidivierenden Schüben einer perianalen Eiterung, ähnlich einer Analfistel, auftreten.

Die Tumore oder Zysten können so groß sein, daß sie die Funktion anderer Beckenorgane beeinträchtigen. Eine Kompression des Rektums kann eine Obstipationssymptomatik oder das Gefühl der inkompletten Entleerung hervorrufen. Bei einem Druck auf die Blase entstehen Miktionsbeschwerden. Ein präsakraler Tumor kann sich auch erstmals während der Geburtswehen bemerkbar machen.

Klinische Zeichen und Untersuchungsmaßnahmen

Mit einer rektal-digitalen Untersuchung läßt sich beurteilen, ob es sich um einen soliden oder zystischen Tumor handelt, ob er mobil oder fixiert ist. Dabei sollte man sich auch über die Größe und Lage im Becken orientieren. Eine Rektoskopie ist gewöhnlich wenig hilfreich. Eventuelle Kalzifikationen zeigen sich auf einer Übersichtsaufnahme des Beckens, die genaue Ausdehnung des Tumors läßt sich mit Hilfe eines Computertomogramms bestimmen. Besteht Verdacht auf Stenosierung der ableitenden Harnwege, ist ein Ausscheidungsurogramm indiziert.

Differentialdiagnose

Solide Tumoren. Ein *Chordom* ist ein Tumor, der aus Überresten der embryonalen Wirbelsäulenanlage entsteht. Männer werden häufiger betroffen, meistens in den späten mittleren Lebensjahren. Die Diagnose läßt sich durch eine Nadelbiopsie via Rektum oder Perineum sichern. Da der Tumor strahlenunempfindlich ist, kommt nur die operative Entfernung in Frage, wobei am besten Rektum- und Neurochirurgen zusammenarbeiten. Die lokale Rezidivrate ist hoch.

Knöcherne Tumoren. Sie lassen sich leicht auf einer Beckenübersichtsaufnahme erkennen. Für die histologische Diagnose ist eine Probeexzision notwendig. Je nach Größe und Typ des Tumors kommen entweder eine Strahlenbehandlung oder eine operative Entfernung in Frage. Bei einem gutartigen Osteom sollte man jedoch nur dann eine Therapie vornehmen, wenn Symptome bestehen.

Zystische Tumoren. Ein *rektorektales Dermoid* präsentiert sich als eine mobile zystische retrorektale Schwellung. Bei dem gutartigen Leiden handelt es sich um ein zystisches atheromartiges Gebilde, das als Folge einer Hautverwerfung während der Verschmelzung der ektodermalen Schichten in der Embryonalzeit zustande kommt. Es wird am besten transabdominal nach Mobilisation des Rektums entfernt. Wenn die Zyste klein ist und im unteren Beckenbereich liegt, ist manchmal auch der perineale Zugang über den intersphinktären Raum möglich.

Die Zeichen einer *Rektumduplikatur* sind von denen einer Dermoidzyste nicht zu unterscheiden. Gewöhnlich wird die Diagnose erst bei einer Laparotomie gestellt. Die Duplikatur kann sich auch weiter nach proximal in das Kolon hinein erstrecken, manchmal sogar hinauf bis zum Dünndarm; eine Resektion ist indiziert.

Anhang A: Enterostomata

Trotz der Zunahme sphinktererhaltender Operationsverfahren ist ein Anus praeter bei vielen Patienten unvermeidlich. Die Lebensqualität der Stomaträger hat sich in den letzten 10–15 Jahren in zweierlei Hinsicht verbessert: Zum einen erleichtern Einmalklebebeutel die Versorgung, zum anderen stehen erfahrene Stomaberater zur Verfügung, die bei praktischen und psychologischen Problemen helfen.

Die Güte eines Stomas beruht in großem Maße auf seiner richtigen Plazierung fernab jeglicher Hautfalten (einschließlich des Nabels), Operationsnarben und Knochenvorsprünge. Es muß für den Patienten leicht zu sehen und erreichbar sein. Bereits präoperativ sollte am stehenden Patienten die in Frage kommende Stelle markiert und mit einem Klebebeutel versehen werden. Im Sitzen, beim Bücken und beim Laufen kann der Patient dann prüfen, ob die gewählte Position korrekt ist oder geändert werden muß.

Versorgungssysteme (Abb. A1)

Alle Versorgungssysteme bestehen aus einem Auffangbeutel und einem Haltering, der um das Stoma herum befestigt wird. Einmalklebebeutel haben sich weitgehend durchgesetzt. Dabei ist der Haltering entweder in den Beutel integriert (einteiliges System) oder getrennt auf die Haut aufzubringen (zweiteiliges System). In beiden Fällen können unten entleerbare (Ausstreifbeutel) oder nichtentleerbare Beutel verwandt werden. Ausstreifbeutel eignen sich v. a. für die Versorgung einer Ileostomie, bei der der Stuhl flüssig ist, wohingegen sich bei einem Sigmaafter mit fester Stuhlproduktion eher ein nichtentleerbarer Beutel empfiehlt.

Bei einem Beutel mit separatem Haltering hat man den Vorteil, nur den Beutel wechseln zu müssen, während der Haltering, vorausgesetzt die Klebung ist intakt, mehrere Tage belassen werden kann. Daß macht die Versorgung einfacher, da sie weniger Zeit beansprucht und die Haut weniger irritiert wird. Die meisten Halteringe besitzen eine Vorrichtung, um zur zusätzlichen Sicherheit einen Gürtel befestigen zu können.

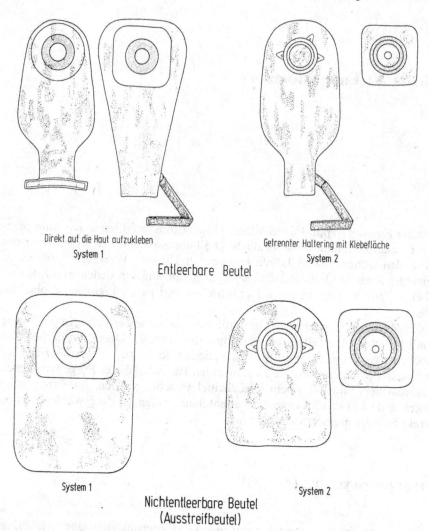

Direkt auf die Haut aufzukleben
System 1

Getrennter Haltering mit Klebefläche
System 2

Entleerbare Beutel

System 1

System 2

Nichtentleerbare Beutel
(Ausstreifbeutel)

Abb. A1. Grundformen der Stomaversorgung

Zusatzversorgung

Stomahesive, eine Klebeschicht aus Natriumkarboxylmethylzellulose, Polyisobutylen, Gelatine und Pektin, ist hautunempfindlich, haftet auch auf feuchten Oberflächen, schmiegt sich dem Hautverlauf an und läßt sich leicht schneiden. Bei manchen Versorgungssystemen findet es als Haftplatte der Halteringe Verwendung, es steht aber auch getrennt in Form von 10×10 cm großen Stücken zur Verfügung.

Karayapaste eignet sich zur Füllung von Lücken zwischen Stoma und Haltering, insbesondere bei unregelmäßigem Hautverlauf. Zum Schutz der Haut und gegen die Geruchsbelästigung sind verschiedene Pasten, Salben und Sprays im Handel. Der störenden Gasbildung, die zu einer Vorwölbung des Beutels oder zu einer Ablösung des Halterings führen kann, begegnet man am besten dadurch, daß man den Beutel mit einer Nadel punktiert und die Punktionsstelle mit einem Kohlefilter abdichtet; auf diese Weise können Winde entweichen, während die Geruchsstoffe absorbiert werden.

Ileostomie

Bei einer Ileostomie handelt es sich entweder um ein temporäres oder ein permanentes Stoma. Ein permanentes Ileostoma wird nach einer Proktokolektomie mit Entfernung des analen Sphinkters angelegt; die Ileostomie ist demnach endständig. Eine temporäre Ileostomie wird gewöhnlich doppelläufig angelegt. In beiden Fällen sollte das Stoma das Hautniveau um 2–3 cm überragen, um eine Ableitung des Stuhls ohne Kontakt mit der Haut zu ermöglichen.

Komplikationen

Hautprobleme

Hautprobleme entstehen entweder durch eine Allergie gegen das Versorgungssystem oder durch den Kontakt mit Dünndarminhalt.

Gelegentlich kann die Haut allergisch auf das Material der Halteklebefläche reagieren. Ein solcher Verdacht ist berechtigt, wenn die allergischen Veränderungen mit der Kontaktzone der Klebefläche übereinstimmen. In diesem Fall muß die Haut vorsichtig gereinigt und mit einer Stomahesive- oder Karayaplatte abgedeckt werden, bevor man einen frischen Beutel aufklebt. Manchmal helfen steroidhaltige Salben. Gelegentlich kommt es auch zu einer Candidabesiedlung der Haut um das Stoma herum.

Undichtigkeiten im System beruhen z. B. auf einer falsch gewählten Lochgröße, auf Unregelmäßigkeiten im Hautverlauf oder auf Einziehungen oder Ulzerationen des Stomas. Die beiden ersten Probleme kommen öfter vor und lassen sich leicht lösen, indem man die Größe der verwandten Beutel korrigiert oder die Hautunregelmäßigkeiten mit Karaya- oder Stomahesivepaste ausgleicht. Ein retrahiertes Stoma muß neu geformt werden, wobei, wenn die Konturunregelmäßigkeiten zu stark sind, eine Neuanlage notwendig werden kann. Bei Ulzerationen im Bereich des mukokutanen Übergangs kann sich, infolge von Blutung und Sekretion, der Haltering von der Haut abheben. Schuld daran ist manchmal der Druck eines zu engen Rings.

Funktionsstörungen bei Ileostomie

Bei exzessiver Förderung des Ileostomas kann ein Wasser- und Elektrolytverlust (v. a. Natrium) auftreten. Eine konstant hohe Förderung (1000 ml/24 h) kann auf eine mechanische Obstruktion, auf nichtobstruktive Dünndarmerkrankungen, auf eine Pankreatopathie oder auf Medikamente oder Diätfehler zurückzuführen sein. Eine mechanische Obstruktion kann durch Adhäsionen, Strikturen, einen Ballaststoffbolus oder eine Stenose des Stomas hervorgerufen werden. Zu den nichtobstruktiven Ursachen gehören entzündliche Veränderungen (z. B. im Rahmen eines M. Crohn) und das Kurzdarmsyndrom. Neben Laxanzien sind es v. a. Antibiotika und Alkohol, die eine Diarrhö verursachen. Auch gewisse Nahrungsmittel (z. B. Gemüse, v. a. Zwiebeln und frische Früchte) haben den gleichen Effekt. Oft findet man jedoch keine spezifische Ursache und muß versuchen, die Situation symptomatisch in den Griff zu bekommen. Quellstoffe dicken zwar den Stuhl ein, steigern aber auch den Natrium- und Wasserverlust. Manchmal läßt sich mit Hilfe von Kodein, Loperamid und Diphenoxylat in Kombination mit Atropin (Lomotil) die Darmpassage verlangsamen und das geförderte Stuhlvolumen herabsetzen.

Andere Komplikationen

Gelegentlich auftretende parastomale Hernien oder ein Stomaprolaps müssen operativ behoben werden. Relativ häufig kommt es zu Stenosen, die entweder auf eine Ischämie oder auf ein Crohn-Rezidiv zurückzuführen sind. Manchmal lassen sie sich aufdehnen, oft wird jedoch ein Korrektureingriff notwendig.

Kontinente Ileostomie

Bei einer kontinenten Ileostomie mit Ileumreservoir liegt das Stoma im Hautniveau. Der Stuhl wird mit Hilfe eines Darmrohrs kontrolliert abgeleitet. Läßt sich das Stoma nicht mehr passieren oder bestehen dabei Schwierigkeiten, kann es sich um eine Subluxation oder einen Prolaps des Nippelventils handeln, was u. U. eine operative Korrektur erforderlich macht.

Kolostomie

Auch eine Kolostomie kann als permanentes oder temporäres Stoma konzipiert sein. Bei einer definitiven endständigen Kolostomie, wie sie nach Entfernung des Anorektums angelegt werden muß, wird das Sigma aus dem Bauch herausgeleitet. Eine temporäre doppelläufige Kolostomie dient der Entlastung des abführenden Darmschenkels und wird üblicherweise im proximalen Teil des Colon transversum oder im Bereich des Sigmas angelegt. Bei einer Kolostomie der linken Kolonhälfte kann man i. allg. mit 1–3 geformten Stuhlentleerungen pro Tag rechnen. Bei einer Transversostomie kommmt es zu ähnlich flüssigen und mehr oder weniger kontinuierlichen Entleerungen wie bei einer Ileostomie. Auch hier können proteolytische Enzyme die Haut angreifen, und ein übermäßiges Fördervolumen kann ein Flüssigkeits- und Elektrolytdefizit verursachen.

Endständige Sigmoidostomie

Eine endständige Sigmoidostomie sollte im linken Unterbauch auf etwa halbem Wege zwischen Nabel und Spina iliaca plaziert werden, so daß sie genau medial des Außenrands der Rektusscheide zu liegen kommt.

Langzeitversorgung

Es gibt 3 Methoden der Langzeitversorgung.

Natürliche Methode. Gelegentlich kann man darauf vertrauen, daß das Kolostoma jeden Tag nur zu einer bestimmten Zeit fördert, häufig als Reizantwort auf eine heißes Getränk. In diesem Fall kann es genügen, zwischen den Entleerungen das Stoma lediglich mit einer Plastikkappe abzudecken, die an einem Gürtel befestigt wird. Diätetische Stuhlregulierung und Medikamente, wie z. B. Kodein, Loperamid oder Lomotil, können bei dem Bemühen um eine solche natürliche Funktionsweise unterstützend wirken.

Beutelsystem. In den meisten Fällen jedoch fördert ein Stoma nur unregelmäßig, und viele Patienten sind mit dem ständigen Tragen eines Auffangbeutels zufrieden. Meistens werden 1- oder 2teilige Versorgungssysteme mit nichtentleerbaren Einmalbeuteln verwandt, die nach jeder Entleerung gewechselt werden. Bei einteiligen Systemen kann man Stomahesive als Basisplatte verwenden, die normalerweise mehrere Tage haften bleibt.

Irrigationsmethode. Bei der Irrigationsmethode wird der Darm täglich oder in 2tägigem Abstand durch eine Spülung vollständig entleert. In der Zwischenzeit trägt der Patient lediglich eine Schutzkappe. Während der 2.–4. postoperativen Woche werden die Patienten unter Anleitung eines Stomatherapeuten mit der Methode vertraut gemacht. Irrigationssets sind im Handel erhältlich (Holister, Coloplast). Sie bestehen aus einem kurzen Plastikkonus, einem langen Plastikschlauch und einem Haltering mit Klebefläche, der um das Stoma paßt. Mit den heute verwandten Koni besteht keine Perforationsgefahr mehr.

Zur Durchführung der Irrigationsmethode sitzt der Patient auf der Toilette und läßt aus einem in Schulterhöhe hängenden Reservoir etwa 750–1000 ml Wasser über den eingeführten Konus in das Stoma einlaufen. Dann wird eine Spezialbeutel, der aus einem faltbaren Entleerungsschlauch mit Haltering besteht, um das Stoma befestigt und das offene Ende des Schlauchs direkt in das Toilettenbecken geleitet. Normalerweise reagiert der Darm nach 20–30 min. Danach wird der Schlauch gefaltet und abgeklemmt, was den Patienten bereits wieder in die Lage versetzt, seiner gewohnten Tätigkeit nachzugehen, während noch weiterhin etwas Stuhl nachfließt. Schließlich wird das Beutelsystem entfernt, das Stoma gereinigt und die Verschlußkappe aufgesetzt. Ein erfolgreicher Umgang mit dieser Methode macht die Versorgung einer Kolostomie weniger zeitaufwendig und psychologisch erträglicher.

Komplikationen

Mit schweren Hautproblemen ist weniger zu rechnen als bei einer Ileostomie. Allerdings kann bei einem undichten System die ständige Feuchtigkeit zu allergischen Reaktionen oder zu einer Mazeration der Haut führen. Für die Therapie gilt das gleiche wie bei der Ileostomie. Als Spätkomplikationen kommen v. a. eine perikolostomale Hernienbildung, ein Stomaprolaps und eine Stenose in Betracht. Hernien treten sehr häufig auf, und die operative Korrektur ist überaus rezidivbelastet. Meistens verursachen sie jedoch kaum Symptome und bedürfen keiner spezifischen Behandlung. Macht die ständige Vorwölbung Beschwerden, kann mit einer Leibbinde Abhilfe geschaffen werden. Bei gelegentlich auftretender Inkarzeration muß operiert werden. Stenose und Stomaprolaps können ebenfalls einen operativen Korrektureingriff erforderlich machen.

Doppelläufige Kolostomie

Eine doppelläufige Sigmoidostomie wird an gleicher Stelle plaziert wie eine endständige. Eine doppelläufige Transversostomie sollte durch den lateralen Rektusrand hindurch angelegt werden, ausreichend weit entfernt vom Rippenbogen und von der Laparotomiewunde.

Ein doppelläufiges Kolostoma macht eine ständige Ableitung notwendig, wobei entleerbare Beutel vorzuziehen sind, wenn der Stuhl flüssig ist. Die Öffnung der Beutel muß größer gewählt werden als bei einem endständigen Stoma. Bei der Versorgung einer Transversostomie wird es eher zu Problemen kommen, wie sie bei einer Ileostomie auftreten, als zu solchen nach einer linksseitigen Kolostomie.

Weiterführende Literatur

Zu Kapitel 1

Bouchier IAD, Allan RN, Hodgson HJF, Keighley MRB (eds) (1984) Textbook of gastroenterology. Baillière Tindall, London
Goldberg SM, Gordon PH, Nivatvongs S (1980) Essentials of anorectal surgery. Lippincott, Philadelphia
Goligher JC (1984) Surgery of the anus, rectum and colon. Baillière Tindall, London
Thomson JPS, Nicholls RJ, Williams CB (eds) (1981) Colorectal disease. Heinemann, London

Zu Kapitel 2

Bohlman TW, Katon RM, Lipshutz GR, McCool MF, Smith FW, Melnyk CS (1977) Fibreoptic pansigmoidoscopy: An evaluation and comparison with rigid sigmoidoscopy. Gastroenterology 72: 644–649
Leicester RJ, Nicholls RJ, Pollett WG, Hawley PR (1982) Flexible sigmoidoscopy as an outpatient procedure. Lancet I: 34–35
Nicholls RJ (1984) The management of anorectal cases. In: Kyle J (ed) Pye's surgical handicraft. J Wright, Bristol, pp 438–460
Pugliese V, Bruzzi P, Aste H (1982) Left-sided colonoscopy in screening programs. What preparation? Endoscopy 14: 85–88
Sandler RS, Varma V, Herbst CA, Montana GS, Rudnick SA, Fowler WC (1982) Use of the flexible sigmoidoscope in women with previous pelvic irradiation. Gastrointest Endosc 28(4): 237–239
Vellacott KD, Amar SS, Hardcastle JD (1982) Comparison of rigid and flexible fibreoptic sigmoidoscopy with double contrast barium enemas. Br J Surg 69: 399–400
Winawer SJ, Leidner SD, Kurtz RC (1977) Flexible sigmoidoscopy compared to other diagnostic techniques in the detection of colorectal cancer and polyps. Gastrointest Endosc 23: 243–245

Zu Kapitel 3

Ball AP (1982) Notes on infectious diseases. Churchill Livingstone, Edinburgh
Bartolo DCC, Roe AM, Vrirjee J, Mortensen NJMcC (1985) Evacuation proctography in obstructed defaecation and rectal intussusception. BJ Surg 72 (Suppl): 111–116
Bartram CI, Kumar P (1980) Clinical radiology in gastroenterology. Blackwell Scientific, Oxford

Cotton PB, Williams CB (1980) Practical gastrointestinal endoscopy. Blackwell Scientific, Oxford

Doran J, Hardcastle JD (1982) Bleeding patterns in colorectal cancer, the effect of aspirin and the implications for faecal occult blood testing. Br J Surg 69: 711–713

Gnauk R (1982) Screeningtests nach Darmkrebs – erneuter Vergleich von Haemoccult mit hemo FEC und Rückblick auf 9 Jahre klinische Erfahrung mit Haemoccult. Z. Gastroenterol 20: 84–90

Hunt RH, Wave JD (1981) Colonoscopy. Chapman & Hall, London

Kuypers JD (1982) Anal manometry: Its applications and indications. Neth J Surg 34: 153–158

Mathieu P, Pringot J, Bodart P (1984a) Defaecography: I. Description of a new procedure and results in normal patients. Gastrointest Radiol 9: 247–251

Mathieu P, Pringot J, Bodart P (1984b) Defaecography: II. Contribution to the diagnosis of defaecation disorders. Gastrointest Radiol 9: 253–261

ST John DJB, Caligiore P, Macrae FA (1981) Colorectal cancer sreening. Med J Aust 2(8): 387–388

Taylor E, Phillips I (1980) Assessment of transport and isolation methods for gonococci. Br J Vener Dis 56: 390–393

Welin S, Welin G (1976) The double contrast examination of the colon. Experiences with the Welin modification. Georg Thieme, Stuttgart

Winawer SJ (1982) Sensitivity and specificity of the fecal occult blood test for colorectal neoplasia. Gastroenterology 82: 986–991

Wunderlich M (1982) Physiology and pathophysiology of the anal sphincters. Int Surg 67: 291–298

Zu Kapitel 4

Alexander S (1975) Dermatological aspects of anorectal disease. Clin Gastroenterol 4: 651–657

Allison DJ, Hemingway AP, Cunningham DA (1982) Angiography in gastrointestinal bleeding. Lancet II: 30–33

Baum S, Athanasoulis CA, Waltham AC (1974) Angiographic diagnosis and control of large-bowel bleeding. Dis Colon Rectum 17: 447–453

Behringer GE, Albright NL (1973) Diverticular disease of the colon. A frequent cause of massive rectal bleeding. Massachusetts General Hospital retrospective study. Am J Surg 125: 419–423

Colacchio TA, Forde KA, Patsos TJ, Nunez D (1982) Impact of modern diagnostic methods on the management of active rectal bleeding. Am J Surg 143: 607–610

Eyers AA, Thomson JPS (1979) Pruritus ani: is sphincter function important in aetiology? Lancet II: 1549–1551

Hunt R (1978) Rectal bleeding. Clin Gastroenterol 7: 719–740

Rahn NH, Tishler JM, Hau SY, Russinovitch NAE (1982) Diagnostic and interventional angiography in acute gastrointestinal hemorrhage. Radiology 143: 361–366

Read NW (ed) (1981) Diarrhoea: New insights. In: Clinical research reviews, vol 1, suppl 1.

Ryan P (1983) Changing concepts in diverticular disease. Dis Colon Rectum 26: 12–18

Sheedy PF, Fulton RE, Atwell DT (1975) Angiographic evaluation of patients with chronic gastrointestinal bleeding. Am J Roentgenol 123: 338–347

Silman AJ, Mitchell P, Nicholls RJ, Macrae FA, Leicester RJ, Bartram CI, Simmons MJ, Campbell PDJ, Hearn CED, Constable P (1983) Self-reported dark red bleeding as a marker comparable with occult blood testing in screening for large bowel neoplasms. Br J Surg 70: 721–724

Smith LE, Henrichs D, McCullah RD (1982) Prospective studies on etiology and treatment of pruritus ani. Dis Colon Rectum 25: 358–363

Swarbrick ET, Hunt RH, Fevre DI, Williams CB (1976) Colonoscopy for unexplained rectal bleeding. Gut 17: 823

Tedesco FJ, Waye JD, Raskin JB, Morris SJ, Greenwald RA (1978) Colonoscopic evaluation of rectal bleeding. A study of 304 patients. Ann Intern Med 89: 907–909

Waye JD, Braunfeld S (1982) Surveillance intervals after colonoscopic polypectomy. Endoscopy 14: 79–81

Williams CB, Macrae FA, Bartram CI (1982) A prospective study of diagnostic methods in adenoma follow-up. Endoscopy 14: 74–78

Williams CB, Thompson JPS (1977) Anorectal bleeding: A study of causes and investigative yields. Practitioner 219: 327–331

Winzelberg GG, Froelich JW, McKusick KA (1981) Radionuclide localisation of lower GI haemorrhage. Radiology 139: 465–469

Zu Kapitel 5

Analfissur

Bennett RC, Goligher JC (1962) Results of internal sphincterotomy for anal fissure. Br Med J II: 1500–1503

Crapp AR, Alexander-Williams J (1975) Fissure-in-ano and anal stenosis. I. Conservative management. Clin Gastroenterol 4: 619–628

Graham Stuart CW, Greenmore RK, Lloyd-Davies RW (1961) A review of 50 patients with fissure-in-ano. Surg Gynecol Obstet 113: 445–448

Hawley PR (1969) The treatment of chronic fissure-in-ano: A trial of methods. Br J Surg 56: 915–918

Hoffman DC, Goligher JC (1970) Lateral subcutaneous internal sphincterotomy in treatment of anal fissure. Br Med J III: 673–675

Keighley MRB, Greca F, Nevah E, Hares M, Alexander-Williams J (1981) Treatment of anal fissure by lateral and subcutaneous internal sphincterotomy should be under general anaesthesia. Br J Surg 68: 400–401

Lock MR, Thomson JPS (1977) Fissure-in-ano: The initial management and prognosis. Br J Surg 64: 355–358

MacDonald P, Driscoll A, Nicholls RJ (1983) The anal dilator in the conservative management of acute anal fissures. Br J Surg 70: 25–26

Magee HR, Thompson HR (1966) Internal anal sphincterotomy as an outpatient operation. Gut 7: 190–193

Marby M, Alexander-Williams J, Buchmann P, Arabi Y, Kappas A, Minervini S, Gatehouse D, Keighley MRB (1979) A randomised controlled trial to compare anal dilatation with lateral subcutaneous sphincterotomy for anal fissure. Dis Colon Rectum 22: 308–311

Millar DM (1971) Subcutaneous lateral internal sphincterotomy for anal fissure. Br J Surg 58: 737–739

Notaras MJ (1971) The treatment of anal fissure by lateral subcutaneous internal sphincterotomy: A technique and results. Br J Surg 58: 96–100

Watts JM, Bennett RC, Goligher JC (1964) Stretching of anal sphincters in treatment of fissure-in-ano. Br Med J II: 342–343

Hämorrhoiden

Alexander-Williams J (1982) The nature of piles. Br Med J 285: 1064–1065

Ambrose NS, Hares MM, Alexander-Williams J, Keighley MRB (1983) Prospective randomised comparison of photocoagulation and rubber band ligation in treatment of haemorrhoids. Br Med J I: 1389–1391

Broader JH, Gunn IF, Williams JA (1974) Evaluation of a bulk forming evacuant in the management of haemorrhoids. Br J Surg 61: 142–144

Cheng FCY, Shum DWP, Ong GB (1981) The treatment of second degree haemorrhoids by injection, rubber band ligation, MDA and haemorrhoidectomy—a prospective clinical trial. Aust NZ J Surg 51: 458–462

Greca F, Hares MM, Nevah E, Williams JA, Keighley MRB (1981) A randomised trial to compare rubber band ligation with phenol injection of haemorrhoids. Br J Surg 68: 250–252

Groves AR, Evans JCW, Alexander-Williams J (1971) Management of internal haemorrhoids by rubber band ligation. Br J Surg 58: 923–924

Hancock B (1982) How do surgeons treat haemorrhoids? A study with special reference to Lord's procedure. Ann R Coll Surg Eng 64: 397–400

Hardy KJ, Wheatley IC, Heffernan EB (1975) Anal dilatation and haemorrhoidectomy: A prospective study. Med J Aust 2: 88–91

Keighley MRB, Alexander-Williams J, Buchmann P et al. (1979) Prospective trials of minor surgical procedures and high fibre diet for haemorrhoids. Brit Med J II: 967–969

Leicester RJ, Nicholls RJ, Mann CV (1981) Infrared coagulation. A new treatment for haemorrhoids. Dis Colon Rectum 24: 602–605

Leicester RJ (1983) Unpublished observations

Lord PH (1969) A day-case procedure for the cure of third-degree haemorrhoids. Br J Surg 56: 747–749

Murie JA, Sim AJW, Mackenzie I (1981) The importance of pain, pruritus and soiling as symptoms of haemorrhoids and their response to haemorrhoidectomy or rubber band ligation. Br J Surg 68: 247–249

Murie JA, Sim AJW, Mackenzie I (1982) Rubber band ligation versus haemorrhoidectomy for prolapsing haemorrhoids: A long term prospective clinical trial. Br J Surg 69: 536–538

O'Callaghan JD, Matheson TS, Hall R (1982) Inpatient treatment of prolapsing piles. Cryosurgery versus Milligan Morgan haemorrhoidectomy. Br J Surg: 157–159

Oh C (1981) One thousand cryohemorrhoidectomies: An overview. Dis Colon Rectum 24: 613–617

Sim AJW, Murie JA, Mackenzie I (1981) Comparison of rubber band ligation and sclerosant injection for 1st and 2nd degree haemorrhoids: A prospective clinical trial. Acta Chir Scand 147(8): 717–720

Templeton JL, Spence RAJ, Kennedy TL, Parks TG, Mackenzie G, Hanna WA (1983) Comparison of infrared coagulation for first and second degree haemorrhoids: A randomised prospective clinical trial. Br Med J I: 1387–1389

Thomson WHF (1975) The nature of haemorrhoids. Br J Surg 62: 542–552

Thomson WHF (1982) The real nature of 'perianal haematoma'. Lancet II: 467–468

Webster DJT, Gough DSC, Craven JL (1978) The use of bulk evacuant in patients with haemorrhoids. Br J Surg 65: 291–292

Wilson M, Schofield P (1976) Cryosurgical haemorrhoidectomy. Br J Surg 63: 497–498

Anorektales Abszeß- und Fistelleiden

Grace RH, Harper IA, Thompson RG (1982) Ano-rectal sepsis: Microbiology in relation to fistula-in-ano. Br J Surg 69: 401–403

Marks CG, Ritchie JK (1977) Anal fistulae at St Mark's Hospital. Br J Surg 64: 84–91

Oh C (1983) Management of high recurrent anal fistula. Surgery 93: 330–332

Parks AG (1961) Pathogenesis and treatment of fistula-in-ano. Br Med J 1: 463–469

Parks AG, Thomson JPS (1983) Intersphincteric abscess. Br Med J II: 537–539

Parks AG, Gordon PH, Hardcastle JD (1976) A classification of fistula-in-ano. Br J Surg 63: 1–12

Stelzner F (1976) Die Anorectalen Fisteln, 2nd edn. Springer-Verlag, Berlin

Anorektaler M. Crohn

Buchmann P, Keighley MRB, Allan RN, Thompson H, Alexander-Williams J (1980) Natural history of perianal Crohn's disease: A follow-up study. Am J Surg 140: 642–644

Hellers T, Bergstrand O, Ewerth S, Holstrom B (1980) Occurrence and outcome after primary treatment of anal fistulae in Crohn's disease. Gut 21: 525–527

Heuman R, Bolin T, Sjodahl R, Tagesson C (1981) The incidence and course of perianal complications and arthralgia after intestinal resection with restoration of continuity for Crohn's disease. Br J Surg 68: 528–530

Jeffrey PJ, Ritchie JK, Parks AG (1977) Treatment of haemorrhoids in patients with inflammatory bowel disease. Lancet I: 1084–1108

Marks CG, Ritchie JK, Lockhart-Mummery HE (1981) Anal fistulae in Crohn's disease. Br J Surg 68: 525–527

Sohn N, Forelitz BI, Weinstein MA (1980) Anorectal Crohn's disease: Definitive surgery for fistulas and recurrent abscesses. Am J Surg 139: 394–397

Hidradenitis suppurativa

Culp CE (1983) Chronic hidradenitis suppurativa of the anal canal. Dis Colon Rectum 26: 669–676
Goligher JC (1984) Surgery of the anus, rectum and colon, 5th edn. Baillière Tindall, London, pp 215–218
Morgan WP, Hughes LE (1979) The distribution, size and density of the apocrine glands in hidradenitis suppurativa. Br J Surg 66: 853–856

Sexuell übertragbare Krankheiten

Catterall RD (1975) Sexually transmitted diseases of the anus and rectum. Clin Gastroenterol 4: 659–669
Centers for Disease Control (1982) Sexually transmitted disease treatment guidelines. Morbidity and Mortality Weekly Report (Supplement) 31: 355–605
Crawford DH (1984) Lymphocyte and macrophage function. Br J Hosp Med 32: 112–115
Fauci AS, Macher AM, Londo DC et al. (1984) Acquired immunodeficiency syndrome: Epidemiology, clinical, immunologic and therapeutic considerations. Ann Intern Med 100: 92–106
Felman YM (1982) Sexually transmitted diseases in the male homosexual community. Cutis 30(6): 706, 710, 713–714
King A, Nicol C. Rodin P (1980) Venereal diseases, 4th edn. Baillière Tindall, London
Quinn TC, Corey L, Chaffee RG (1981), The etiology of anorectal infections in homosexual man. Am J Med 71: 345–406
Robbins RD, Sohn N, Weinstein MA (1983) Colorectal view of venereal disease. NY State J Med 83: 323–327
Thomson JPS, Grace R (1978) Perianal and anal condylomata acuminata: A new operative technique. J R Soc Med 71: 180–185
White FM (1983) Sexually transmitted diseases: Issues and priorities. Can Med Assoc J 128: 1178–1182

Maligne anale Tumoren

Cummings BJ (1982) The place of radiation therapy in the treatment of carcinoma of the anal canal. Cancer Treat Rev 9: 125–147
Nigro ND, Seydel HG, Cousidine B, Vaitkevicius VK, Leichman L, Kinzie J (1983) Combined preoperative radiation and chemotherapy for squamous cell carcinoma of the anal canal. Cancer 51: 1826–1829
Papillon J (1982) Rectal anal cancers: Conservative treatment by irradiation—an alternative to radical surgery. Springer-Verlag, Berlin
Papillon J, Mayer M, Montborbon JF, Gerard JP, Chassarol JL, Bailly C (1983) A new approach to the management of epidermoid carcinoma of the anal canal. Cancer 51: 1830–1837
Quan SHQ (1980) Uncommon malignant anal and rectal tumors. In: Stearns MW (ed) Neoplasms of the colon, rectum and anus. Wiley, New York
Rousseau J, Mathieu G, Fenton J (1979) Résultats et complications de la radiothérapie des epithéliomas du canal anal. Etude de 128 cas traités de 1956 à 1970. Gastroenterol Clin Biol (Paris) 3: 207–215
Stearns MW, Quan SHQ (1970) Epidermoid carcinoma of the anorectum. Surg Gynecol Obstet 131: 953–957
Wolfe HRI, Bussey HRJ (1968) Squamous cell carcinoma of the anus. Br J Surg 55: 295–301

Sinus pilonidalis

Goligher JC (1984) Surgery of the anus, rectum and colon, 5th edn. Baillière Tindall, London, pp 221–236
Millar D (1981) Pilonidal sinus. In: Thomson JPS, Nicholls RJ, Williams CB (eds) Colorectal disease. Heinemann, London, pp 355–360

Zu Kapitel 6

Bartolo DC, Read NW, Jarratt JA, Read MG, Donnelly TC, Johnson AG (1983) Differences in anal sphincter function and clinical presentation in patients with pelvic floor descent. Gastroentero-logy 85: 68–75

Beersiek F, Parks AG, Swash M (1979) Pathogenesis of ano-rectal incontinence: A histometric study of the anal sphincter musculature. J Neurol Sci 42: 111–127

Bennett RC, Duthie HL (1964) The functional importance of the internal anal sphincter. Br J Surg 51: 355–357

Broden B, Snellman B (1968) Procidentia of the rectum studied with cine radiography: A contribution to the discussion of causative mechanisms. Dis Colon Rectum 11: 330–347

Browning GGP, Parks AG (1983) Postanal repair for neuropathic faecal incontinence. Correlation of clinical results and anal canal pressures. Br J Surg 20: 101–104

Duthie HL (1982) Defaecation and the anal sphincters. Clin Gastroenterol 11: 621–631

Goldberg SM, Gordon PH, Nivatvongs S (1980) Essentials of anorectal surgery. Lippincott, Philadelphia

Henry MM, Parks AG, Swash M (1982) The pelvic floor musculature in the descending perineum syndrome. Br J Surg 53: 760–765

Keighley MRB, Fielding JWL (1983) Management of faecal incontinence and results of surgical treatment. Br J Surg 70: 463–468

Keighley MRB, Fielding JL, Alexander-Williams J (1983) Results of abdominal rectopexy using polypropylene (Marlex) mesh in 100 consecutive patients. Br J Surg 70: 229–232

Kerremans R (1969) Morphological and physiological aspects of anal continence and defaecation. Arscia Vitgaven, Brussels

Madigan MR, Morson BC (1969) Solitary ulcer of the rectum. Gut 10: 871–881

Martin CJ, Parks TG, Biggart JD (1981) Solitary rectal ulcer syndrome in Northern Ireland 1971–80. Br J Surg 68: 744–747

Neill ME, Parks AG, Swash M (1981) Physiological studies of the anal sphincter musculature in faecal incontinence and rectal prolapse. Br J Surg 68: 531–536

Parks AG (1975) Anorectal incontinence. Proc Soc Med 68: 681–690

Parks AG, McPartlin JF (1977) Surgical repair of anal sphincters following injury. In: Todd IP (ed) Colon, rectum and anus (3rd edn Operative surgery). Butterworth, London, pp 245–248

Parks AG, Porter NH, Hardcastle JD (1966) The syndrome of the descending perineum. Proc Soc Med 59: 477–482

Rutter KPR, Riddell RH (1975) The solitary ulcer syndrome of the rectum. Clin Gastroenterol 4: 505–530

Schweiger M, Alexander-Williams J (1977) Solitary ulcer syndrome of the rectum: Its association with occult rectal prolapse. Lancet I: 170

Snooks SJ, Setchell ME, Swash M, Henry MM (1984) Injury to innervation of pelvic floor sphincter musculature in childbirth. Lancet II: 546–550

White CM, Findlay JM, Price JJ (1980) The occult rectal prolapse syndrome. Br J Surg 67: 528–530

Zu Kapitel 7

Bussey HJR (1975) Familial polyposis coli: Family studies, histopathology and results of treatment. Johns Hopkins University Press, Baltimore

Gillespie PE, Chambers TJ, Chan KW, Doronzo F, Morson BC, Williams CB (1979) Colonic adenomas: A colonoscopic survey. Gut 20: 240–245

Hermanek P (1983) Colorectal polyps: A precancerous condition? Internist (Berlin) 24: 71–74

Morson BC, Day D (1981) Pathology of adenomas and cancer of the large bowel. In: DeCosse JJ (ed) Large bowel cancer. Churchill Livingstone, Edinburgh

Morson BC, Dawson IMP (1979) Gastrointestinal pathology, 2nd edn. Blackwell Scientific, Oxford

Zu Kapitel 8

Alexander-Williams J (1982) Assessing the problem, preparing the patient and minimising the risks in rectal cancer surgery. World J Surg 6: 510–516

Astler VA, Coller FA (1954) The prognostic significance of direct extension of carcinoma of the colon and rectum. Ann Surg 139: 846–852

Beart RW, O'Connell MJ (1983) Post-operative follow-up of patients with carcinoma of the colon. Mayo Clin Proc 58: 361–363

Berge T, Ekelund G, Mellner C, Pihl B, Wenkert A (1973) Carcinoma of the colon and rectum in a defined population. Acta Chir Scand [Suppl] 438

Cummings BJ, Rider WD, Harwood AR, Keane TJ, Thomas GM (1983) Radical external beam radiation therapy for adenocarcinoma. Dis Colon Rectum 26: 30–36

Davis NC, Newland RC (1983) Terminology and classification of colorectal adenocarcinoma. The Australian clinico-pathological staging system. Aust NZ J Surg 53: 211–221

Donegan WL, DeCosse JJ (1978) Pitfalls and controversies in the staging of colorectal carcinoma. In: Enker WE (ed) Carcinoma of the colon and rectum. Year Book Medical Publishers, Chicago, pp 40–70

Dukes CE, Bussey HJR (1958) The spread of rectal cancer and its effect on prognosis. Br J Cancer 12: 309–320

Enker WE (ed) (1978) Carcinoma of the colon and rectum. Year Book Medical Publishers, Chicago

Finlay IG, McArdle CS (1982) The identification of patients at high risk following curative resection for colorectal carcinoma. Br J Surg 69: 513–519

Gilbert JM (1982) Adjuvant chemotherapy of large bowel cancer. Cancer Treat Rep 9: 195–228

Hager T, Gall FB, Hermanek P (1983) Local excision of cancer of the rectum. Dis Colon Rectum 26: 149–151

Hardcastle JD (1982) Colorectal cancer. Early diagnosis and detection. Recent Results Cancer Res 83: 86–100

Hill MJ (1981) Metabolic epidemiology of large bowel cancer. In: DeCosse J and Sherlock P (ed) Gastrointestinal cancer. Martinus Nijhoff, The Hague, pp 187–226

James RD Johnson RJ, Eddeston B, Zheng GL, Jones JM (1983) Prognostic factors in locally recurrent rectal carcinoma treated by radiotherapy. Br J Surg 70: 469–472

Muto T, Bussey HJR, Morson BC (1975) The evolution of cancer of the colon and rectum. Cancer 36: 2251–2270

Nicholls RJ (1982) Colorectal cancer: Surgery. Recent Results Cancer Res 83: 101–112

Nicholls RJ, Mason AY, Morson BC, Dixon AK, Fry IK (1982) The clinical staging of rectal carcinoma. Br J Surg 69: 404–409

Nivatvongs S, Gilbertsen VA, Goldberg SM, Williams SE (1982) Distribution of large-bowel cancers detected by occult blood test in asymptomatic patients. Dis Colon Rectum 25: 420–421

Stubbs RS (1983) The aetiology of colorectal cancer. Br J Surg 70: 313–316

Weakley FL (1983) Cancer of the rectum: A review of surgical options. Surg Clin North Am 63 (1): 129–135

Wynder EL (1975) The epidemiology of large bowel cancer. Cancer Res 35: 3388–3394

Zu Kapitel 9

Allan RN (1983) Extra-intestinal manifestations of inflammatory bowel disease. Clin Gastroenterol 12: 617–632

Allan RJ, Keighley MRB, Alexander-Williams H, Hawkins CF (eds) (1983) Inflammatory bowel diseases. Churchill Livingstone, Edinburgh

Baker WNW, Glass RE, Ritchie JK, Aylett SO (1978) Cancer of the rectum following colectomy and ileorectal anastomosis for ulcerative colitis. Br J Surg 65: 862–868

Ball AP (1982) Notes on infectious diseases. Churchill Livingstone, Edinburgh

DeCosse JJ, Rhodes RS, Wentz WB (1969) The natural history and management of radiation-induced injury of the gastrointestinal tract. Ann Surg 170: 369–384

Hodgson HJF (1980) Immunological aspects of inflammatory bowel disease. In: Brooke PV and Wilkinson A (eds) Inflammatory disease of the bowel. Pitman Medical, London, pp 38–52

Kirsner JB (1982a) Recent developments in 'nonspecific' inflammatory bowel disease: I. N Engl J Med 306: 775–785

Kirsner JB (1982b) Recent developments in 'nonspecific' inflammatory bowel disease: II. N Engl J Med 306: 837–848

Langman MJS (1979) The epidemiology of chronic intestinal disease. Edward Arnold, London

Lennard-Jones JE (1983) Toward optimal use of corticosteroids in ulcerative colitis and Crohn's disease. Gut 24: 177–181

Lennard-Jones JE, Powell-Tuck J (1979) Drug treatment of inflammatory bowel disease. Clin Gastroenterol 8: 187–217

Lennard-Jones JE, Morson BC, Ritchie JK, Shove DC, Williams CB (1977) Cancer in colitis: Assessment of the individual risk by clinical and histological criteria. Gastroenterology 73: 1280–1289

McDermott F, Hughes ESR, Pihl E (1980) Mortality and morbidity of Crohn's disease and ulcerative colitis in Australia. Med J Aust I: 534–536

Ritchie JK, Powell-Tuck J, Lennard-Jones JE (1978) Clinical outcome of the first ten years of ulcerative colitis and proctitis. Lancet I: 1140–1143

Russell JC, Welch JP (1979) Operative management of radiation injuries of the intestinal tract. Am J Surg 137: 433

Sales DJ (1983) The prognosis of inflammatory bowel disease. Arch Intern Med 143: 294–299

Shorter RG (1983) Risks of intestinal cancer in Crohn's disease. Dis Colon Rectum 26: 686–689

Skirrow MB (1977) Campylobacter enteritis, a new disease. Br Med J II: 9–11

Summers RW, Switz DM, Sessions JT, Becktel JM, Best WR, Kern F, Singleton JW (1979) National co-operative Crohn's disease study: Results of drug treatment. Gastroenterology 77: 847–869

Swan RW, Fowler WC, Boronow RC (1976) Surgical management of radiation injury to the small intestine. Surg Gynecol Obstet 142: 325

Tedesco FH (1980) Differential diagnosis of ulcerative colitis and Crohn's ileo-colitis and other specific inflammatory disease of the bowel. Med Clin N Am 64: 1173–1183

Zu Kapitel 10

Abrahamsson H (1982) Irritable bowel syndrome: Diagnosis. Scand J Gastroenterol [Suppl] 79: 20–23

Bentley SJ (1983) Food hypersensitivity in irritable bowel syndrome. Lancet II: 295–297

Burkitt DP, Trowill HC (1975) Refined carbohydrate foods and disease. Academic Press, London

Dotevill G (1982) Treatment of irritable bowel syndrome. Scand J Gastroenterol [Suppl] 79: 124–127

Eastwood MA, Watters DAK, Smith AN (1982) Diverticular disease: Is it a motility disorder? Clin Gastroenterol 11: 545–561

Gledhill T, Hunt RH (1983) Bleeding and diverticular disease. Lancet I: 830

Heaton KW (1984) Irritable bowel syndrome. In: Bouchier IAD, Allan RN, Hodgson HJF, Keighley MRB (eds) Textbook of gastroenterology. Baillière Tindall, London, pp 867–875

Hinton JM, Lennard-Jones JE, Young AC (1969) A new method for studying gut transit times using radioopaque markers. Gut 10: 842–847

Lawson JON (1984) Hirschsprung's disease. In: Bouchier IAD, Allan RN, Hodgson HJF, Keighley MRB (eds) Textbook of gastroenterology. Baillière Tindall, London, pp 751–765

Martelli H, Devroide G, Arhan P, Dugnay C, Dornic C, Faverdin C (1978) Some parameters of large bowel motility in normal man. Gastroenterology 75: 612–618

Murney RG, Winship DH (1982) The irritable colon syndrome. Clin Gastroenterol 11: 563–592

Olness K, McParland FA, Piper J (1980) Biofeedback: A new modality in the management of children with fecal soiling. J Pediat 96: 505–509

Painter NS, Truelove SC (1964) The intraluminal pressure patterns in diverticulosis of the colon. Gut 5: 201–213

Parks TG (1969) Natural history of diverticular disease of the colon. A review of 521 cases. Br Med J IV: 639–642

Preston DM, Hawley PR, Lennard-Jones JE, Todd IP (1984) Results of colectomy for severe idiopathic constipation in women (Arbuthnot Lane's disease). Br J Surg 71: 547–552

Svedlund J (1983) Controlled study of psychotherapy in irritable bowel syndrome. Lancet II: 589–592

Swarbrick ET, Hegarty JE, Bat L, Williams CB (1980) Site of pain from the irritable bowel. Lancet II: 443–446

Thompson WG (1984) The irritable bowel. Gut 25: 305–320

Weinreich J (1982) Treatment of diverticular disease. Scand J Gastroenterol [Suppl] 79: 128–129

Whitehead WE, Schuster MM (1981) Behavioural approaches to the treatment of gastrointestinal motility disorders. Med Clin N Am 65: 1397–1411

Zu Kapitel 11

Boley SJ, Sammartano R, Brandt LJ, Sprayregen S (1979) Vascular ectasias of the colon. Surg Gynecol Obstet 149: 353–359

Bookstein JJ, Noderi MJ, Walter JF (1978) Transcatheter embolisation for lower GI bleeding. Radiology 127: 345–349

Camilleri M, Chadwick VS, Hodgson HJF (1984) Vascular anomalies of the gastrointestinal tract. Hepato-gastroenterol 31: 149–153

Drapanas T, Pennington DG, Kappelman M et al. (1973) Emergency subtotal colectomy, the preferred approach to the management of massively bleeding diverticular disease. Ann Surg 177: 519–526

[Editorial] (1981) Angiodysplasia. Lancet II: 1086

Galloway SJ, Casarella WJ, Shimkin PM (1974) Vascular malformations of the right colon as a cause of bleeding in patients with aortic stenosis. Radiology 113: 11–15

Marston A (1977) Intestinal ischaemia. Edward Arnold, London

Rossini FP, Ferrari A (1981) Emergency colonoscopy. In: Hunt RH, Waye JD (eds) Colonoscopy. Chapman and Hall, London

Sachverzeichnis

Die Praxis der Chirurgie

H. D. Becker, W. Lierse, H. W. Schreiber (Hrsg.)

Magenchirurgie

Indikationen, Methoden, Komplikationen

1986. 519 Abbildungen. XII, 388 Seiten.
Gebunden DM 390,–. ISBN 3-540-12417-9

L. F. Hollender, H.-J. Peiper (Hrsg.)

Pankreaschirurgie

1987. 338 Abbildungen, 65 Tabellen, davon 8
Farbabbildungen. Etwa 570 Seiten. Gebunden
DM 480,–. ISBN 3-540-15539-2

W. H. ReMine, W. S. Payne, J. A. van Heerden,
C. E. Welch, W. L. Ottinger, J. P. Welch

Speiseröhre, Magen, Darm

1987. 285 zum größten Teil farbige Abbildungen.
XVII, 391 Seiten. Gebunden DM 490,–.
ISBN 3-540-13215-5

J. R. Siewert, R. Pichlmayr (Hrsg.)

Das traumatisierte Abdomen

1986. 87 Abbildungen. XII, 205 Seiten.
Gebunden DM 198,–. ISBN 3-540-16275-5

Springer-Verlag
Berlin Heidelberg New York
London Paris Tokyo

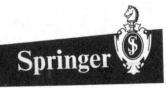

Springer

H. Hansen, F. Stelzner

Proktologie

2. überarbeitete Auflage. 1987. 60 Abbildungen. XI, 177
Seiten. (Kliniktaschenbücher). Broschiert DM 38,-.
ISBN 3-540-17507-5

A. Huber, A. H. C. von Hochstätter, M. Allgöwer

Transsphinktere Rektumchirurgie

Topographische Anatomie und Operationstechnik

1983. 31 überwiegend farbige Abbildungen in 58 Einzeldarstellungen. VII, 83 Seiten. Gebunden DM 136,-.
ISBN 3-540-12583-3

P. Otto, K. Ewe

Atlas der Rectoskopie und Coloskopie

3., neubearbeitete Auflage. 1984. 128 vierfarbige Abbildungen
in 22 Tafeln und 29 Textabbildungen. XIV, 110 Seiten.
Gebunden DM 138,-. ISBN 3-540-12941-3

P. Frühmorgen (Hrsg.)

Prävention und Früherkennung des kolorektalen Karzinoms

1984. 62 Abbildungen. X, 254 Seiten.
Broschiert DM 48,-. ISBN 3-540-12865-4

E. Stein

Proktologie

Lehrbuch und Atlas

1986. 276 überwiegend farbige Abbildungen in
582 Einzeldarstellungen, 47 Tabellen. XIV, 449 Seiten.
Gebunden DM 298,-. ISBN 3-540-15538-4

A. Thiede, J. Jostarndt, H. Hamelmann (Hrsg.)

Aktuelles zur Rektumchirurgie

Springer-Verlag
Berlin Heidelberg New York
London Paris Tokyo

1985. 35 Abbildungen. X, 153 Seiten.
Broschiert DM 98,-. ISBN 3-540-15113-3

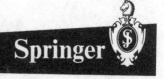